失語症訓練の考え方と実際
―新人STへのヒント―

鈴木 勉 編著

三輪書店

編集
鈴木　勉　　地域活動支援センターはるえ野

執筆（50音順）
上杉由美　　介護老人保健施設　ピースプラザ
岡田澄子　　元藤田保健衛生大学医療科学部　リハビリテーション学科
鈴木和子　　千葉市障害者福祉センター
鈴木　勉　　地域活動支援センターはるえ野
髙橋雅子　　牟田病院　リハビリテーション科
鶴田　薫　　横浜市立脳血管医療センター　リハビリテーション部
西脇恵子　　日本歯科大学附属病院　言語聴覚士室
橋本　愛　　ことのは（STによる訪問リハビリ事業所）
村西幸代　　君津中央病院　リハビリテーション科
吉畑博代　　上智大学言語聴覚研究センター

（所属は執筆時）

はじめに

　失語症の臨床には，学術的知識と経験的知識がともに必要ですが，本書は主に後者を先輩STから後輩の皆さんに伝えるつもりで編集しました．

　経験的知識を豊かにするには，一人ひとりの患者さんの評価や訓練を丁寧に行う中で，疑問に思うことをじっくり考え，訓練方法や教材を工夫することが大切です．また他のSTの臨床を見学して自分に足りないところを補ったり，他のSTとのケース検討を通して学ぶことも必要です．しかし最近は時間に追われて，考えを深めるゆとりが少なくなっているのが実情だと思います．それが長く続けば，独りよがりの臨床に陥る危険性があります．本書はそのような傾向を防ぐのに役立てばという思いから，失語症訓練の中で今重要と思われるテーマを選んで説明し，症例報告では，STの考えの筋道や大切だと思うことを積極的に書き込みました．

　本書は6つの章で構成されています．

　第Ⅰ章では，失語症臨床の基本的な考え方を述べました．

　第Ⅱ章では，評価と訓練方法，訓練課題について述べ，症例の中でそれがどのように使われているかを述べました．

　第Ⅲ章では，失語症臨床の多様な側面を取り上げました．その一つは，目標設定や訓練内容の選択が難しい，急性期の臨床・重度失語症の訓練・高齢の失語症者の訓練です．これらの領域はまだまだ手探りの部分が多いのですが，それぞれの執筆者自身の臨床の方法を述べてもらいました．2つ目は，長期に訓練を行った患者さんの報告です．長期に関わったからこそ見えてきたと思われる大切なことが，随所に述べられています．3つ目はグループ訓練の詳細な報告です．グループ訓練が，個人訓練とともに，失語症訓練という車の両輪であることが納得できると思います．4つ目は原発性進行性失語についてです．症状の進行に合わせたきめ細かい対応が要求されますが，どのように取り組んだらよいかを考えるうえでたくさんのヒントが得られると思います．

　第Ⅳ章では，今後一層重要になると思われる地域連携を取り上げました．

　第Ⅴ章では，STが心得ておくべき社会資源について述べました．

　第Ⅵ章では，患者さんとの関わりの中で，STが心がけることを述べました．

　若いSTの皆さんが失語症臨床を深めるうえで，また学生さんが失語症臨床の予備知識を得るうえで，本書が役立てば幸いです．

　最後に本書の発刊にあたってお世話になりました三輪書店の青山智社長，ならびに編集室の濱田亮宏，大島登両氏に心から感謝申し上げます．

2010年5月吉日

編者

目　次

第Ⅰ章　失語症のリハビリテーションとは　　　　　　　鈴木　勉　1

第Ⅱ章　失語症の評価と訓練
- 1. 評価と目標設定 ………………………………………… 鈴木　勉　6
    - 1．評価　6
    - 2．長期目標　9
    - 3．短期計画　10
- 2. 訓練の方法 ……………………………………………… 鈴木　勉　15
    - 1．訓練の2つの方法　15
    - 2．訓練方法の工夫　17
    - 3．訓練方法の妥当性　21
- 3. 主な訓練課題 …………………………………………… 鈴木　勉　23
    - 1．コミュニケーション　23
    - 2．言語の各側面（聞く・話す・読む・書く）　27
- 4. 症例 ……………………………………………………… 鈴木　勉　41
    - 1．第1例　流暢タイプ　41
    - 2．第2例　非流暢タイプ　57

第Ⅲ章　失語症訓練の実際
- 1. 急性期の言語聴覚療法 ………………………………… 鶴田　薫　70
    - 1．はじめに　70
    - 2．急性期患者さんの特性　70
    - 3．病棟で実施する場合に気をつけたいこと　72
    - 4．リハビリテーション依頼箋をもらったら　74
    - 5．患者さんを前にして：スクリーニング検査の実施　79
    - 6．スクリーニング検査後の対応　82
    - 7．家族への対応　84
    - 8．転院に際して　84
- 2. 重度失語症者に対する言語訓練 ……………………… 村西幸代　85
    - 1．はじめに　85
    - 2．評価　86

3．訓練　88
　　4．重度失語症者の抱える社会的問題点とその対応策　92
　　5．症例　95
　3. 高齢失語症者に対する言語訓練 ……………………… 上杉由美・鈴木　勉　105
　　1．はじめに　105
　　2．基本姿勢　105
　　3．基本的な注意事項　106
　　4．情報収集　107
　　5．検査　108
　　6．目標の設定　111
　　7．訓練　112
　　8．家族支援　118
　　9．地域での暮らし　119
　　10．症例　121
　4. 長期にわたる失語症訓練の経過 ………………………………… 吉畑博代　129
　　1．はじめに　129
　　2．対象者　129
　5. 失語症のグループ訓練 …………………………………………… 鈴木和子　148
　　1．グループ訓練の目的　148
　　2．グループ訓練の実際　149
　　3．グループ訓練の効果　155
　6. 原発性進行性失語に対する言語訓練 ……………… 髙橋雅子・岡田澄子　158
　　1．はじめに　進行性失語とは　158
　　2．「臨床の難しさ」を対応につなげる　158
　　3．まとめ　163
　　4．症例　家族への心理面の援助　163
　　5．おわりに　169

第Ⅳ章　地域との連携

1. 地域で行う失語症のリハビリテーション ……………………… 西脇恵子　172
　　1．「地域」について　172
　　2．地域での実践　174
　　3．まとめ　182
2. 失語症の訪問リハビリの意義と展望 …………………………… 橋本　愛　183
　　1．訪問リハビリとは？　183
　　2．訪問リハビリの歴史　183
　　3．訪問までの流れ　183

4．訪問開始に際して　184
5．失語症評価　186
6．目標設定　188
7．訓練　189
8．訓練教材　189
9．今後の課題　190
10．まとめ（展望）　191

第Ⅴ章　社会資源
　　失語症者を支援するための社会資源 ……………………………………… 西脇恵子　194

第Ⅵ章　よりよい訓練のために　　　　　　　　　　　　　　鈴木　勉　201

患者さんの作品 ………………………………… 4, 22, 67, 68, 128, 157, 191, 192

装丁　上村浩二（KK　DESIGN）

第Ⅰ章
失語症のリハビリテーションとは

失語症のリハビリテーションとは

　失語症のリハビリテーションには2つの側面があると思います．
　一つは，患者さんの言語症状に適した訓練方法を用い，患者さんの自主的な言語行動を促して，失語症を最大限に改善させることです．
　もう一つは，失語症を持ちながらも，患者さんが生き甲斐のある生活を送れるよう支援することです．患者さんは，失語症によって自信を失い，閉ざされた気持ちでいることがあります．われわれは，成果が見える訓練課題を行ったり，言語以外にも日々を楽しむ手段を得る手助けをして，患者さんに生きる気力を取り戻してもらうことを心がけます．これは，他の職種や家族と協力していくと，いっそうよい結果が生まれます．

　STの役割について，ある失語症の方が「STは水先案内人」だと言っているのを聞いて，的を射た言い方だと思いました．患者さんが1人で進めない段階では，STは患者さんの一歩前を歩いてリードします．患者さんが独力で方向を定め，歩けるようになってきたら並んで歩き，次に後ろから見守ります．1人で歩いて心配ないことが確認できたら，患者さんはSTの手から離れていきます．患者さんの自主性を尊重しつつ，時期によって対応を変えながらSTは患者さんと共に歩んでいきます．
　主なSTの仕事を具体的に挙げてみます．
- 評価，評価法の開発
- 訓練，訓練課題や教材の開発
- コミュニケーションの補助手段の指導
- 障害の性質や見通しなどについての，患者さんや家族への説明
- 患者さんや家族の心理面への支援
- 日常生活のアドバイス
- 復職支援
- 地域の施設についての情報提供
- 仲間作りの支援
- 友の会支援
- 啓発活動
- ボランティアの指導，養成

　患者さんは場所に応じていろいろなSTと出会う可能性がありますが，STのほうは職場の事情などから，その患者さんの一時期だけにかかわることが多いと思います．自分のかかわる時期

に，行き届いた臨床をしておけば，別の施設に移った後にもそれが生きてきます．

以下に失語症臨床の中で私が感じる「面白さ」や，やりがいを述べます．

①検査を行い，患者さんの失語症状や合併している障害を明らかにし，障害の本質を考えることは謎解きのようで，興味深い作業です．よく考えても常に疑問が残るものですが，容易には正解にたどり着けないからこそ，かえって「面白い」のかもしれません．

②教材や訓練方法を工夫して成果が出てきたときは，患者さんは喜びますし，私自身も達成感を感じます．

③患者さんの笑顔が増え，互いの関係ができてきたと感じるときは，ステップを一つ超えたような気がして気持ちが楽になります．そうなると柔軟な訓練ができるようになるようです．

④患者さんの失語症へのこだわりが減って，明るく元気になり，活動の幅が広がっていく様子を見るのは楽しみです．患者さんの行動や家族の協力に感動を覚えることもあります．

⑤気がかりなことを患者さんや家族が相談してくれて，一緒に考える機会が得られるのはありがたいことです．

⑥言語室に来るのが楽しい，言語室に来ると元気になる，などと言ってもらえると，うれしいです．

失語症のリハビリテーションは，多様性と奥の深さを備えた大変興味深い領域だと思います．

（鈴木　勉）

患者さんの作品①

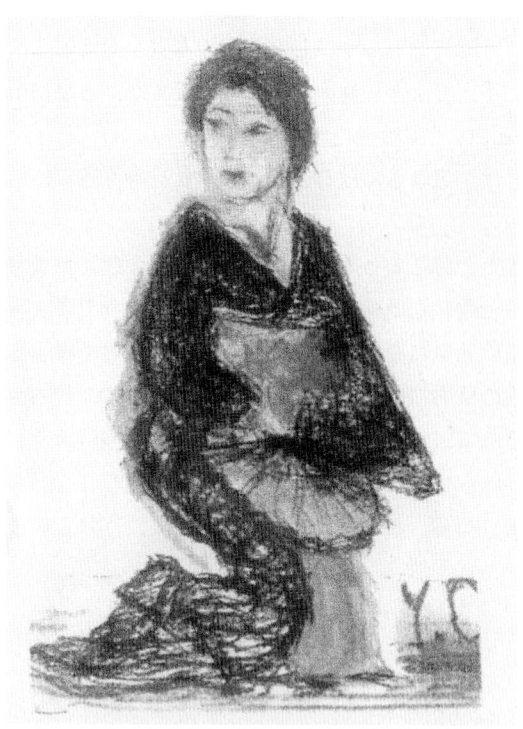

大竹慶明さん

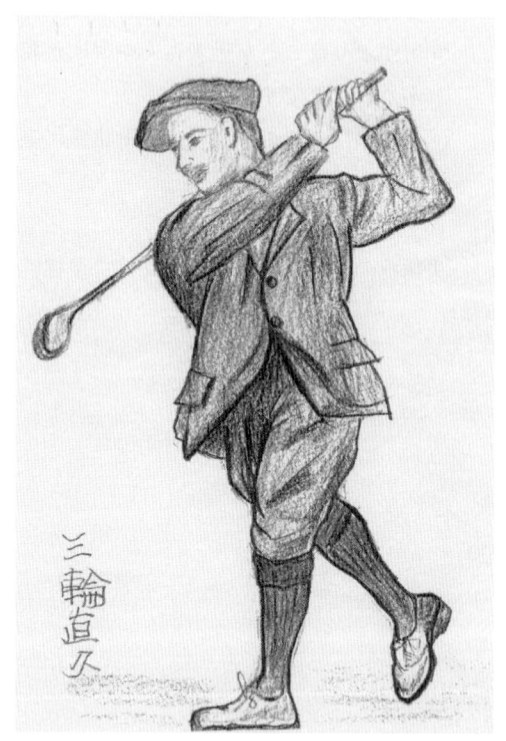

三輪直久さん

第Ⅱ章
失語症の評価と訓練

1．評価と目標設定

　ここでは評価と訓練について筆者が普段心がけていることを述べます．失語症の言語症状や特別な訓練方法については，すでに多くの関連書に書かれていますので，ここでは省きます．
　評価や訓練に関する考え方は，STによっていろいろと違いがあると思いますので，ここに述べることは，あくまで多様な考え方の中の一つだと考えてください．

１ 評価

● 1．情報の収集

1）医学的情報
　言語訓練の依頼が出たら，紹介状や報告書，医師や看護師のカルテの記載，脳の画像診断の結果など読んで，患者さんの発病からの経過と現在の状態を把握します．バイタルサインや感染症など，注意を払うべき事項については，主治医から指示が出たり，看護師から情報が提供されるかもしれませんが，疑問があれば問い合わせ，他のリハスタッフとも情報を共有します．
　発症から日が浅かったり，体調が不良であれば，検査には特に細かい注意が必要です．ベッドサイドで初めて検査を行う場合には，体調に問題がないか，ベッド上の座位が可能か，何分くらい可能か，ベッドはどの程度起こしてよいかなどを問い合わせます．車いすの場合には何分程度座位可能か，突然立ち上がるなどの危険行動はないかなどを確認しておきます．

2）患者さん個人についての情報
　患者さんのおよその履歴，職業，趣味，病前の言語使用の状態，家族関係，友人関係，性格などについて，本人または家族から差し支えない範囲で情報を得ておくと，訓練に役立ちます．重度の患者さんの訓練では，このような情報がないと，患者さんのYes-Noの反応が正しいかどうかも判断できません．また自由会話のときには，このようなことを話題にすることができます．記入用紙を渡して，書き入れてもらうとよいと思います．

● 2．検査

　検査の前に，絵や文字がはっきり見えるかどうかを確認します．見づらいようであれば眼鏡をかけてもらいます[1]．耳の遠い患者さんには補聴器[2]を付けてもらいます．無視傾向や，視野障害がある場合には，絵や文字カードを置く位置に注意します．注意障害のある患者さんにベッド

サイドで検査を行う場合には，雑音の少ない時間を選び，カーテンを閉めることがあります．また家族の見学を制限することもあります．

1) スクリーニング検査

　スクリーニング検査は短時間で行える簡単な検査です．その目的は2つあります．一つは障害の有無を判定し，障害があればその種類とおよその重症度を判断し，その後の臨床の方針を決めることです．もう一つはその結果を参考に，患者さんや家族に，障害の種類や程度，その後の方針やおよその予後の見通しについて説明することです．主治医からある程度説明が行われているかもしれませんが，STの立場から説明することは大切です．その際要点を紙に書きながら説明し，その紙は患者さんにお渡しするとよいと思います．あるいは本やパンフレット[3]を見てもらいながら説明することもあります．

　検査では言語機能・声・構音・嚥下機能などを簡単にみていきますが，全般的精神活動・見当識・記憶・注意・意欲などの高次脳機能の側面にも注意を払います．書字に必要な上肢の機能や，疲労の程度についても観察します．また障害についての認識を探るために，困っていると感じていることや，希望なども聞いておきます．意識障害がかなり残存していたり，行動が不穏な場合は，検査は可能な範囲に留め，得られた情報で判断します．スクリーニング検査の後，他職種と情報を交換します．

2) 言語症状の精査

　スクリーニングで失語症が認められたとき，あるいは失語症が疑われたときには，標準失語症検査（standard language test of aphasia；SLTA）などの包括的な失語症検査を行います．これによって言語症状を詳細に把握し，患者さんの失語症状の特徴をみきわめ，失語症のタイプや重症度を判定します．検査を行いながら，訓練のヒントとなる情報を収集し，どのような訓練を行うかも考えていきます．

　ただし，これらの検査は時間がかかり，耐久力も必要ですから，意識障害が残っていたり，ベッド上での座位も不安定な時期には，スクリーニング検査だけで済ませ，時期を待ちます．

　検査が進むにつれて患者さんの臨床像が次第に明確になり，症状についての疑問も生まれますので，症状を詳細に把握するために，包括的検査終了後に掘り下げ検査を行うこともあります．例えば音の歪みが，構音障害によるのか，発語失行によるのか判断しにくい場合には，発語器官検査や構音検査を行います．聴覚的理解の低下の原因として，語音の聞き取りの障害が疑われるときには，聴力検査や語音異同弁別検査を考えるかもしれません．また失語がごく軽く，失読や

---

1) 訓練室に度の違う遠視用の眼鏡を2～3個そろえておくとよい．
2) 補聴器を言語室に備えておくと役立つ．
3) 筆者は以下の冊子などを使っている．
　　全国失語症友の会連合会東京支部編：易しい失語症の本．エスコアール，2003
　　身近な人が失語症になったら　家族のための支援ガイド．言語障害者の社会参加を支援するパートナーの会和音，2007

失書が主な症状であれば，読み書きの詳細な検査が必要です．掘り下げ検査は，症状を詳細に把握できるだけではなく，包括的検査では捉えられない症状の変化をデータとして示すこともできますが，検査が過剰にならないよう心がけたいと思います．

　言語の掘り下げ検査には，「SLTA 補助検査」「SALA（sophia analysis of language in aphasia）失語症検査」「失語症語彙検査」「失語症構文検査」「標準抽象語理解力検査」などがあります．必要に応じて非言語的検査も行います．筆者が使用する非言語的検査は，レーブン色彩マトリシス検査，WAIS-Ⅲ（動作性），行動性無視検査（BIT）や標準注意検査法（CAT）の一部，リバーミード行動記憶検査，などです．

3）検査結果を解釈する時，心に留めていること

　SLTA などの包括的検査を行うだけで，かなりの情報が得られることは確かです．しかしその限界も常に意識しておくほうが，結果の解釈を誤らずに済みます．筆者が意識していることをいくつか挙げておきます．

① SLTA で使われている言語刺激は，名詞は主に高頻度具象名詞で（呼称には低頻度名詞も含まれていますが），動詞も主に高頻度動詞，漢字も高頻度漢字です．したがって，抽象語や低頻度語，低頻度漢字の，理解・表出についての情報はわずかです．SLTA の結果は，あくまで限られた範囲の語についての結果です．

② 理解の検査には，選択肢から正答を選択する課題がありますが，たとえそれで正答しても，選択肢がもっと多ければ誤る可能性はあり，あるいは日常の言語使用のように選択肢がない状況では，言葉や文字を正しく理解できるとは限りません．検査結果は，あくまでその検査条件のもとでの結果です．

③ 表出の検査では，呼称・動作説明・漫画説明・漢字書字・仮名書字のいずれも，視覚刺激を用いて発話や書字を引き出す課題です．しかし自発話・自発書字は，考えの内容を直接言葉で言い表し，視覚刺激を介してはいません．自発話の過程は，検査課題の発語のそれとは同じではありません．

3．評価のまとめ

　検査が済んだら，評価をまとめます．症状の特徴を捉え，それを適切な用語で表現し，全体像が浮かび上がるように記載します．失語症のタイプや重症度も判定します．症状が複雑な場合には，症状を解釈したり，的確に表現することが難しいことがあります．タイプの判定にもしばしば迷います．

　評価の中で重要な作業の一つは，障害の機序についての自分なりの仮説を立ててみることです．もちろん十分にはわからないことも多いのですが，その作業を行うことは，訓練計画の立案に役立ちます．

　例えば単語の理解が悪い場合には，単語を聞いて意味を理解するまでの過程で，どの部分が障害されているかを考えてみます．それには単語の理解の検査結果を吟味することが必要ですが，

関連する他の検査項目での反応にも目を向けると，有益な情報が得られます．インタビューで質問を理解できないことがあったか，その言葉を復唱していたか．質問をゆっくり言い直したら理解できたか，単語の復唱はどの程度可能か，刺激はスムーズに入ったか，再刺激の効果はあったか，仮名文字の聴認知や仮名1文字の書き取りでは，刺激がスムーズに入ったか，単語の書き取りでは聞き取りに問題はなかったか，意味を理解したか，復唱以外の課題で何気なく患者さんが刺激を復唱したとき，復唱は正しかったか，これらの情報が障害の機序を考える時に役立ちます．「聞く」だけでなく，「話す」，「読む」，「書く」についても，同じように検討し，障害機序について自分なりの仮説を立ててみます．仮説を考えるときには，認知神経心理学のモデルが参考になるかもしれません．

その後，評価を書きます．評価を書くと患者さんの臨床像がよりはっきり見えてくるのを感じます．おそらく書く作業を通してさまざまな情報が頭の中で統合されるのだと思います．

評価を書くときには，判断にはその根拠も記載し，証拠を積み重ねるように書きなさいと筆者は先輩から指導を受けました．例えば症例があるタイプに属するならば，言語症状の記載の中に，そのタイプと判定するうえで必要な特徴的な症状が書かれていなければならず，それが欠けていれば，根拠無しに判断したことになる，ということです．このような気持ちで評価を書くと，検査で見落としていたことに気づいたり，教科書的な定義に戻って考える習慣がつき，筆者にはよい勉強になりました．筆者は就職してから1～2年，先輩STに評価の添削をしてもらいました．赤のボールペンで，たくさんの修正やコメントが書き込まれて返ってきました．その書き込みの内容を考えながら，自分の書いた評価を書き直す作業を通して，次第に失語症を見る目が育っていったように思います．

2 長期目標

失語症のリハビリテーションにおける長期目標とは，現在より少し先の，患者さんの自立，社会の中での言語活動，生きがい，心理的安定など，生活全体を考えた目標だと考えています．

失語症のリハビリテーションが目指すところは，単に言語症状の改善だけではなく，患者さんに張り合いのある暮らしを取り戻してもらうことにあります．言語訓練を通してそれを支援するのがSTの仕事です．言語機能の改善という限られた部分にのみ意識が向いてしまい，「視野狭窄」と「近視眼的見方」に陥らないように気をつけなければなりません．それを防ぐには長期目標を意識しておくとよいと思います．

訓練を開始したばかりの患者さんであれば半年後くらいの目標，1年くらい訓練を続けていれば，その先の1～2年後の見通しです．長期目標の達成には，言語機能の改善の他，運動機能，認知機能の改善も影響しますし，患者さんを取り巻く環境の協力や社会資源の有無にも左右されますから，確実な見通しは立ちません．しかしその時点で得られた情報で，今より少し先の患者さんの全体像を思い描きながら言語訓練を重ねていく中で，次第に最終的な形が見えてくるように思います．

3 短期計画

　短期計画は，検査が済んだ後の訓練の計画です．初回検査が終わったら短期計画を立て，それに従って2～3カ月間訓練を行います．実際にはいつも計画通りに進むわけではなく，しばしば計画の修正が必要なことがありますし，試行錯誤を繰り返すこともあります．

　2～3カ月訓練を行うと，失語症も改善し（改善しないこともありますが）症状の特徴や学習力，意欲，性格，心理状態など，いろいろな面が把握できます．初回評価の時点で見過ごしていたことや，思い違いにも気づきます．この時点で再検査を行い，短期計画を練り直します．その後は3カ月，あるいは半年くらいの間隔をおいて検査を行い，計画を書き換えていきます．

　訓練計画を立てることは難しいとしばしば思います．失語症では障害が，聞く，話す，読む，書く，の4つの側面にわたっていて，しかも程度が異なっており，さらに音韻，意味，統語などの要素があり，症状が複雑です．（実際には通常，数・計算にも障害が認められる）また言語症状以外にも考慮に入れなければならない条件がいくつもあります．それら多くの面に目を配り，限られた訓練時間の中で行えるプログラムを，患者さん一人ひとりについて考えなければなりません．よく考えたつもりでも，自分の選んだ方法がベストだと言い切るだけの根拠は示しにくく，他にもっと良い方法があるのではないかと常に気にかかります．

　以下に筆者が訓練計画を立てるときに念頭においていることを述べます．

1．訓練計画立案のヒント

1）4つの側面について，訓練内容を考える

　検査の後，検査結果（症状の特徴，重症度など）とその他の条件を考慮して，「聞く」「話す」「読む」「書く」の4つの側面と，「数・計算」について，それぞれ訓練目的と課題，訓練の方法を考えます．さらにその中で訓練の必要性の重みづけを行い，必要性の高い訓練に時間をかけ，当面不要な内容は先送りしたり，取り止めたりします．必要な訓練を抜かさないようにするうえで，役立ちます．

2）訓練課題，訓練方法の調整

　いろいろと考えて訓練課題や方法を決めても，実際にはその通りにいかないところもしばしば出てきます．いろいろな理由がありますが，例えば訓練を始めて，検査では気づかなかった面を発見することもあります．また患者さんが課題を受け入れないこともあります．発症から日が浅い患者さんは急速に改善するので，適当な難易度だと思った課題が，すぐにやさしすぎるということになる場合もあります．

　患者さんの反応をみながら，何度か課題を差し替えたり，訓練方法を変更したりして柔軟に対応し，徐々に軌道に乗せていきます．

3) 小さなステップ，小さな改善を積み重ねる

失語症の訓練について筆者は，目標に到達するまでの過程を小さなステップに分けて，それを一つずつ可能にして成果を積み上げ，時間をかけて目標に到達する，というイメージをもっています．それには，次のような作業が必要です．

① 達成できる可能性のある目標を設定する
② 訓練スタート時の訓練内容を決める
③ スタートから目標に至るまでのおよそのステップを想定する

訓練計画を書くとき，①と②は書くと思いますが，③も書き留めておくと考えをまとめるうえで役立つと思います．

例えば伝導失語の患者さんに，モーラ数の多い単語の発語を可能にするという目標を設定すれば，伝導失語ではモーラ数が増えるにつれて音韻性錯語が増加しますから，モーラ数の少ない単語から始めて，改善に伴い徐々にモーラ数を増やしていくように考えます．

書字障害が重度で，構成障害も伴っている患者さんに，簡単な日記を書くことを目標にするならば，まず画数の少ない，構成の単純な文字をなぞる練習から始め，次に多少構成の複雑な文字をなぞる訓練へ進みます．次に画数の少ない文字の模写へ進み，さらに模写から，文字の想起を要する訓練（例えば文字の再現，あるいは絵を見て文字を想起する訓練など）へ進みます．次に日記カードを使った書字へと進む，というステップを想定するかもしれません．

数の理解や数字を書くことが困難な患者さんに，計算を可能にさせたい場合には，数字の数だけ丸を書く訓練や，1桁の数字の写字から始めると思います．数字の写字が可能になったら，丸の数を表す数字を数列から選んで写字する訓練を行い，次に自分で数列を書いてそこから数字を選ぶ訓練へ行い，さらに数列を見ないで数字を書く練習へと進めることを考えると思います．

4) 比較的保たれた側面に目を向ける

失語症が重い場合，あるいは発症から日が浅く，まだ混乱が続いているような時期には，比較的保たれた側面を伸ばすことを心がけ，障害の重い側面の訓練は控えます．保たれた側面は訓練効果が得られやすいので，結果的に全体的な言語力を上げることになりますし，患者さんは成功体験を味わうことができるので，心理的にもよい影響があります．難しい課題だと，誤りが多くなりますから，気分が落ち込みうつ的になりかねません．

それに発症から1〜2カ月であれば，自然回復が見込める時期です．当初困難であったことが，格別訓練を行わなくてもしばらく経つと自然に可能になっていることがあります．自然回復を待つのも大事な配慮です．そのようにして訓練が軌道に乗るのを待って，症状の重い側面を徐々に訓練に組み入れることを試みます．

5) 一つの教材でいろいろな課題を行う

例えば1枚の情景画で，いろいろな課題を行うことができます．「口頭説明」，「書字説明」，「書いたものの音読」，「絵の内容についてSTが質問して，答えてもらう」，「文字を見せて，絵の中の物品を指さしてもらう」，「絵の内容を材料にした自由会話」など，多様な使い方が可能ですか

ら，その中から訓練目的に適った課題を選びます．一つの教材で複数の課題を行う理由は，一つの課題での訓練が，他の課題に効果的に働くことを期待するからですが，幅広い使い方を心得ておき，限られた教材を有効に使うことも大切だと思います．

6）一つの課題でいろいろな側面の訓練を行う

一つの課題の中に，いろいろな側面の訓練が含まれていることがあります．例を挙げます．ある伝導失語の患者さんに，「発語の改善」「書字の改善」「読解の改善」を目的に訓練を行いました．聴理解は良好だったので，訓練の対象には含めませんでした．

「発語の改善」と「書字の改善」の2つの目的に対し，まず宿題で「短い質問を読んで，答えを書く」（課題25，39頁）を行ってもらいました．患者さんはまず問題を音読します．次に答えを考えます．口に出たことばをまずメモし，次にそれを見ながら文にまとめ，ノートに書きます．

訓練室では，回答の不適切な部分を修正した後それは伏せて，STが質問を読み上げ，答を口頭で言ってもらいました（「短い質問に口頭で答える」課題7）さらに質問から話題をふくらませ，自由会話を行いました．

この場合2つの課題を用いて，発語の改善という目的に対しては，5つの訓練が行われています．つまり，「問題の音読」・「メモを書く段階でのことばの想起」・「メモをもとに文にまとめる」・「訓練中に口頭で質問に答える」・「自由会話」です．書字の改善に対しても3つの訓練が行われています．「メモを書く」・「メモをもとに文にまとめる」・「書いたものの修正」です．以上を整理すると，以下のようになります．

訓練目的（2つ）：「発語の改善」・「書字の改善」
訓練課題（2つ）：「短い質問を読んで，答えを書く」（課題25）
　　　　　　　　「短い質問を聞いて，口頭で答える」（課題7）
課題の中で行われる訓練（8つ）：
　　　「発語の改善」に対して→　「問題の音読」
　　　　　　　　　　　　　　　「メモを書く際のことばの想起」
　　　　　　　　　　　　　　　「文にまとめる」
　　　　　　　　　　　　　　　「口頭で質問に答える」
　　　　　　　　　　　　　　　「自由会話」
　　　「書字の改善」に対して→　「メモを書く」
　　　　　　　　　　　　　　　「文を書く」
　　　　　　　　　　　　　　　「誤りを修正する」

患者さんは喚語の障害は軽かったのですが，音韻処理の問題が大きかったので，音読は発語の訓練として有効だったと思います．なお他に「4コマ漫画の説明を書く」（課題26）と，「短い文章を読んで質問に答える」（課題28）の2つも宿題にしました．

7）日常の実用的言語使用やコミュニケーション能力の改善を考える

言語機能を分析的に考え，訓練を積み重ねることは大切ですが，一方で日常の実用的言語使用

やコミュニケーションにも注意を向け，必要なことを訓練に取り入れます．重度の患者さんの場合には，効果的な意思伝達の方法を見つけて，そのレベルを高めることが大切ですし，軽度で復職を目指す患者さんの場合には，職場でのコミュニケーションをスムーズにしたり，仕事で使う言語能力を高める訓練も必要です．

　また，患者さんが希望することを，訓練に取り入れます．「以前のように，メールを打ちたい」「美容室で，髪型の希望を言えるようになりたい」「孫の名前を言えるようになりたい」「訓練のとき，リハビリの先生に，お願いしますと言いたい」など，いろいろな希望が患者さんから出されます．達成できそうな内容であれば，それを訓練に取り入れます．それが訓練意欲を高めることにつながります．

8）言語症状の背後に隠れている障害や，気づいていない障害を考える

　しばらく訓練を行っても，「なぜか訓練の効果が上がらない」「いろいろ試したが，どれもうまくいかない」などという感じを持つことがあります．そのような時には背後に隠れている障害を想定したり，あるいは見落としている障害を考えてみます．さらにそのような障害の存在の裏付けを得るための検査を作ったり，それに対する訓練方法を考えて実施してみるといいと思います．それが効を奏することもありますし，たとえうまくいかなくても，よい勉強になります．そのような作業がSTの仕事の「楽しみ」の一つかもしれません．

2．訓練計画の立案や訓練の遂行に影響を与える要因

1）身体や精神活動の状態

　発症から間がない時期は，体調が不安定であったり，意識障害が持続していることもありますから，状態に合わせて計画を組む必要があります（これらについては，理学・作業療法訓練の様子や，病棟での行動も参考になります）．体調が十分でなければ，体に負担の少ない課題を選ぶことが何より優先されます．精神活動低下が明らかであれば，まずは言語機能向上よりも精神活動の賦活を訓練の目的とすることがあります．

2）合併するその他の障害

　行為や認知の障害が，訓練の遂行に影響を与える場合があります．

　例えば注意障害は次のような影響を与えます．STの言葉を聞いて絵カードを指さす課題では，患者さんがどれだけSTの聴覚刺激や絵に注意を向けるかによって結果は違ってきます．注意が持続している間は結果が良好でも，注意が下がると突然結果が不良になる場合には，適度の間を取ることが必要になります．写字に誤りが多い場合には，文字の細部に注意が十分及んでいない場合もありますから，文字のサイズを大きくしたり，あるいは，文字をなぞってから写字するという段取りにする必要があるかもしれません．電卓の計算における文字入力の誤りは，失語症による数字の錯読が原因のこともありますが，電卓の数字への注意が十分ではないことも考えられます．

記憶障害を伴っている患者さんは，前の回に行った課題のやり方を忘れていたり，宿題を出してもやるのを忘れたり，あるいは宿題のノートを持ってこなかったりすることがあります．宿題については看護師さんに促してもらうように頼んでおいたり，ベッドサイドにメモを貼っておいたりします．

　構成障害があると，書字が特に困難になるため，課題の選択や書字訓練の導入の時期を考えねばなりませんし，発語の促進のために書字を強化したり，発語の補助手段として書字や描画を用いる訓練が行いにくくなります．右半側空間無視，上肢の失行なども訓練に影響を与えます．

3）環境的側面

　患者さんの環境（家族環境，友人関係，入院環境など）が訓練の遂行に影響を与える可能性があります．

　例えば家族がよく障害を理解して，患者さんの気持ちをくみ取って対応してくれれば，患者さんも落ち着いて訓練に取り組めます．コミュニケーション手段の工夫を，家族と協力して進めたり，自習の援助を頼めるかもしれません．しかし配慮の足りない家族もいます．患者さんの間違いを責めたり，言葉を言うことを強制したり，患者さんの体面を失わせるようなことを他人の前で言ったりして，患者さんを苛立たせることもあります．復職を目指す場合には，職場の協力の度合いに大きく左右されます．

　環境調整はSTの大切な仕事の一部分です．

4）患者さんの心理状態

　失語症者がうつ的になる率は高いと言われていますから，患者さんの心理状態には常に注意を払います．心理状態に対する配慮を欠くと，訓練意欲が低下したり，トラブルが生じたりするおそれがあります．訓練目的に沿った課題を選択しても，患者さんがそれを受け入れない場合には，気持ちのうえで抵抗の少ない他の課題に変更します．

　STだけで対応することが難しい場合は，精神科や臨床心理士など，他職種に依頼することも必要です．普段から自由会話での患者さんの言葉に注意し，折に触れ家族から患者さんの普段の様子を聞き，患者さんの気持ちを理解するように努めます．

〔鈴木　勉〕

2. 訓練の方法

1 訓練の2つの方向

失語症の訓練には，2つの方向があると思います．

その一つは，失語症状を分析的に捉え，訓練すべき要素を取り出し，適切な刺激を入れ，機能の改善を図ろうとする考え方です．仮にこれを要素的訓練と呼ぶことにします．

他の一つは日常生活での言語使用やコミュニケーションに焦点を当て，その実用性の改善を図ろうとする考え方です．ここでは実用的言語・コミュニケーション訓練と呼ぶことにします．

この2つは対立する考えではなく，相補う存在です．要素的訓練を行う場合でも，常に言語の実用性は念頭に置いています．実用的言語・コミュニケーション訓練においても，適切な刺激を用いることは必要ですし，分析的な見方も必要です．実際の訓練では両者を適宜組み合わせて行いますが，力点の置き方は患者さんによって異なります．

1. 要素的訓練

要素的訓練では，障害の特徴や程度に適した言語刺激や非言語刺激を入力して，反応を豊富に引き出すことにより，言語能力の改善を目指します．したがって，刺激の特性と入力の方法が適切であることが大切です．患者さんの病前の言語使用も考慮します．

患者さんが意欲を持って訓練に取り組むことができ，また訓練が効果的であるためには，課題の難易度が適当である必要があります．筆者は原則として訓練課題は患者さんがやや難しいと感じる程度，宿題は7～8割を自力でできる程度を目安としています．もちろん失語症が非常に重い場合にはそれは困難ですから，少しでも正しい反応が多くなる課題を選びます．

1）言語刺激の特性

課題の難易度を調整する一つの方法は，単語の親密性，具象性，頻度を考慮して訓練語を選択することです．一般に，それらが高いほど，理解・表出は容易です．

また単語の意味，音韻の特性，モーラ数も考慮します．例えば単語を聞いて（あるいは文字単語を見て）絵を指さす課題では，意味的類似性や音韻的類似性の高い単語の絵が他に存在すると，理解は難しくなります．伝導失語のように音韻処理に問題がある場合には，モーラ数の多い単語ほど発語が困難です．

文であれば，文に含まれる単語の特性の他に，統語構造，文の長さに配慮します．

文字についても，親密性，具象性が影響します．魚の仲買商をしていた，ある失読の患者さん

は，一般的な名詞の漢字の音読は非常に困難であったにもかかわらず，海産物の名称（鮪，秋刀魚，烏賊など）はきわめて良好でした．これは彼にとって海産物の文字は親密度が高かったからだと思います．

　患者さんによっては，文字の造形も考慮する必要があります．画数の多い文字は写字が難しい患者さんがいますし，斜線を含む漢字が書きにくかった患者さんを経験したことがあります．フォントを，ゴシックや明朝体ではなく，手書きの形に近い教科書体にすると，写字しやすい人もいます．

2）刺激入力の方法

　症状に合わせて，刺激の入力方法を調整します．例えば聴覚的理解については，聴覚的刺激の速度や，一度に聞かせる情報の量（単語の数や文の長さ），間の取り方などが聞き取りに影響します．読解問題のように，選択肢から正答を選ぶ課題では，選択肢の数が多いほど，難しくなります．

　注意機能への負荷を変えて，言語訓練に生かすこともできます．例えば軽度で復職を目指す患者さんの場合には，あえてドアは開けたままにして，周囲の雑音が聞こえるようにしておき，課題に集中しにくい環境の中で聞き取り訓練をするということも考えられます．精神活動低下を伴う重度失語症者などでは，1枚の紙に問題がたくさん印刷してあると混乱してしまうこともあります．そのような場合は，少ない問題数から始めて，徐々に増やしていきます．

2．実用的言語・コミュニケーション訓練

　この訓練の目的は，社会生活や家庭生活の中での言語使用やコミュニケーションの実用性を高めることです．社会生活とは，仕事や学業，地域の仲間とのお付き合い，趣味活動など，広い範囲の活動をさします．

　訓練課題には，日常生活で行われる言語活動を取り入れます．現実に即した内容なので，患者さんも興味を持って取り組むことができます．また社会活動への参加を勧め，そこでの言語使用やコミュニケーションの機会を持ってもらいます．

　この訓練は実用性を重視しますから，要素的訓練に比べると系統的ではありませんし，言語刺激の統制も難しいことがあります．しかし要素的訓練では漏れてしまいがちな，生活に必要な言語活動やコミュニケーションの訓練を行うことができます．ただし，実用的言語訓練とはいっても，課題を可能にするために，しばしば要素的訓練を取り入れることも必要となります．

　課題の遂行には，言語機能以外のさまざまな認知機能も関与しますから，課題を行う中で，失語以外の高次脳機能障害に気づくこともあります．例えば携帯メールを使用するには，文字入力の他に携帯の機能も覚えなければなりませんが，精神活動低下や記憶障害があると，それが難しいことがあり，対応を考える必要がでてきます．

2 訓練方法の工夫[4]

要素的訓練を行っていて期待したような結果が得られないとき，やり方を工夫して何とか可能にしたいと思うときがあります．筆者は，2種類の発想で方策を考えます．一つは補助手段の使用，他の一つは処理過程を小さな要素に分解する方法（以下，分解法）です．

1．補助手段の使用

補助手段の使用は，失語症訓練だけではなく，リハビリテーションの領域で広く使われている考え方です．例えば麻痺のある人は，歩行の安定を助ける補助手段として杖を使用します．記憶障害の人は，記憶の補助手段としてメモリーノートやアラームなどの機器を使用します．補助手段は，本来の機能が回復してくれば使用を減らしたり，あるいは使わなくて済むようになるかもしれませんが，回復が思わしくなければ，使い続けることになります．

Luria[5]の機能の再編成の考えをもとに，失語症訓練での補助手段の使用を以下の3つに分けてみます．

①言語機能の中で比較的保たれている機能，あるいは学習力が比較的保たれている機能を用いる
②言語機能以外の保たれている機能（例えば運動機能や感覚機能）を用いる
③患者さん自身が持つ機能ではなく，外にある利用可能なものを用いる

以下に失語症訓練での例をいくつか挙げてみます．

1）言語機能の中で比較的保たれている機能，あるいは学習力が比較的保たれている機能を用いる

① 仮名の書字・音読に，キーワード[6]を用いる

仮名1文字の書字や音読を可能にする方法の一つに，キーワード法があります．仮名文字と音の間に，両者の媒介となる単語（これをキーワードと呼びます）を補助手段として介在させ，書字・音読のいずれの場合にも，キーワードを介すことでそれらを可能にします．

まずキーワード（仮名）の書字と音読の学習を行います．そのうえで，仮名1文字を書くには，その音のキーワードを想起し，そのキーワードの仮名文字を想起して，その語頭の1文字を書きます．音読では反対に，仮名1文字を見て，そのキーワードを想起し，語頭の音を抽出します．

キーワード法が成功するには，補助手段に用いるキーワードの書字や読み，仮名の音からのキーワードの想起が可能になることが必要です．保たれた，あるいは学習可能なこれらの能力を連結

---

[4] この項の内容は，筆者と徳永要二氏（武蔵野療園病院元ST），保坂敏男氏（山梨リハビリテーション病院ST）との時間をかけた話し合いの中で，次第に形作られたものであり，訓練法の一部は徳永氏の考案によるものである．
[5] Luria AR: Traumatic Aphasia: Its Syndromes, Psychology and Treatment. Mouton, 1970
[6] 物井寿子：ブローカタイプ（Shuell Ⅲ群）失語患者の仮名文字訓練について―症例報告．聴覚言語障害　5：105-117, 1976

させて，音とかな文字の間の変換を可能にさせる方法です．

②系列の利用

系列には，五十音系列，数系列などがあります．その表出は，それらを単独で表出する場合に比べて一般に比較的保たれていますので，補助手段に利用できます．もし誤りが出るようであれば，訓練で強化します．

五十音系列：仮名の1文字が読めないとき，まずその文字を含む五十音の行を言い，読めない文字の音を抽出します．書けないときにも，その文字を含む系列を書き出し（あるいは指で空書して），書けない文字を抽出します．この方法は，患者さんが自発的に使っていることもありますし，強化して可能にすることもあります．

数系列：数字の読み書きに数系列を利用します．ある数を言いたいとき，まず数系列を想起し，そこからターゲットの数（数字）を抽出します．例えば「3」を言いたいときには，「1－2－3．3」というように行います．その際指折りして，視覚的なフィードバックを用いるとより正確になりますが，これは視覚的補助手段ということができます．書くときには，数系列を書いて（あるいは指で空書して），そこからターゲットを取り出すという手順を取ります．

2）言語機能以外の保たれている機能（例えば運動機能や感覚機能）を用いる

① ジェスチャーを発語の補助手段にする

田中純平氏[7]は，自発話がトントンという常同語のみの重度失語症者に，少数の単語をジェスチャーと連合させる訓練を行いました．訓練に用いた単語は10語でした．訓練の内容は，ジェスチャーの模倣・自発的表出・認知・単語の復唱・ジェスチャーをしながらの単語の復唱や呼称でした．その結果患者さんは，訓練した10語については，ジェスチャーを行いながらであれば呼称可能になりました．また構成された会話の中で，STの質問に対してその単語を自発的に言うことができました．しかしそれが可能になったのは訓練した10語のみで，他の単語への般化は認められませんでした．この患者さんはその後，田中氏から筆者が訓練を引き継ぎ，その様子を筆者自身で観察することができました．まるでジェスチャーに発語が釣り出されるように呼称する様子に大変驚きました．

患者さんは意味から発語に直接至る経路を使用することは困難でした．そこでこの訓練では，その経路とは別に，ジェスチャーという運動機能を補助手段とし，それを意味と発語の間に介在させた別の経路を作り，発語を可能にしたと考えられます．この訓練では，ジェスチャーの学習能力が保たれていたこと，ジェスチャーから発語を引き出す経路が機能したことなど，保たれた能力や学習力を生かしています．ここではジェスチャーは，仮名訓練におけるキーワードに近い役割を果たしています．

② 運動感覚を使った音読

純粋失読の患者さんでは，音読できないとき，文字をなぞると音読できることがあります．文字から音へ直接至る経路が障害されているとき，運動感覚機能を介在させた別の経路を経由する

7）都立多摩総合医療センターリハビリテーション科ST

ことにより，音読を可能にする方法です．その効果は純粋失読の患者さんだけではなく，失語症の人にも認められることがあります．

③ 発語失行の構音訓練で，視覚的フィードバックや触覚的フィードバックを使用する

STの口形を見せたり，患者さん自身の口形を鏡で視覚的にフィードバックしたり，患者さん自身で唇に指を当て，口唇の動きを感覚的にフィードバックすると構音が改善することがあります．

④ 単語の仮名書字の際，音韻抽出に視覚的フィードバックを利用する

単語の中の一音を抽出するとき，指折りし，それを見ながら行うと，容易になることがあります．また単語のモーラ数だけ○を書いて，抽出する音を指で確認すると，それが音韻抽出の助けになります．指折りは視覚運動的機能を，○は視覚的機能を補助手段とする例です．

⑤ 文を音読する際，読み誤りを少なくするために，指で文字を追いながら読む

失語症や失読の患者さんに使用します．視覚的補助手段です．

⑥ 言葉の代わりに，絵やジェスチャーで意思を伝える

3）失語症者自身が持つ機能ではなく，外にある利用可能なものを補助手段にする

① コミュニケーションノートの利用

ある重度の失語症者の妻は，夫が伝えようとした内容を，ある程度カテゴリー化してそのつど手帳に書きとめています．夫の言う内容が分からないとき，手帳を見せて，夫に文字を指さしてもらいます．市販の「会話ノート」[8]や「リソース手帳」[9]も使えます．

② 日記カード[10]を使って日記を書く

書くべき内容のサンプルをカードにしておき，それを見ながら，写字したり，適宜書き換えたりして，日記を書きます．

③ カレンダーや新聞を見て，日付を書く

④ 4コマ漫画や情景画の説明の課題で，絵の中の人物や物品名をあらかじめSTが文字で提示しておき，それを参照しながら説明を書いてもらう

⑤ 1桁の計算で，1〜9までの数字をSTが書いておき，患者さんはそれを見て答えを書く

⑥ 辞書・電子辞書・携帯電話・パソコンのワープロソフトなどを使って漢字を調べる

⑦ 辞書や，パソコン・電子辞書の手書き入力で，漢字の読み方を調べる

⑧ 仮名振りソフト（例えばキッズgoo）を使用して，インターネットの記事を読む

⑨ 手書きする代わりに，ワープロを使う

⑩ 読み上げソフトを使用して，パソコンで文を読む

⑪ 会話を，相手の了解のもとに，ICレコーダーや携帯電話の録音機能を使って録音する

---

[8] 下垣由美子，他：失語症会話ノート．エスコアール
[9] 言語障害者の社会参加を支援するパートナーの会「和音」（編集，発行）：会話支援のためのリソース手帳，2008
[10] 横張琴子：ステップ別カードを用いた日記指導−基礎訓練からの日記習慣へ．聴能言語学研究 7：117，1990

2. 処理過程を小さな要素に分解する方法（分解法）

　障害された機能の処理過程を複数の小さい要素に分解して，それを順に行うことで目的の機能を達成しようとするものです．この方法も失語症の訓練だけではなく，他の領域でも用いられます．おそらく学習の際の基本的方法だと思います．

　例えば片麻痺の人への移乗動作の指導では，まず移乗動作を複数のステップに分解し，各ステップを確実に行えるようにした後で連続的に行えるように訓練します．また，ジョブコーチが障害のある人に仕事の手順を教える方法に，「課題分析（task analysis）」という方法があります[11]．課題分析とは，「仕事などの手順を小さな行動単位に分解して，時系列に並べること」．です．各手順を言語刺激やモデリングなどを使って可能にし，さらにそれを系列的に実行できるようにして，一つの課題を可能にさせます．これも分解法に相当すると思います．

　以下に，この考え方に該当すると思われる失語症の訓練法の例を挙げます．

① 単語の音韻抽出を行って，仮名で単語を書く

　仮名1文字の書き取りはおおむね問題なく，単語の復唱が可能であっても，単語の仮名書字が困難な失語症者がいますが，その原因が音韻抽出の障害にあることがあります．その場合には，単語の「かたまり」をまずモーラに分けて，さらに一つずつ音韻抽出を行い，仮名に変換して，単語を書く訓練を行います．これは分解法にあたると考えられます．

　なおモーラ分解や音韻抽出の時に，しばしば単語を言いながら指折りをしたり，紙に線を書いたりしますが，これは補助手段の使用にあたります．音を抽出した後，仮名を想起できなくて，五十音系列を使ったり，五十音表を使うとすれば，それも補助手段の使用です．

② 発語失行の構音訓練

　構音には呼吸を含む複数の構音運動が系列化されています．発語失行の構音訓練では，健常者が遅滞なく一瞬の間に行うスムーズな構音運動を小さな要素に分解し，各要素を一つずつゆっくり適切に行えるようにして，次にそれらをなめらかに行う訓練をして，最終的に正しい構音を可能にしようとすることがあります．

　例えば口唇音ではしばしば省略が起きますが，その訓練では，まず患者さんに口唇を閉じてもらい，そのまま発声し，発声したままゆっくり口唇を開き，母音の構音へと移行させる方法を使うことがあります．これは分解法に該当します．

　実際の訓練では，自分の口の動きを鏡で視覚的にフィードバックさせたり，STが口形を示したり，口唇の開きを手の動きで示したりしますが，それは補助手段の使用にあたります．

③ 4コマ漫画の説明で，発語内容が少ない場合，表出してほしい絵の部分に鉛筆で○をつける

　喚語能力や構文能力の程度に比べ，4コマ漫画の説明や情景画の説明では不釣り合いに表出が少ないことがあります．その原因が，言語化するのに適当な箇所を，情景の中から「切り取る」ことが困難なためと思われる場合には，文に書くのに適当な箇所をSTが○で囲んで示すと，文が書けることがあります．この方法は，情景の表す内容を分解して抽出し，患者さんに提示する

---

[11] 小川　浩：重度障害者の就労支援のためのジョブコーチ入門．エンパワメント研究所（発行），筒井書房（発売）．p 49，2001

方法で，分解法に該当すると考えています．

④ 短文の聞き取り

3つ程度の要素から構成されている短文を聞かせた後，それぞれの要素について質問します．例えば，「昨日みかんを買いました」という文を聞かせた後，次のような質問をします．

　　「何を買いましたか」（あるいは，「昨日何を買いましたか」）

　　「いつ買いましたか」（あるいは，「みかんをいつ買いましたか」）

　　「みかんをどうしましたか」（あるいは，「昨日みかんをどうしましたか」）

文を構成する要素に注意を向けることにより，文全体の意味理解を促す点で，分解法に該当すると考えます．

⑤ 短文の聴理解訓練

短文の構成要素に注意を向ける訓練として，また聴覚的把持力の訓練として，以下のような短文の聞き取り訓練を行うことがあります．

例えば2つの名詞と2つの動詞で構成される4枚の絵カードを用意します．

　　大根を　　切る
　　大根を　　洗う
　　りんごを　切る
　　りんごを　洗う

そして以下のように名詞の問題（2つ），動詞の問題（2つ），文の問題（4つ）をSTが出して，患者さんにカードを指差してもらいます．

　　大根はどれですか
　　りんごはどれですか
　　切っているのはどれですか
　　洗っているのはどれですか
　　大根を切っているのはどれですか
　　大根を洗っているのはどれですか
　　りんごを切っているのはどれですか
　　りんごを洗っているのはどれですか

絵が表す意味を，名詞と動詞のそれぞれの要素について聞き取るという点で，分解法の発想に該当すると考えています．

3 訓練方法の妥当性

1人の患者さんに対する訓練方法は，正しい方法がただ一つあるということではありません．1人の患者さんについて，複数のSTがそれぞれ訓練計画を立てたとしたら，おそらくいろいろと違いが出てくるだろうと思います．訓練計画の立案に影響を与える要因はたくさんありますが，それぞれの重要性の判断は，STによって微妙に異なることがあり得ますし，訓練の重点をどこに置くか，どの訓練課題や訓練方法を使うか，日常コミュニケーションについてはどの程度訓練

に含めるかなどを取ってみても，STによって考えに違いがあっても不思議ではありません．大切なことは，その訓練計画の妥当性を無理なく説明できるかどうかです．異なる訓練計画ではあっても，それぞれ無理のないものであれば，そして患者さんの希望やニーズに沿っていれば，どれも妥当な方法だと考えられます．

　もし自分の行った訓練に自信がなければ，そのようなケースは，症例検討の場に出して，他の人の意見を聞いてみるとよいと思います．異なる意見が出れば，自分の考えの妥当性を検討する機会になりますし，他の人からもよいアイデアが出なければ，やはり難しい症例なのだと言うことが納得できます．他のSTとの話し合いを重ねる中で，失語症臨床についての理解が深まると思います．

（鈴木　勉）

患者さんの作品②

レオナルド・ウェーバー画
平成18年1月28日(土) 純

大塚純徳さん

3. 主な訓練課題

　どの ST も，自分がよく使う言語訓練課題は頭に入っているものだと思います．試みに筆者が使うことの多い課題を図にしてみました（**図1**）．図の中の課題の番号は，27頁以降の課題の番号に対応しています．課題を，「コミュニケーション」・「聞く」・「話す」・「読む」・「書く」の5つに分けました．ここでは「音読」は「読む」の項に入れてあります．「コミュニケーション」を除く他の4項目は，図の下に行くほど軽度向きの課題です．ただし実際の臨床では患者さんの症状に合わせて課題を選びますから，必ずしも図の通りに実施するわけではありません．

　この図は筆者の経験の中で自然に形作られてきたもので，課題を決めるとき，筆者は頭の中のこのような図を無意識に参考にしているような気がします．忙しい臨床の中では，軽度から重度までの一通りの訓練課題を心得ておき，教材も揃えておくことが必要です．市販の教材やインターネットでダウンロード[1]した教材を利用することもあります．しかし必要な時には新しい課題を工夫したり，新しい教材を作ったりする気持ちを失わないようにしたいと思います．

　ここでは，図の番号に沿って説明します．同じ教材をいろいろな課題に使う例をあげましたが，患者さんの症状や訓練目的に合わせて，他にも多様な使い方ができると思います．

1 コミュニケーション

A. 自由会話

　失語症の人は，誰もが話したいと思っています．しかし健常者と話すことには気後れを感じるものですし，話をしても言いたいことが十分に言えず，落ち込んでしまうこともあります．ですから訓練時間の中に，患者さんが言語能力を十分に発揮して，自分のペースで話すことができる時間を設けることは大切です．上手に伝えることができたという実感を患者さんが持てれば，それは自信になり，話す意欲がさらに高まります．

　失語症の人が上手に話せるかどうかは，聞き手の対応に左右されます．ST はよい聞き手になることが必要です．くつろいだ雰囲気をつくり，患者さんが話しやすい対応を心がけます．言葉に詰まったらさりげなく援助します．内容がはっきりしないときには確認しますが，誤りの修正が話す意欲をそぐこともありますから，注意が必要です．重度の失語症者との会話では，ことばだけでなく，文字や絵，身振りなどの多様なコミュニケーション手段の使用を勧め，またST自身も使用し，患者さんに意思が通じる経験をたくさんしてもらうことが大切です．

---

[1] 横浜コミュニケーション障害研究会のホームページの「失語症訓練素材」にたくさんの手作り教材が提供されている．

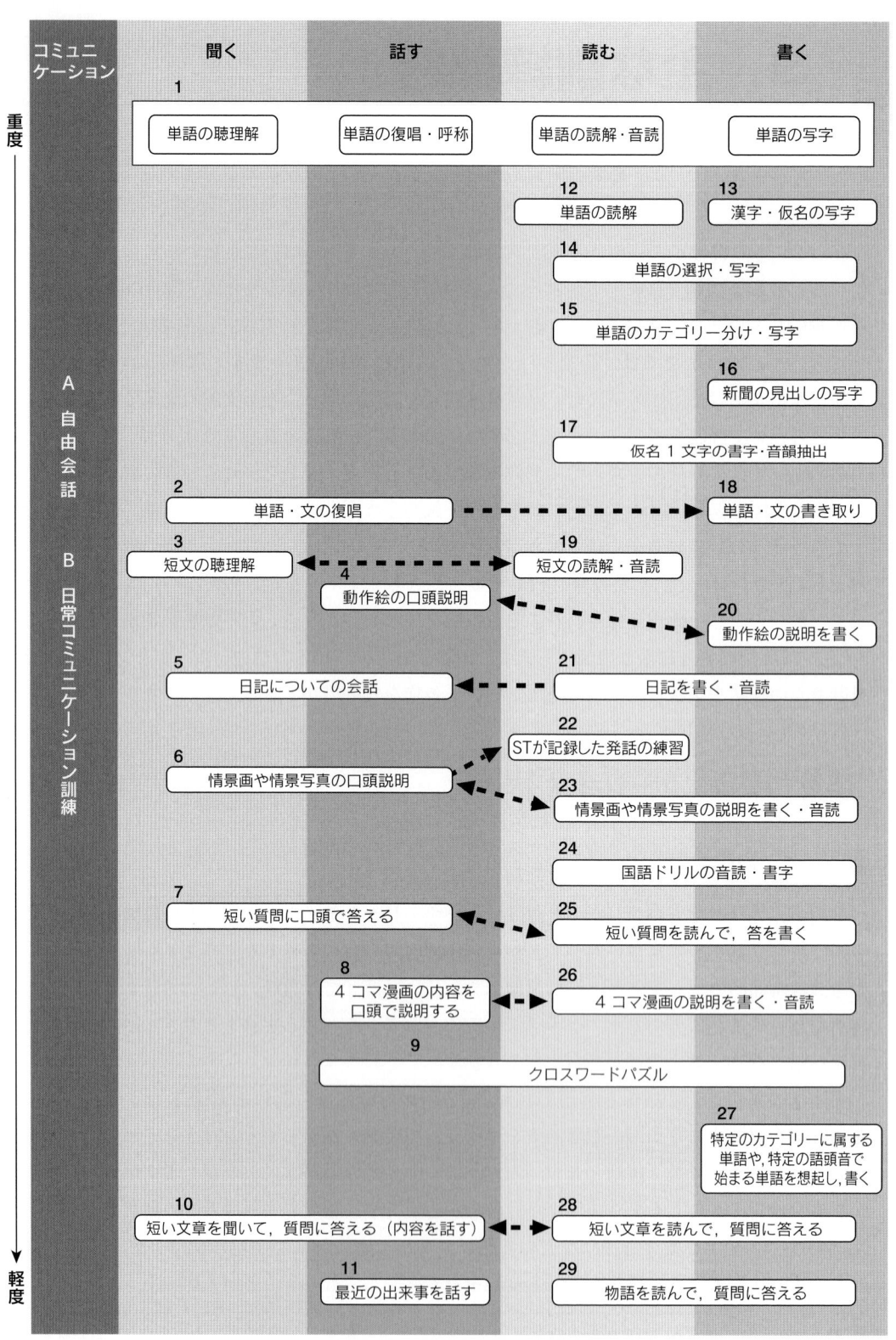

■図1　重症度に対応した訓練課題の流れ

話題は患者さんの関心に合わせて選びます．新聞を開いて，ニュースやスポーツ，家庭欄の記事について話したり，患者さんの趣味や好きな食べ物を話題にすることもあります．年配の方ならば，患者さんが輝いていた若い日のことや，かわいい孫のことを話題にすると話が弾みます．話が続かないときには筆者は，滝平二郎の切り絵画集[2]や，谷内六郎の絵[3]を見ながら，話をすることがあります．これらの絵には，なつかしい風物が描かれていますから，患者さんの昔の記憶を刺激し，言葉を引き出します．他には新聞のきれいなカラー写真，旅行のパンフレットや旅行雑誌，俳優や歌手の写真なども，会話の良い糸口になります．

会話は，日常生活を話題にすれば，親密度の高い語や具象語の訓練になります．社会性のある話題であれば，抽象的な言葉の訓練になります．関心の幅が広い患者さんの場合は，意識的にさまざまな領域を話題に取り上げると，多様な語彙の訓練になります．また会話は，話題を選択し，意思を表現し，やり取りを記憶し，相手の話に応じて話すことが必要ですから，幅広い認知機能の訓練でもあります．

会話の中で，患者さんの言葉を引き出すうえで有効な方法をいくつか述べておきます．

自発語が困難な患者さんの場合には，STの言葉を取り込んで返事をしてもらいます．例えば夏の暑い日，外来の患者さんに，「どう，外はすごく暑いでしょう？」と聞くと，「ほんと，暑い，暑い！」と答えるかもしれません．「体の調子は？」と聞くと，「調子は，いいです」と返してくれるかもしれません．理学療法の訓練の後に言語訓練に来た患者さんには，「疲れましたか？」と聞き，「ん，疲れたー」などという返事を期待します．それには，患者さんがSTの言葉を取り込みやすい話し方を心がけます．

文脈的手がかりを利用するのも一つの方法です．例えばSTが「春ですね．お花見は？」と聞くと，患者さんは「行きました」などと返事がしやすいと思います．さらに「千鳥ヶ淵へ行ったんですか．それじゃ人出が……」と聞くと，「すごかったよ」と返してくれるかもしれません．

患者さんが言葉に詰まったとき，STがその先の言葉を予想して言い，会話がつながるようにします．例えば「急に頭が痛くなってね．それで……」と言葉に詰まったら，「病院？」と聞くと，「病院，行ったのよ．そしたらね……」と続くかもしれません．そこでまた言葉に詰まるようだったら，STから「先生は何て？」とつなげます．すると「先生は，何でもないって」と会話がつながるかもしれません．うまく会話が流れるように，STが補います．ただし先取りしすぎないように注意が必要です．

STがジェスチャーを使って患者さんに話しかけ，言葉を誘導することもあります．例えば「映画は，1人で行ったの？」と聞きながら，人差し指を出します．患者さんは「いや，2人」と，指を2本出しながら返すかもしれません．ジェスチャーをすると，それに合わせて言葉が引き出されることもあります．

会話の進行に役立つ補助手段を取り入れると，役立つこともあります．患者さんが，日付のことを言おうとして，言葉に詰まった様子ならば，カレンダーを出します．場所の説明をしようと

---

[2] 滝平二郎きりえ画集．講談社，1972
[3] 以下のサイトには，谷内六郎が描いた週刊新潮の表紙絵がすべて載せられている．
http://zizi.lomo.jp/sinchou/sinchou.htm

しているときには，地図や電車の路線図があると，発語につながります．患者さんの故郷の様子を話してもらう場合には，インターネットでその付近の地図を示したり，県の観光案内や特産品のページを開いたりすると，いろいろな話を聞くことができます．患者さんの昔のことを聞く時には，簡単な年表があると役立ちます．本が好きな患者さんには，出版社の文庫本のリストを用意しておくと，作者や本の題名を思い出すのに役立ちます．

コミュニケーションのヒントは，『失語症の人と話そう』[4]に丁寧に説明されています．

B. 日常コミュニケーション訓練

これには幅広い課題が考えられます．それを訓練に取り入れることで，訓練がより実際的になり，患者さんの意欲も高まります．ロールプレイでの練習も一つの方法です．適宜補助手段も導入します．訓練室でできないことは，外で家族といっしょに行ってもらいます．患者さんが，できるようになりたいと思っていることを，患者さんや家族と協力しながらやり方を工夫して，できることを増やしていきます．

以下にその例を示します．

- 病棟でよく使用する言葉の練習
    血圧，体温，トイレ，リハビリ，薬，風呂，点滴，など
- よく乗る電車の路線の駅名の練習
- 電車の路線図を見ながら，いろいろな場所への行き方を話す
- コンビニでおにぎりを買って，「温めてください」と言う
- お総菜を買うとき，個数や量を言う
- 喫茶店やレストランで，注文する
- 病院の行き帰りに，切符を買う
- メモを見ながら，電話番号を押す
- 携帯電話や携帯メールの使用
- ATM の使用
- パソコンの使用
- 電卓の使用
- 日記をつける
- 宅配便の申込書を書く
- 年賀状を書く
- 料理の記事を読んで，好きな料理を作る
- お金を数えて，金額を書く
- コミュニケーションノートを実際の場面で使う

---

4) 言語障害者の社会参加を支援するパートナーの会和音（編）：改訂 失語症の人と話そう－失語症の理解と豊かなコミュニケーションのために．中央法規出版，2008

2 言語の各側面（聞く・話す・読む・書く）

課題 1．単語の聴理解，単語の復唱・呼称，単語の読解・音読，単語の写字

1)「絵カード」による訓練

　失語症が非常に重い患者さんや，訓練課題の理解が難しい患者さんへの訓練の導入方法の一つとして，少ない枚数のカードを使って，単純なパターンの，理解・表出の訓練を行うことがあります．聴認知，復唱，絵と文字の対応付け，写字などを行ったり，課題の教示や正誤をフィードバックする中で，意思疎通の訓練をします．これらの訓練を通して，SLTAでは捉えられない患者さんの細かい症状，例えばカードの提示枚数による反応の差，適切な聴覚刺激の入れ方，効果的なヒントの種類などを探ります．

　絵カードは意味を表す手段の一つです．絵カードは，実物に比べて刺激が弱いので，できればカラーの写真や絵[5]を使いたいと思います．絵カードを使った訓練は，単純な刺激・反応の訓練になりがちですが，かえってそれが初期の訓練の導入には向いている場合もあります．また刺激の調節も簡単です．カードを変えたり，カードの配列や枚数を変えることが簡単にできます．文字を付けることも容易です．カードの裏に直接書いてもいいですが，付箋紙を使えば，カードの表でも裏でも文字を付けられますし，取り外しもできます．絵カードの限界を心得たうえで，適切に使用すれば，絵カードは役立ちます．ただし絵カードの訓練を嫌がる患者さんには他の方法を用います．

　なお患者さんの中には，提示する絵カードがたとえ2枚でも，その語の聴理解や読解が困難な人もいます．画数の少ない文字をなぞることも困難な人もいます．課題のやり方が理解できない人もいます．もしそれが精神活動低下の影響と考えられる場合には，言語課題よりも非言語的課題を使って，例えばぬり絵[6]をするとか，歌を歌う[7]とか，おはじきなどのゲームをするとか，まず精神活動の賦活を図るほうが有効かもしれません．

2)「単語ノート」による訓練

　新聞の折り込みのチラシや，デパートのパンフレットなどから，日用品，食べ物，飲み物などの写真を切り抜き，ノートに貼って文字を付けます（**図 2**）．デジタルカメラで写した写真や，カラー絵カード，家族・医療スタッフ・ペットの写真なども使います．患者さん自身の情報や，家族についての情報も加えます．カレンダーや近隣の鉄道地図，ネットからプリントした患者さんの自宅周辺の地図など，便利な情報も貼っておきます．

　このノートは，単語練習用ノートとコミュニケーションノートを兼ねたノートです．筆者は，写真は通常1頁に3枚貼り，復唱や音読，呼称，写字などを行います．ノートを見開きにして6

---

[5] インターネットのサイト，IPA「教育用画像素材集サイト」の中の，国語「基本語彙・シンボル」に，たくさんのカラーイラストが提供されている．http://www2.edu.ipa.go.jp/gz2/list.html
[6]「ぬりえプリント」には，無料のぬり絵がたくさん提供されている．http://www.nurie.rdy.jp/print/index/.htm
[7] インターネットで「唱歌　童謡」の名前でたくさんのサイトが検索できる．

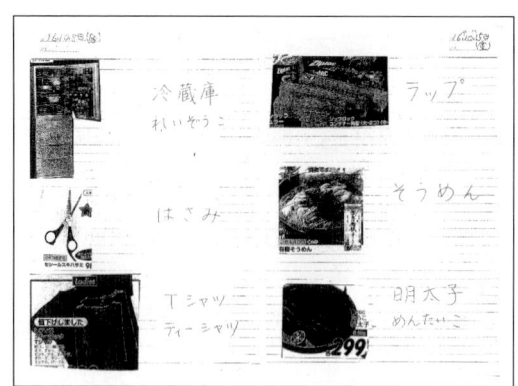

■図2　単語ノート

語提示し，聴覚的理解の訓練も行います．

　単語は訓練のたびに，患者さんと相談しながら少しずつ加えていきます．ノートを1〜2冊作ると，日常使用する単語は大体含まれるので，この課題は終了し，新しい課題に進みます．

課題 2．単語・文の復唱（聞く・話す）

　復唱には「聞く」「話す」の2つの側面がかかわっており，2つを結ぶ経路のどこに障害があっても，復唱の障害が起きる可能性があります．同じく復唱に障害があっても，患者さんによって障害の機序は異なることがあり，それが刺激語の選択や訓練の方法に影響します．

　復唱訓練では，語の親密度や具象性，モーラ数，聴覚刺激の速さ，文であれば文節数などを考慮します．誤りがあったとき，どう対応をするかも大切です．再度聞かせる，あるいは文字を見せる，口形を示す，ヒントは出さず次の単語へ進むなど，いろいろな方法がありますが，患者さんに適した方法を選択します．ランゲージパルなどの機器を使った自習が可能かどうかを検討することもあります．

課題 3．短文の聴理解（聞く）

　単語の理解が良好なときには，短文の理解訓練へ進みます．筆者は，以下の方法を使います．

　① 自由会話の中で，短い文による話しかけを豊富に行う

　文の長さや速度，話すタイミングを意識して，話します．楽しい会話が続き，患者さんから自発話が引き出せれば，さらに意義のある訓練となります．

　理解障害が重い患者さんでは，訓練中の問いかけや指示，課題の説明なども訓練の一つと考えて意識的に行います．例えば，「眼鏡をかけてください」「もう一度書いてください」「この問題は難しいですか？」「ノートはしまってください」などの話しかけです．

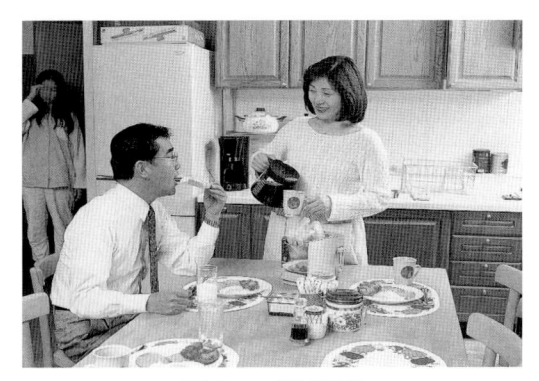

■図3　情景写真

② 動作絵を複数提示し，STがその中の絵を説明する短文を言い，該当する絵を患者さんに指さしてもらう

SLTAの「短文の理解」と同じような課題です．

③ 「絵カード」・「単語ノート」（課題1）を用いて，物品の特徴や機能などを短い文でSTが言い，該当する絵を患者さんに指さしてもらう．

「食べられるものはどれですか？」
「コンビニで買えるものはどれですか？」
「身につけるものはどれですか？」
「鍋料理に使える材料はどれですか？」
「この中で一番高いものはどれですか？」
「電気製品はどれですか？」

「単語ノート」を使用するときには，STが開いた頁から該当する単語を探してもらうこともありますが，ノート全体から探してもらうこともあります．患者さんの自発話を誘導する質問を挟んで，会話へ発展させるのもいいと思います．

④ 情景画や情景写真[8]を提示し，その絵の内容についてSTが質問し，「Yes-No」で，あるいは言葉で答えてもらう

例えば図3では，以下のような質問が考えられます．

「ご主人は和食を食べていますか？」
「奥さんはコーヒーを入れていますか？」
「部屋に入ってきたのは男の子ですか？」
「これは朝ですか？」

質問をきっかけに，さらに会話に発展させることもあります．

この課題の遂行には，聴覚的理解力の他に，絵を探索する視覚的注意力，絵の状況の判断なども影響を与えます．

後述の課題19（図17）は，同種の情景画を用いた読解問題です．

---

[8]「みんなの教材サイト」（このタイトルでインターネットで検索可能）．その中の「教材用素材」に日常生活の情景写真が数多く載せられている．

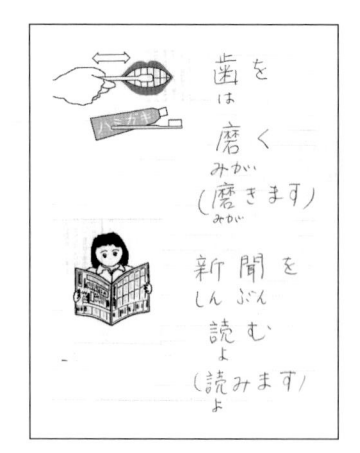

■図4　動作絵

課題 4．動作絵[9]の口頭説明（話す）

　動作絵を示して，何をしているところか説明してもらいます．絵カードを使うこともありますが，図4のようにノートに貼り，徐々に増やしていくこともあります．

　これは動詞の喚語の改善を目的に，外来の患者さんに使用した練習ノートです．この患者さんは，仮名の音読がおおむね可能なので（読めないときには，五十音表を利用して読む），自習が可能でした．訓練時間には，絵だけ見て動作を言ってもらい，言えないときにはヒントを出しました．さらにそれまで練習した動詞を使って答える質問を出したり，1日の行動を言ってもらったりして（歯を磨いた・顔を洗った・服を着た，など），絵から離れて喚語を促しました．動詞や助動詞の変化が難しいので（例えば，「食べる」は言えても「食べた」は難しい），それも練習に加えました．助詞の誤りは無視して，名詞と動詞だけ喚語できれば可としました．

　ランゲージパルを使うと，音声提示ができます．カードの途中に切れ目を入れて，前半に主語や目的語を録音し，後半に動詞を録音します．こうすると再生時切れ目でカードが止まりますから，前半をヒントとして聞いて，動詞を想起する練習が可能です．パソコンが使える患者さんには，パワーポイントで，絵と文字，音声を提示できる教材を作ることもできます．

課題 5．日記についての会話（聞く・話す）

　日記をつけてもらい（**課題**/21），文字や文を修正した後，日記に書かれた内容について会話を行います．身近な出来事を話題にした自由会話に発展させやすい課題です．

---

9)「日本語動詞の絵カード」．このタイトルでインターネットで検索可能．
　http://www.geocities.co.jp/mizumat43/pictcards_j.html

3．主な訓練課題

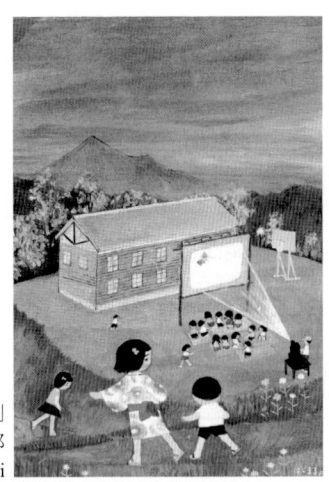

「はじまるよ」
谷内六郎
(C)Michiko Taniuchi
■図5　情景画

●来月の予定を忘れないようにするには，どうしますか．
●タバコは吸わないほうがいいそうです．
なぜですか．
●語学は若いうちに勉強したほうがよいといいます．なぜですか．
●疲労を回復させるにはどんな方法がありますか．

■図6　短い質問の例

課題 6．情景画や情景写真についての口頭説明（聞く・話す）

図3のような情景写真や図5のような情景画[10]を説明してもらったり，STの質問に答えてもらいます．図5の絵であれば，以下のような質問が考えられます．
　「校庭では，今何をしているところですか．」
　「学校の周りにはどんな景色が見えますか．」
　「季節はいつ頃でしょうか？」「どうしてそうだと思いますか？」
　また以下のような質問をすると，話題が拡がり，自由会話が楽しめます．
　「この絵の校舎は木造ですけど，○○さんの通った小学校はどうでしたか？」
　「校庭で映画を見ていますね．○○さんはこんな経験ありますか？」

課題 7．短い質問に口頭で答える（聞く・話す）

図6のような短い質問をして，答えてもらいます．このような質問は多様な答が可能ですが，一つの答は考えついても，いろいろな答を思いつくことは難しい患者さんがいます．豊かなコミュニケーションにはこの種の能力も関連すると思いますから，答が一つのときには，他の答も促します．
　この課題でも，問題から話題を発展させて，半ば自由会話へ移行し，多くのやりとりを行うと，「聞く」，「話す」の両面にわたる訓練になります．最初に宿題で答えを書いてきてもらい（課題25），訓練中に改めて質問して答えてもらうこともあります．

---

10) 図5は谷内六郎の作品．筆者は他に以下の画集を情景画として使っている．
　　原田泰治：鳥の目，虫の目 日本の旅―原田泰治の世界．トランスアート，1999
　　加太こうじ，滝平二郎：こどもの四季．河出書房，2000
　　安藤勇寿：少年の日．にじゅうに，2000

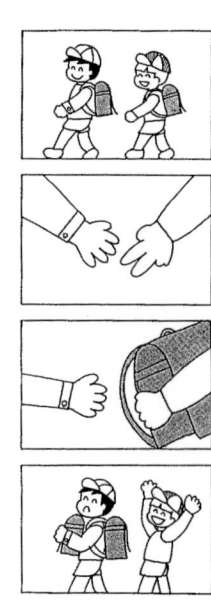

■図7 4コマ漫画

■図8 クロスワードパズル

課題 8．4コマ漫画の内容を口頭で説明する（話す）

　筆者は，図7[11]のような漫画を主に使っています．台詞がありませんが，やや複雑な説明を要するものも使います[12]．文字の少ない4コマを選んで使うこともあります．ヒントとして主な単語や文パターンを呈示することもあります．まず口頭で絵の説明してもらい，その後宿題で説明を書いてきてもらうこともあります（課題26）し，その逆のこともあります．

　4コマ漫画の説明も情景画の説明も，絵という視覚刺激を介した発話ですから，会話のような自発話とは言語処理上，隔たりがあります．また文字で説明を書いた後に口頭で説明する場合は，書いた文の記憶が残っていますから，それも説明に影響を与えます．自発話の改善には，視覚刺激を用いない，思考から直接発話に至る発話の訓練も必要です．

課題 9．クロスワードパズル（話す・読む・書く）

　軽い失語症の人に使うことがあります．読解・語想起・書字と多面的な訓練になります．ただし一般向けのものは難しいので，小学生を対象にした本をしばしば使っています（図8）[13]．わからないところは，家族と一緒に考えてもらいます．

---

11) 以下で入手できる．〒510-0085　四日市市諏訪町2-2　四日市市障害者福祉センター内四日市市身体障害者団体連合会．申し込みは極力FAXで．FAX：059-354-8306　TEL：059-354-8275（火・金曜日の10：00〜17：00のみ）
12) 根本 進：クリちゃん．さえら書房．今は絶版だが，長い間失語症訓練教材の定番だった．
13) 学習クロスワード研究会：楽しくできる！　小学生の学習クロスワードパズル1・2・3年生．メイツ出版，2005

3．主な訓練課題

```
昨日九州地方に台風が上陸しました．
崖崩れで家が壊れましたが，亡くなっ
た人はいませんでした．
台風は，今朝日本海に抜けました．
●台風はどこに上陸しましたか．
●どんな被害がありましたか．
●人が亡くなりましたか．
●その後台風はどこへ行きましたか．
```

■図9　短い文章を聞いて，質問に答える

課題 10．短い文章を聞いて，質問に答える（聞く・話す）

　短い文章（図9）を ST が読んで，質問し，患者さんに答えてもらう訓練です．患者さんの理解力に応じて，読む回数や読み方，質問内容を調節します．日常のコミュニケーションを念頭において，メモを取りながら聞いてもらうやり方もあります．メモは聞く作業と書く作業を同時に行うので，難しい作業です．メモを取りやすいように，読み方や間の取り方に配慮することが必要です．

　なおこの教材は，課題 28 の「短い文章を読んで質問に答える」にも使用するとができます．

課題 11．最近の出来事を話す（話す）

　新聞記事の切り抜きを持ってきてもらい，記事を見ながら最近の出来事を話してもらいます．この課題を始めると，切り抜き帳を作って，訓練に備えて記事をストックする患者さんもいます．あらかじめよく読んできて，読めない漢字には仮名をつけてくる患者さんもいます．

　かなり軽度の患者さんには，宿題でまず記事の要点をまとめてもらい，訓練時間に記事の内容を話してもらうこともあります．復職していた外来のある患者さんは，1週間分の記事をいくつかワープロで打ってきて，時々それを見ながら記事の内容を説明してくれました．その記事について筆者と意見を交換することもありました．旅行や外出したときには写真を持ってきてもらい，話を聞くこともあります．

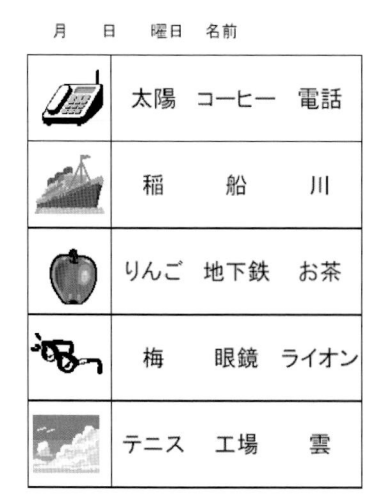

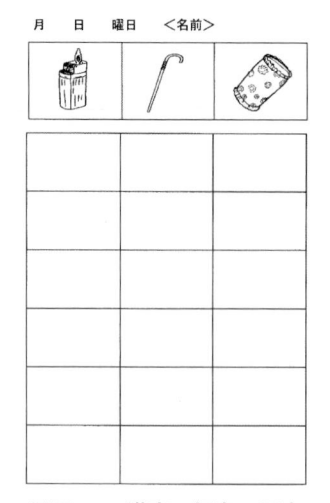

■図10　単語の読解　　　■図11　漢字・仮名の写字　　　■図12　単語の選択・写字

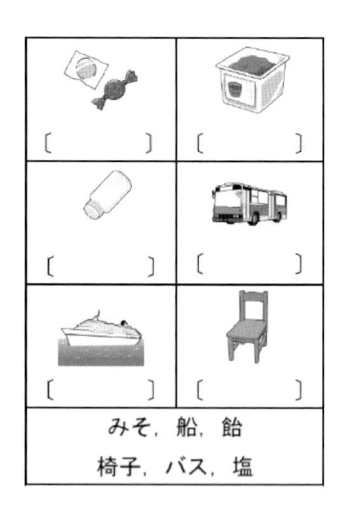

課題 12. 単語の読解（読む）

　図10のようなプリント課題[14]を行います．この教材は1枚に5題印刷されているので，1題に選択的に注意を集中できず混乱を生じることもあります．その場合，問題ごとに切り離し短冊状にして，1題ずつ提示します．右無視が強い場合には，縦書きに印刷することもあります．

　図10の選択肢は，正答と他の2つの選択肢の間の意味的関連が薄いので，比較的選択が容易です．正答と意味的関連の近い単語を選択肢にすれば，より課題は難しくなります．

　正答を音読したり，写字してもらうこともあります．日付と曜日を書き入れることは（必要があればカレンダーを見て），数や見当識の訓練になります．

課題 13. 漢字・仮名の写字（書く）

　絵の下のマスに，STが文字を書き入れ，その下に写字をしてもらいます．患者さんの状態によって，漢字と仮名を両方書く場合もありますし，漢字だけ，仮名だけという場合もあります．はじめに訓練室で行い，自習ができることが確認できれば宿題にすることもあります．

　絵カードを渡してノートに写字をしてもらうこともありますが，罫線のあるノートに書くと，罫線に合わせて書いて，小さな文字になる患者さんがいます．また罫線のないノートだと，広い余白を取ってわずかな数の文字しか書かない人もいます．図11のようにマスのある教材だと，そのようなことをある程度防ぐことができ，また宿題の量をプリントの枚数で調節できます．この課題を行うときには，この課題がすんだ後，写字を用いる実用的な課題（「年賀状の宛名を書く」「日記カードで日記を書く」「新聞の見出しの写字」など）へ進むことを念頭においています．

　重度の患者さんの中には写字のとき，図形を模写するように，一点一画書き写す人がいます．

---

14) 図10の絵は，マイクロソフトワードのクリップアートから取った．

3. 主な訓練課題

■図13　単語のカテゴリー分け・
　　　　写字（重度向け）

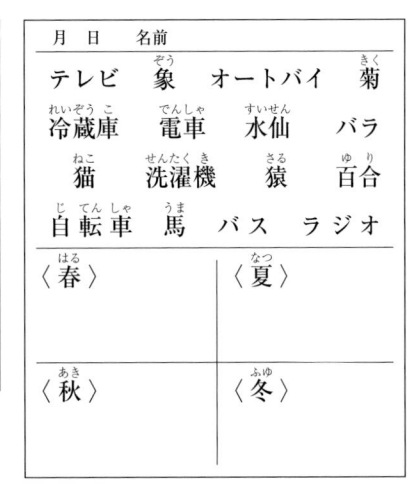

■図14　単語のカテゴリー分け・写字
　　　　（中等度向け）

その場合には文字の想起だけではなく，文字の視覚像や構成能力，書字の運動覚などの障害も考えられます．右無視を伴っている可能性もあります．教材を作るときには，そのような障害を念頭において，画数や形態の複雑さ，文字の大きさなどに注意を払います．

課題 14. 単語の選択・写字（読む・書く）

絵の意味を表す文字を選択して，写字をします（図12）[15]．課題の遂行には，絵の意味理解，文字単語の意味理解，絵と文字の対応付け，写字など，多くの機能がかかわりますから，重度の患者さんや注意障害を合併している患者さんには，難しい場合もあります．

患者さんによっては，写字の後，STが絵の名称を言って患者さんに絵を指さしてもらったり，呼称（音読），漢字の仮名振りなどをしてもらうこともあります．

課題 15. 単語のカテゴリー分け・写字（読む・書く）

紙の上半分に書かれた単語を，下の該当するカテゴリーの枠の中に写字します．文字の語義理解，カテゴリー化，写字を組み合わせた課題です．図13が重度向け，図14は中等度向けです．

宿題で書き入れてもらい，訓練時間に音読や，単語についての自由会話を行うこともあります．患者さんが楽しんでくれる課題の一つです．重度向けの教材は，答の欄にスペースがあるので，正誤を確認した後，何度か写字をしてもらいます．

精神活動低下や注意障害を伴う患者さんに使うこともあります．

---

15) 横浜コミュニケーション障害研究会のホームページ「失語症訓練素材」より

第Ⅱ章　失語症の評価と訓練

```
名前        日付
       ┌─────────────┐
       │ か・き・く・け・こ │
       └─────────────┘
  机       つ__え
  試験     し__ん
  大根     だい__ん
  光       ひ__り
  石油     せ__ゆ
  魚       さ__な
  床屋     と__や
  月見     つ__み
  意見     い__ん
  枕       ま__ら
```

■図 15　書字・音韻抽出

課題 16．新聞の見出しの写字（書く）

　関心のある記事の見出しの写字をしてもらいます．はじめは 1～2 行から始めます．書き写した見出しは，会話の材料にもなります．

　新聞は普段の生活の中にあるので，気持ちのうえで抵抗が少ないと思います．新聞で使われる漢字は数が多く，多様な領域の単語が使われます．新聞をめくって写字する見出しを探しながら，いろいろな記事に触れて，社会の出来事に関心をもってもらうことも期待しています．

課題 17．仮名 1 文字の書字・音韻抽出（読む・書く）

　漢字と仮名を見て単語を音読した後，下線の部分の音韻抽出を行い，仮名を書きます（図 15）．自力で思い出せないときは，用紙上部の 5 文字のヒントから選択します．下線部を語頭・語中・語尾として，五十音の各行につき 3 種類作ってあります．

　プリントに直接書かずノートに書いて，何度も繰り返し練習してもらうこともあります．ヒントを見なくても下線部の仮名を書けるようになったら，その後，仮名を隠しておき，漢字を読んで，単語全体を仮名で書く練習をしてもらう人もいます．仮名を書き入れてから，仮名単語の音読練習も行います．仮名の無意味綴りの音読練習として，単語をうしろから音読してもらうこともあります．

課題 18．単語・文の書き取り（聞く・話す・書く）

　この課題を行うには，清音の仮名がほぼ書き取れることが必要です．訓練時間に行うこともあ

3. 主な訓練課題

```
氏名 _____        （　月　日）　No.1

①胡瓜(きゅうり)は海でとれますか              （はい―いいえ）
②御飯は白い色をしてますか              （はい―いいえ）
③鍋は木でできていますか                （はい―いいえ）
④コップは水を飲むために使いますか      （はい―いいえ）
⑤パンは米でできていますか              （はい―いいえ）
⑥バケツを使って顔を洗いますか          （はい―いいえ）
⑦林檎(りんご)は赤い色をしていますか         （はい―いいえ）
⑧椅子は腰掛(こしか)けるものですか           （はい―いいえ）
⑨栗(くり)は春に実りますか                   （はい―いいえ）
⑩スカートは男の人がはきますか          （はい―いいえ）
```

■図16　内容の正誤判断

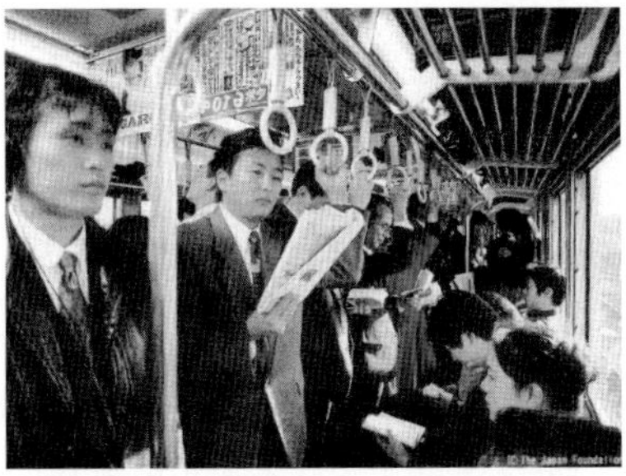

これは飛行機(ひこうき)の中(なか)ですか？
新聞(しんぶん)を読(よ)んでいる人(ひと)がいますか？
空席(くうせき)はありますか？
一番左(いちばんひだり)の男(おとこ)の人は，ネクタイをしめていますか？
これは昼間(ひるま)の風景(ふうけい)ですか？
車内(しゃない)に広告(こうこく)が下(さ)がっていますか？

■図17　内容の正誤判断

りますが，ランゲージパルに録音し，自習で書き取ってもらい，訓練時間に誤りを修正することもあります．

　聞き取った単語や文を，漢字に直してもらうこともあります．漢字を調べるには，電子辞書など使いやすい補助手段を利用します．

課題 19. 短文の読解・音読（読む）

　図16は文の内容の正誤判断の課題です．図17[16)]では，文が写真の情景に合っているかどうかを判断してもらいます．音読しやすいように漢字にはルビ[17)]を振ってあります．ルビを振ってないものも用意しておくと，漢字の音読練習に使えます．

---

16) 情景写真の出典は，「みんなの教材サイト」
17) ワープロソフトの，ルビの機能を使うと便利．

課題 20. 動作絵の説明を書く（書く）

　課題 4（図 4）で使ったような動作絵を見てその説明を書いてもらいます．
　この課題は普段中等度の患者さんに使いますが，時には軽度の患者さんに，内容をふくらませて書いてもらうこともあります．例えば単に「新聞を読む」だけではなく，「女の子が新聞を読んでいます．家の娘はあまり新聞を読みません．見るのはテレビ欄だけです．私は天声人語を毎日読むようにしています．15分くらいかかります」というような文を書いてもらいます．

課題 21. 日記を書く・音読（書く・読む）

　日記を書く作業には，喚語能力，文の構成能力，漢字や仮名の書字能力の他に，出来事の想起，書くべき内容の選択などの認知機能が関与します．
　失語症が重い場合には，日記カード[18]のような補助手段を使って，毎日同じ形式で書くことから始めます．外出して写真を撮ったら日記に貼り，日付，場所などのコメントを書き入れてもらいます．家族に協力してもらい，徐々に内容を広げていきます．日記がたまってくるにつれて，前のところを振り返って，患者さん自身で書ける部分が増えてくることが多いようです．
　失語症が中等度の患者さんには，1日 1〜2 行くらいの日記から始めてもらい，徐々に増えてくるのを待ちます．ある患者さんに，「新聞の見出しの写字と日記 1 行」を宿題にしたこともあります．
　日記は必ずしも文を書かなくてもよいと思います．ある重度の患者さんは，新聞から写真を毎日 1 枚切り抜いてノートに貼り，日付を付けて，それを「日記」として楽しんでいました．写真がたまるのは楽しみですし，関心を広げ生活のリズムをつけるうえでも意味のある作業だと思います．家族が協力してくれると，日記は長続きして，よい訓練になります．日記の音読も行うことがあります．日記の内容を材料に会話を行うと，自然で楽しい話ができます（課題 5）．

課題 22. ST が記録した発話の練習（読む）

　課題 6（図 3，図 5）の情景画の説明や，自由会話での患者さんの発話を，適宜修正を加えて ST がノートに書きます．訓練室ではそれを音読してもらったり，自宅での自習にも使ってもらいます．患者さんは自分の発話を記憶に留めにくいので，文字にしてフィードバックすると，思っていた以上に上手に言葉が出ていて，驚くこともあります．
　4コマ漫画の説明でも，同じやり方で，患者さんに発話をフィードバックすることがあります．

18）横張琴子：ステップ別カードを用いた日記指導－基礎訓練からの日記習慣へ．聴能言語学研究　7：117, 1990

3. 主な訓練課題

課題 23. 情景画や情景写真の説明を書く・音読（書く・読む）

課題 6（図 3, 図 5）と同じ教材を使います．はじめに説明を書いてもらいます．不適切な箇所を訂正した後，文を音読したり，絵を見て話してもらいます．記述が少ない人の場合には，あらかじめ書いてほしい部分に印を付けておくこともあります．

課題 24. 国語ドリルの音読・書字（読む・書く）

文字の読み書き能力を伸ばすには，反復練習が必要です．国語ドリルを使って，文の音読，漢字書字，仮名書字をしてもらうことがあります．主に自習課題とし，時々訓練中に書いてもらって，学習力を確認します．

漢字の訓練では小学 2〜4 年のドリルを教材にしています．日常生活では，その程度の漢字が書ければ十分だと思います．子ども用の教材が気になるときには，漢字検定のテキスト[19] を勧めています．

課題 25. 短い質問を読んで，答を書く（読む・書く）

課題 7（図 6）と同じ教材を使います．問題を 5〜10 題くらい患者さんに合わせてノートに貼り宿題とし，答を書いてきてもらいます．誤りを修正した後，ST が問題を読んで，患者さんに口頭で答えてもらうこともあります．

課題 26. 4 コマ漫画の説明を書く・音読（書く・読む）

課題 8（図 7）と同じ教材です．宿題で時間をかけて説明を書いてもらいます．初めは時間がかかりますが，次第に短い時間で書けるようになります．訓練中に誤りを修正します．説明が簡単すぎる場合には，書き加えてもらうこともあります．あるいはあらかじめ，説明に含めるべき箇所に ST が印をつけておくこともあります．可能であれば，辞書などを使って漢字を調べてもらいます．説明文で書く方法や，会話文で書く方法，両者を併用する方法もありますが，患者さんに応じて対応します．書いた内容を，絵を見ないで説明してもらうこともあります．

課題 27. 特定のカテゴリーに属する単語や，特定の語頭音で始まる単語を想起し，書く（話す・書く）

失語症があまり重くはなく，書字が可能な場合には，この課題を行うことがあります．通常は宿題として，時間をかけて言葉を書き出してもらいますが，訓練時間の中で発語訓練として行う

---

[19] 日本漢字教育振興会（編集）：漢字学習ステップ．日本漢字能力検定協会

```
ある内科医院の隣に，そばやができること        p264.        さよなら    さよなら
になった．外来の患者が帰りに立ち寄るの      1. なぜトモエは焼けたのですか．
に便利だと，院長は喜んでいた．ところが，     2. トモエの焼けるのを見ながら，校長先
そばやの名前が「やぶそば」というのであ         生は息子の巴さんに何と言いました
る．縁起をかつぐ院長は，患者が寄りつか         か．
なくなるのではないかと，密かに気にかけ      3. トモエの焼けた頃，トットちゃんはど
ている．                                        こにいましたか．
1. そばやはどこにできるのですか．            4. トットちゃんが忘れないようにしよう
2. なぜ院長はそれをよろこんだのですか．         と思った校長先生の言葉は何ですか．
3. そばやの名前は何といいますか．
4. 院長が心配していることは何ですか．
```

■図 18　短い文章を読んで，質問に答える　　　■図 19　物語を読んで質問に答える

こともあります．

　カテゴリーによる語想起では，さまざまなカテゴリーを課題にします．例えば,「電気製品」「野菜」「コンビニ・スーパー・デパートの店名」「人名」「特定の料理を作るときの素材や調味料」など，いろいろなカテゴリーが考えられます．喚語できないときは，他の人に協力してもらってもよいとする場合もあります．入院していたある患者さんにこの課題を宿題にしたところ，同室の患者さんに声をかけて，皆で毎日にぎやかに，この課題をやっていました．他の患者さんと親しくなるよい機会になったようでした．

課題 28．短い文章を読んで，質問に答える（読む・書く）

　宿題にしてあらかじめ答えを書いてもらい，訓練では内容に関するQ&Aや自由会話を行います（図18）（課題10）．

　最近ではインターネットの記事を利用してこの教材を作ることがありますが，教材に向くように文を整える作業が必要です．聞いて理解しやすい表現を使えば，課題10にも使用することができます．

課題 29．物語を読んで，質問に答える（読む・書く）

　物語を読んでその内容についての質問に文字で答える課題です．宿題にして，時間をかけて答を書いてもらいます．

　筆者は「私の浅草」（沢村貞子著，1987）،と「窓ぎわのトットちゃん」（黒柳徹子著，1981）（図19）について作った問題を使用しています．一つのストーリーが2〜3頁程度と比較的短く，内容も楽しめます．1冊読んで自信をつけてくれることを期待します．

（鈴木　勉）

4. 症例

　2人の患者さんの訓練経過を述べ，先に述べた訓練方法や訓練課題が，実際の訓練の中でどのように使われているかを紹介します．第1例は流暢タイプ，第2例は非流暢タイプです．

① 第1例　流暢タイプ

疾患：脳内出血（発症2002年9月下旬）
画像所見：左側頭葉〜頭頂葉にかけての皮質下出血（**図20**）
障害の種類：失語症（流暢タイプ）
言語訓練開始：2002年10月下旬（発症後1カ月）

1. Aさん　60歳，男性

　2002年9月下旬，Aさんが新聞を読んでいると，目がちらついてきた．異常に気づいた妻が直ちに救急車を呼び，病院へ搬送した．診断は脳内出血で，そのまま入院となった．入院時重度の失語症と右片麻痺が認められた．言葉は，挨拶語や日常的な簡単な言葉は言えたが，それ以外の発話はほとんどジャーゴンであった．

　1カ月後リハビリテーションを目的に筆者の病院へ転院し，訓練が開始された．中〜重度の流暢タイプの失語症が認められた．書字は右手で可能，歩行は訓練開始後まもなく独歩可能となった．

　Aさんは若い頃より青果業に携わってきたが，60歳になっていったん仕事を辞め，次の新た

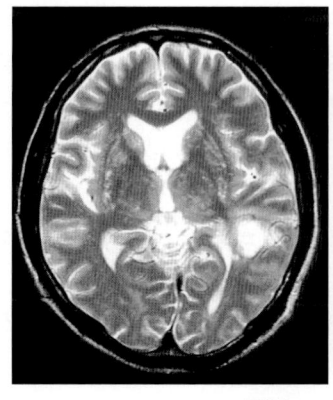

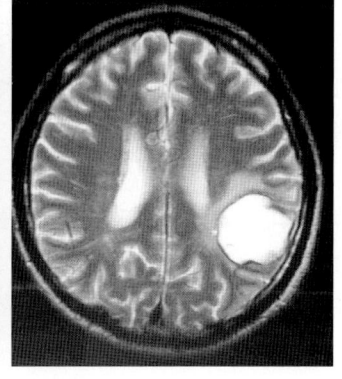

■図20　頭部MRI

な仕事を考えていたところであった．家庭は，妻と2人の子どもとの4人暮らし．人柄は明るく，前向きな性格であった．

2．初回言語検査結果　2002年10月，発症後1カ月

　入院した頃Aさんは，表情が少なく，活気に乏しかった．後から聞くと，この頃は頭がボーとして，新聞やテレビを見る気持ちも起きなかったという．しかし訓練に対しては意欲的であった．

　発症1カ月後に行った標準失語症検査（SLTA）の結果は図21の通りである．

　「聴く」：日常の簡単な会話の理解に支障はなかった．SLTAでは「単語の理解」は保たれていたが，「短文の理解」は80％の正答，「口頭命令に従う」は30％の正答と低下していた．「口頭命令」の誤り方を見ると，文に現れる最初の物品は聞き取れるが，後の物品名は聞き取れない傾向があり，聴覚的把持力の低下が推測された．

　「話す」：会話では，喚語困難や音韻性錯語により発語が滞ることが多かったが，なめらかに発語できる部分もあり，聞き手が確認すれば，およその意思の伝達は可能であった．検査課題では，喚語困難・音韻性錯語とその自己修正・新造語・迂言・語性錯語・保続と，多様な症状が認められた．なお，音韻変化により，あるいは単語の一部分のみ発語しているために，新造語になったと推測されるものも認められた．

```
　　音韻性錯語の例
　　　呼称：　時計　→　て　て　と　ときょう　と　と　とけい
　　　　　　　テレビ　→　テ　テレ　テガ　テネガ　テラゲ
　　　復唱：　たまご　→　たまごり　たまご
　　　　　　　毛布　　→　モース　モーク　モーフ
```

　呼称できない場合の1音節のヒントが聞き取れないときがあり，また「単語の復唱」では段階3以下が3語であることなどから，語音認知の障害が疑われた．

　「音読」では仮名1文字の音読は9割と良好であった．単語では漢字にも仮名にも，また短文でも，多くの音韻性錯読が認められた．

　「読む」：「単語の理解」はほぼ問題なかった．「短文の理解」は80％の正答であったが，正答にも遅延反応や自己修正が認められた．「書字命令に従う」は20％の正解にすぎなかった．

　「書く」：簡単な漢字単語の書字と書取は可能であった．「仮名単語の書字」は不可，書き取りは一部の文字は書けたが，正答には至らなかった．「仮名1文字の書き取り」は60％の正答であった．

　「計算」：加算は，繰り上がりのある2桁の問題で誤りがあり，減算は繰り下がりのある2桁の問題で誤りが認められた．乗除算は困難であった．

　その他の検査：レーブン色彩マトリックス検査では，22/36と明らかな低下が認められた．

4. 症例

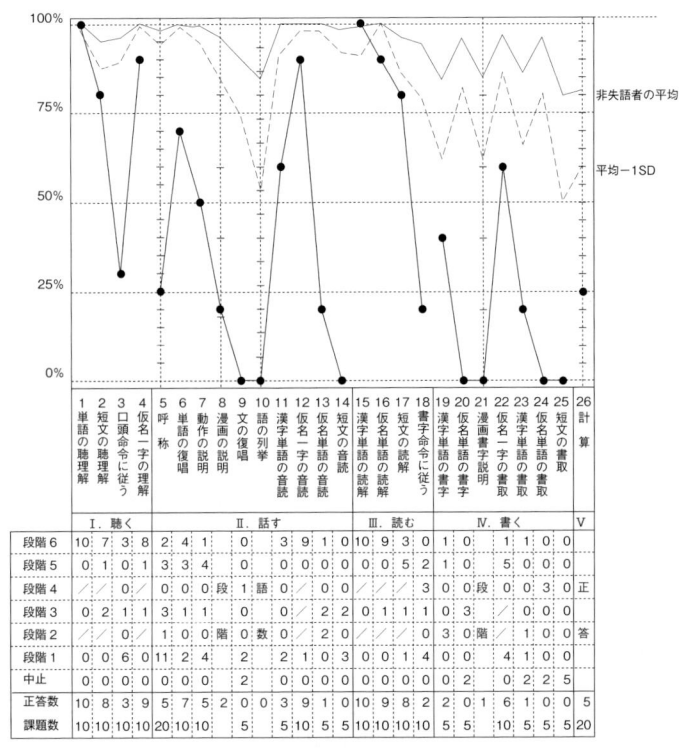

図21 初回言語検査結果（SLTA）

	I. 聴く				II. 話す								III. 読む				IV. 書く					V
	1 単語の聴理解	2 短文の聴理解	3 口頭命令に従う	4 仮名文字の理解	5 呼称	6 単語の復唱	7 動作の説明	8 漫画の説明	9 文の復唱	10 語の列挙	11 漢字単語の音読	12 仮名一字の音読	13 仮名単語の音読	14 短文の音読	15 漢字単語の読解	16 仮名単語の読解	17 短文の読解	18 書字命令に従う	19 漫画書字説明	20 漢字単語の書字	21 仮名単語の書字	22 仮名一字の書取	23 漢字単語の書取	24 仮名単語の書取	25 短文の書取	26 計算
段階6	10	7	3	8	2	4	1		0		3	9	1	0		0	9	3	0	1	0		1	0	0	
段階5	0	1	0	1	3	3	4		0		0	0	0	0		0	5	2	1	0			5	0	0	
段階4	/	/	0		0	0	0	段	1	語	0	0	0			3	0	0	段	0	0		3	0		正
段階3	0	2	1	1	3	1		階	0	の	0	0	2	2		0	1	1	階	0	3		0	0	0	
段階2	/	/	0		1	0		階	0	数	0	2	0			0	3	0	階	/	1		0	0	0	答
段階1	0	0	6	0	11	2	4		2		1	0	3	0		1	0	4	0	0	4		1	0	0	
中止																							0	2	5	
正答数	10	8	3	9	5	7	5		0		8	9	2	0		2	0	1	0	0			5
課題数	10	10	10	10	20	10	10		5		5	10	5	5		5	10	10	5	5	10		5	5	5	20

3. 初回言語検査結果から訓練へ

検査の結果から，各側面で以下のような訓練が必要と考えた．この段階では「聞く」「話す」の改善が重要であったが，他の側面の訓練も，「聞く」「話す」の改善につながるものと考え，それを意識しながら訓練を行った．

「聞く」：Aさんの聴覚的理解力の改善には，語音の聞き取りと聴覚的把持の改善を図ることが必要と考えた．

「話す」：主な問題は，喚語困難と音韻性錯語であった．音韻性錯語にはしばしば自己修正が伴った．喚語困難は，「意味表象に対応する名前ないし音韻表象を取り出すことができない状態」，音韻性錯語は「いったん正しく取り出した標的語の音韻表象から，その構成要素である音韻列を生成する過程での障害」[1]とされている．

音読では単語〜短文レベルの訓練が必要と考えた．なお漢字や親密性の高い仮名単語の音読は，単語のまとまりとして意味を理解し，さらに発語に至るという，自発話と同様の処理も行われる可能性があるので，音読訓練が自発話の訓練の一面を持つと考えた．

「読む」：SLTAでは単語の理解にはほぼ問題がなかったので，短文の理解の改善を目的とした．

「書く」：漢字と仮名単語の書字の改善を図る必要があった．音韻処理に障害が推測されるA

---

1) 笹沼澄子：成人の失語症．笹沼澄子（編著）：言語障害．リハビリテーション医学全書11，第2版．医歯薬出版，pp 25-26, 2001

■表1 訓練と実施期間

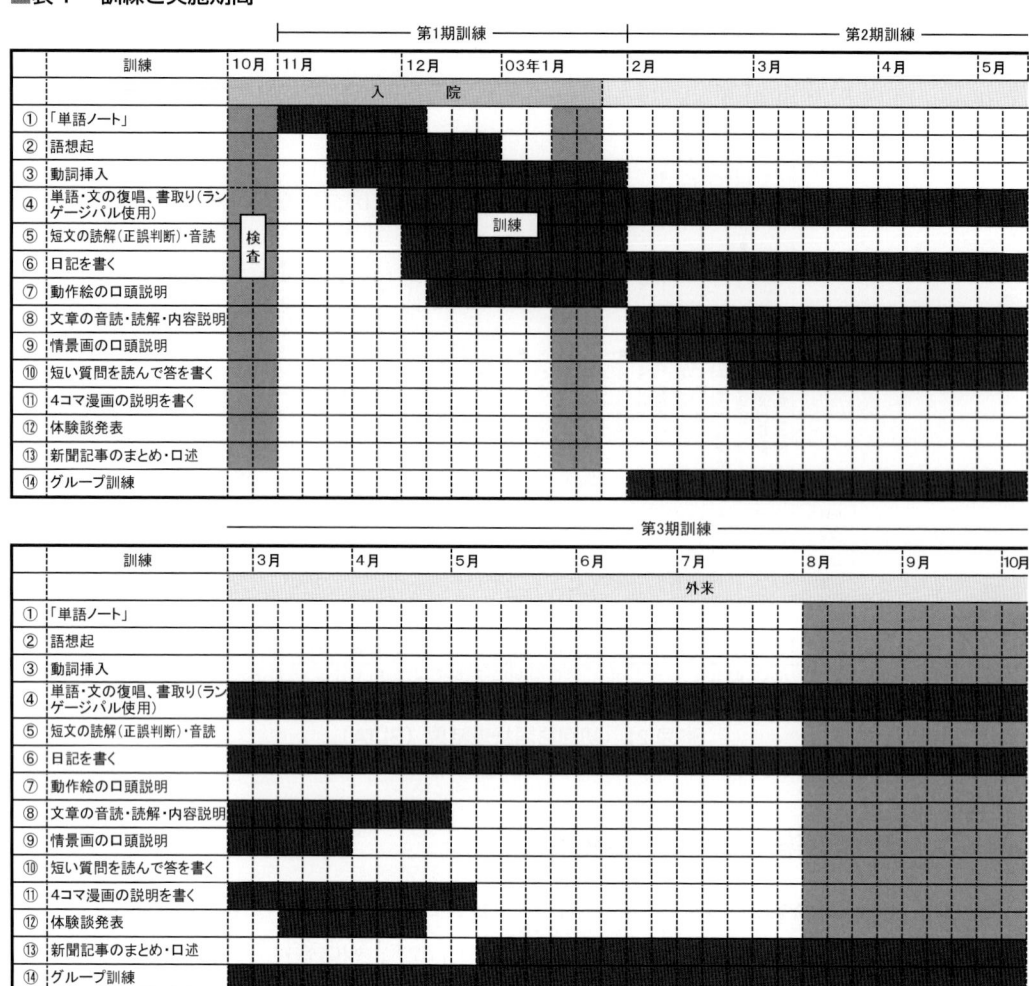

訓練	10月	11月	12月	03年1月	2月	3月	4月	5月
	第1期訓練				第2期訓練			
	入院							
① 「単語ノート」	検査			訓練				
② 語想起								
③ 動詞挿入								
④ 単語・文の復唱、書取り(ランゲージパル使用)								
⑤ 短文の読解(正誤判断)・音読								
⑥ 日記を書く								
⑦ 動作絵の口頭説明								
⑧ 文章の音読・読解・内容説明								
⑨ 情景画の口頭説明								
⑩ 短い質問を読んで答を書く								
⑪ 4コマ漫画の説明を書く								
⑫ 体験談発表								
⑬ 新聞記事のまとめ・口述								
⑭ グループ訓練								

訓練	3月	4月	5月	6月	7月	8月	9月	10月
	第3期訓練							
	外来							
① 「単語ノート」								
② 語想起								
③ 動詞挿入								
④ 単語・文の復唱、書取り(ランゲージパル使用)								
⑤ 短文の読解(正誤判断)・音読								
⑥ 日記を書く								
⑦ 動作絵の口頭説明								
⑧ 文章の音読・読解・内容説明								
⑨ 情景画の口頭説明								
⑩ 短い質問を読んで答を書く								
⑪ 4コマ漫画の説明を書く								
⑫ 体験談発表								
⑬ 新聞記事のまとめ・口述								
⑭ グループ訓練								

さんには，仮名書字訓練は発語を改善させるうえでも有効であろうと考えた．仮名1文字の音読と書き取りが比較的保たれているのは，訓練に活かすことができる有利な点であった．

「その他」：レーブン検査の低下は，精神活動低下を示唆してはいたが，訓練意欲は高かった．

4. 第1期訓練　2002年11月上旬〜2003年1月末，発症後1.5〜4カ月

1) 訓練目的

1. 喚語困難の改善・音韻性錯語の減少
2. 単語〜短文の聞き取りの改善
3. 漢字書字の改善
4. 仮名書字の改善
5. 音読・読解の改善

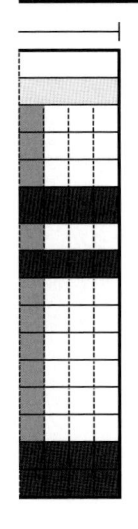

2) 訓練内容と経過

40分の個人訓練を週5日行った．

表1に訓練課題と実施した時期を示し，課題には実施した順に番号をつけた．図の下に行くほど，開始の時期が遅い．なお以下の説明における 課題 は，24頁の**図1**「重症度に対応した訓練課題の流れ」の課題番号を指している．

表1が示すように，2カ月半の訓練の間に，多くの課題を並行して行った．Aさんは熱心に訓練に取り組んだ．また他の患者とよく話をしたり，看護師に宿題のわからないところを聞くなどして，日常のコミュニケーションも意欲的に行っていた．妻は頻繁に面会に来てAさんを支えた．

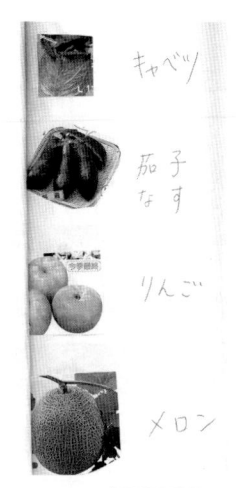

■図22　訓練①　単語ノート

訓練①　「単語ノート」を使った，言語の多側面の訓練（目的1〜5）→ 課題 1
　スーパーなどの折り込みちらしから写真を切り抜いて，B5の白紙の左端に4枚貼った．右端に名称を書き，漢字には仮名を付け，右端を折り込むと文字が隠れるようにした（図22）．これを用いて，復唱・呼称・音読・物品の説明を聞いて絵を指さす・写字・書字を行った．ノートはAさんの手元に置き，自習してもらった．職業柄，野菜・果物の名称は親密度が高いからか，その呼称が他のカテゴリーより明らかに良好だった．そこでまず野菜・果物から始め，次第に他のカテゴリーに進めた．途中からちらしをAさんに渡し，練習したい語を自分で切り抜いてもらった．ほぼ毎日1枚（4語）加えていった．1カ月行い，最終的には80語となった．
　経過：翌日には呼称は7〜8割くらい可能となった．その他もほぼ可能となった．

訓練②　語想起（目的1, 3, 4）→ 課題 27
　STが指定したカテゴリー（例えば野菜，デパート，駅名など）に属する単語を想起し，書く課題である．これは宿題とした．
　経過：11月末からこの課題を開始した．自力で行うにはまだ難しい課題だったが，Aさんは妻や同室の患者，時には看護師の助けを借りてこの課題を行った．これは発話や書字の改善が目的であったが，人に言われたことを書き取ることで，聞き取りの訓練にもなったと思われる．

訓練③　動詞挿入（目的1, 5）
　文脈に沿った動詞を選択肢から選んで書き入れ，文を完成させる課題である．毎回宿題とし，訓練室では宿題で完成した文の音読と，文の前半を読んだ後動詞を想起する練習を行った．
　経過：動詞の選択は可能であったが，文の前半を読んだ後動詞を想起することは，困難なこともあった．

|訓練④| 単語・文の復唱，書き取り（ランゲージパル使用）（目的1〜4）→ |課題| 2, 18

仮名の書字が改善してきたので，11月下旬よりこの課題を開始した．1〜4の訓練目的の中では，1と2が主たる目的であった．書き取りは仮名でも漢字でもよいことにし，仮名が想起できない時には五十音表を使ってもらった．自習で行い，訓練時間に結果をチェックした．単語から始め，12月には2文節文に進めた．ランゲージパルのカード10枚を1回分とし，ゆっくりだが自然な抑揚で録音した．聞き取れない時には繰り返し聞いてもらった．

経過：文の書き取りでは，一度聞いただけで書き取れるのは2〜3割にすぎなかった．聞き取れない時は繰り返し聞き，文節ごとに復唱し，音韻性錯語を修正しながら，ほとんど仮名で書き取った．時には何度聞いても復唱できず，書き取ることもできないことがあった．

|訓練⑤| 短文の読解（正誤判断），音読（目的1, 5）→ |課題| 19

漢字には適宜仮名をふった．宿題にして，次の訓練で読解の正誤をチェックし，音読してもらった．また時間があれば問題をSTが音読し，正誤判断してもらうこともあった．

経過：正誤の判別は良好であった．音読には援助が必要であった．

|訓練⑥| 日記を書く（目的1, 3, 4）→ |課題| 21

1〜2行で良いからと，日記を勧めた．訓練中に音読してもらい，内容について会話を行った（**図23**）．

経過：妻の助けも借りながら，絵入りの日記を30分かけて毎日書いた．なお絵は筆者が勧めたのではなく，Aさんが自発的に描いた．

|訓練⑦| 動作絵の口頭説明（目的1）→ |課題| 4

動作絵カードを毎回10枚口頭で説明してもらった．動詞の部分のみ言えれば良いとし，名詞の部分は必要に応じてSTが補った．

経過：おおむね良好であった．

5. 第2回言語検査結果　2003年1月，発症後3.5カ月

前回の検査から2カ月半経過していた．各側面とも大幅な改善が認められた．

「聴く」では，「口頭命令に従う」が，前回の30％から50％の正答へと改善した．「話す」では，呼称は前回の25％の正答から75％へと改善した．ただし，音韻性錯語とその自己修正や，音韻の探索による途切れがちの発話は頻繁に認められた．「動作絵の説明」は80％の正答，「漫画の説明」は段階4へと改善した．「読む」では，「書字命令」が80％の正答になった．書字は「漢字単語の書字」「仮名単語の書字」とも80％の正答，「漫画の説明」は段階4であった（**図24**）．

その他の検査：レーブン色彩マトリックス検査では，25/36とやや改善した．

■図23　訓練⑥　日記を書く

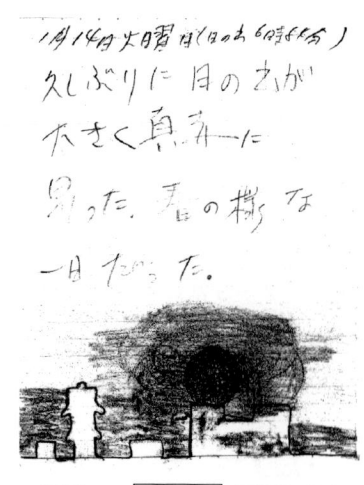

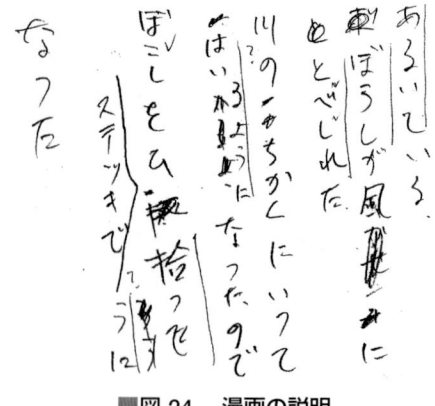

■図24　漫画の説明

6. 第2期訓練（外来訓練）　2003年2月〜9月，発症後5カ月〜1年

1）訓練目的

1. 喚語困難の改善・音韻性錯語の減少
2. 短文の聞き取りの改善
3. 文の書字の改善
4. 音読・読解の改善
5. コミュニケーションの改善

2）訓練内容と経過

2003年1月末に退院し，外来で訓練を継続した．個別訓練を週3日（1回40分），グループ訓練を週1日（同40分）行い，その他以下の訓練④を行うために，個人訓練の後に毎回30〜40分程度自習時間を取った．

訓練内容と経過は以下の通り．訓練④⑥は，第1期の訓練課題を引き続き行った．⑧⑨は第2期に新たに開始し，⑩⑪は第2期訓練の途中から行った．

訓練④　文の復唱・書き取り（ランゲージパル使用）（目的1〜4）→ 課題 2, 18

第1期よりも文をやや長くして2〜3文節の文とし，後には4文節文も含めた．自習で書き取ってもらい，訓練の中で復唱，書き取りの誤りの修正，音読を行った（図25）．

経過：自習では復唱の後，まず主に仮名で下書きし，さらに電子辞書を使って仮名を漢字に変え，清書した．電子辞書の使用はAさんの発案であった．「仮名で書いただけでは，意味がわからないのか」と筆者が尋ねると，Aさんは「仮名でも意味は大体わかるが，漢字に直すと，空が晴れ渡ったように，すっきりと意味がわかる」と答えた．

時には何度聞いても正しく復唱できない箇所が出てきた．音韻性錯語になっていたり，音節数

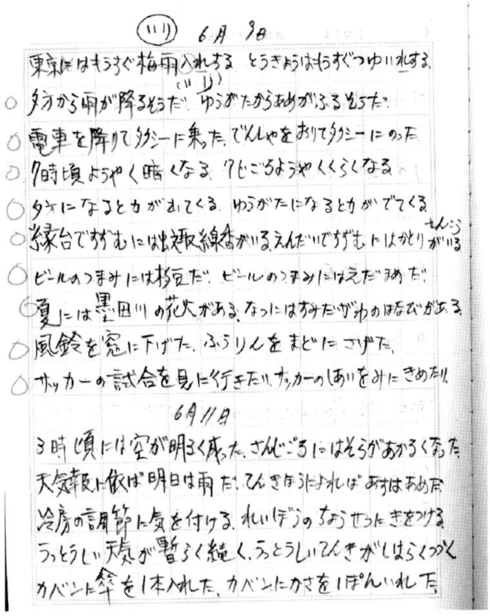

■図25　訓練④　文の書き取り

が違っていたりした．保続の場合もあった．誤りをAさんはすぐに自覚した．このような時に，STがゆっくり言って聞かせると聞き取れることもあったが，それでも聞き取れない場合もあった．一音節ずつ聞かせても，復唱できないこともあった．この一連の症状は，Aさんに語音の聞き取りの障害があることを示唆していた．

時には，単語を構成する各音節は正しく復唱していても，スムーズにその単語の抑揚で言えないことがあった．そのような時には，単語として捉えられてはいなかった．意味もわからなかった．その時STが漢字を示すと（時には仮名でも），その語の抑揚で難なく言い，意味を理解できた．このことは，聴覚的理解の過程に，聞き取った音系列を単語として把握する過程が存在し，そこに障害のある可能性を示唆していた．

Aさんの発語に音韻性錯語が多い点は，伝導失語に類似していたが，伝導失語と違って，聞き取りの困難や意味理解の困難も合併していた．

訓練⑥　日記を書く（目的1, 3, 4）→ 課題21

経過：第2期の開始時には3～4行程度であったが，次第に量が増え，第2期終了の頃には10行くらい書く日もあった．型通りの文が多かったが，外出したときには多くの語彙を使用していた．誤りは少なかった．訓練時間には日記の音読や，日記に書かれたことについて会話を行った．

訓練⑧　文章の音読，読解，内容説明（目的1, 2, 4, 5）→ 課題28

はじめは100字程度の文章を使っていたが，1カ月後さらに長い文章に変更した．文章は，インターネットを利用して作成した．音読が難しい低頻度の漢字や固有名詞が含まれているため，

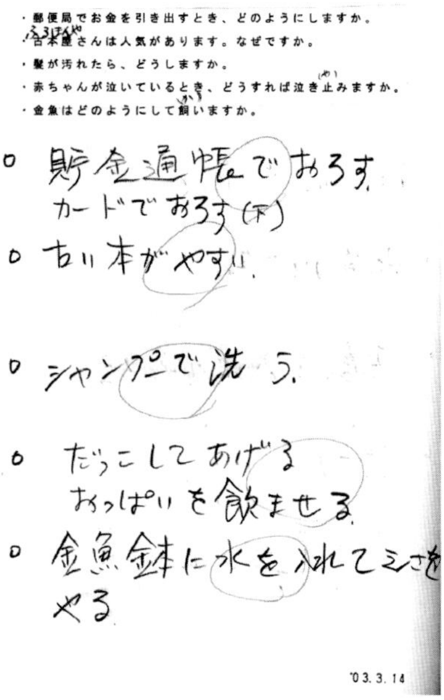
・郵便局でお金を引き出すとき、どのようにしますか。
・古本屋さんは人気があります。なぜですか。
・髪が汚れたら、どうしますか。
・赤ちゃんが泣いているとき、どうすれば泣き止みますか。
・金魚はどのようにして飼いますか。

○ 貯金通帳でおろす
カードでおろす（下）
○ 古い本がやすい。
○ シャンプーで洗う。
○ だっこしてあげる
おっぱいを飲ませる。
○ 金魚鉢に水を入れてえさをやる

'03. 3. 14

■図 26　訓練⑩　短い質問を読んで答を書く

キッズ goo を使用し漢字に仮名をふった．家で音読練習をしてもらい，訓練時間には ST の質問に答えたり，その内容について自由会話を行ったりした．

経過：訓練室では振り仮名を見ずに音読してもらうこともあったが，それでもほぼ音読可能であった．内容についての ST の質問が，理解できないことがあった．発語が冗長になったり，焦点がはっきりしない時もあった．

訓練⑨　情景画の口頭説明（目的 1，2）→ 課題 6

経過：この課題は，訓練時間に余裕のある時にのみ行った．情景を詳細に説明できることもあったが，ST から聴理解の訓練も意識した質問をして発話を引き出すこともあった．絵に関連する A さんの思い出を話してもらうこともあった．

訓練⑩　短い質問を読んで答えを書く（目的 1，3）→ 課題 25

経過：適切な答えを書くことができた．一つの問題に対して複数の答えを書いてくることもあった（**図 26**）．

訓練⑪　4 コマ漫画の説明を書く（目的 1，3）→ 課題 26

訓練⑩をやり終えた後，この課題に進んだ．宿題で書いてきてもらい，訓練中は，文字を見ずに口述してもらった（**図 27**）．

経過：一つの漫画について，自分から説明文と会話文と 2 種類書いた．漢字は電子辞書で調べた．書字では十分な説明を書くことができたが，口述は書字に比べて冗長になりがちであった．**図 27** の漫画とは異なるが口述の一例を示す．「くりちゃんが，お昼だと思うけど，ごはん，ご

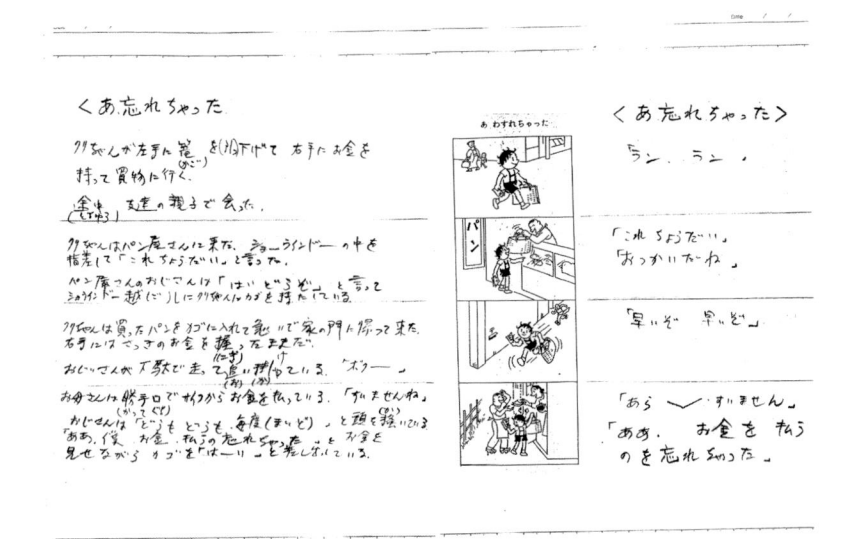

■図27　訓練⑪　4コマ漫画の説明

はんじゃなくて，何か食べようと思って座ったら，お母さんが，食べる前に手を洗わなければだめよって，くりちゃんに言った．おれは洗ったよと言ったから，お母さんは洗面所を見たら，タオルを見たら，洗ったんで，いって，もう洗ったんだと思ってる．したらくりちゃんは，もう洗ったのに，信用してねえのかよ，プー，おやつも食べないやと，プンと怒ってる」．また，時々助詞が難しいと言った．

訓練⑭　グループ訓練（目的5）

週1回，5〜6人で行われるグループ訓練に参加した．多様な課題を用いたが，参加者同士のコミュニケーションを促すことを常に意識した．

経過：積極的に取り組んだ．いつもにこやかで，他の患者さんにいたわりのことばをかけ，グループの雰囲気をリードした．

7．第3回言語検査結果　2003年9月，発症後1年

前回と比較すると，聞く・話す・書く，の各側面で改善が認められた．

聞くでは，「短文の聴理解」が100％正解（前回70％），「口頭命令に従う」が60％（前回50％）となった．「呼称」は80％（前回75％），「漫画の説明」が段階5となった（前回段階4）．「書字命令」は前回同様80％，「音読」「書字」は全問正答であった．

コミュニケーションにはさらに積極的になった．グループ訓練で知り合った他の患者と，訓練の前後にしばしば長い時間談笑していることもあった．また落ち込んでいる患者を励ます様子も見られた．「（病気に）なっちゃったものは，しょうがないよ」「だんだん良くなるよ」「俺だって同じだよ」などと，話しかけていた．トーキングカードでの聞き取りの自習のとき，何度聞いて

も聞き取れない文を，他の患者を部屋に呼び入れて，教えてもらっていることもあった．

8. 第3期訓練　2003年10月〜2004年11月，発症後1年1カ月〜2年2カ月

1）訓練目的
1. 喚語困難の改善・音韻性錯語の減少
2. 短文の聞き取りの改善
3. 文の書字の改善
4. 音読・読解の改善
5. コミュニケーションの改善

2）訓練内容と経過

個別訓練を週1日（1回40分），集団訓練を週1日（同40分）とした．他にこれまで通り個人訓練の前に自習時間を取った．

訓練内容と経過は以下の通り．訓練④⑥⑧⑨⑪⑭は第2期と同じ．訓練内容の説明は省略し，経過のみ述べる．他に新たに⑫⑬を第3期の途中で加えた．

| 訓練④ | 文の復唱・書き取り（ランゲージパル使用）（目的1, 2, 3）→ 課題 2, 18

経過：引き続きランゲージパルのカードに録音した3〜4文節文の書取りを行った．スムーズに進んだときには，10枚を20分くらいで書き取ることができ，時間が短くなった．

| 訓練⑥ | 日記を書く（目的1, 3）→ 課題 21

経過：毎日書いた．漢字は丹念に電子辞書で調べた．時には，通常使わない難解な漢字を書いてくることもあった．

| 訓練⑧ | 文章の音読・読解・内容説明（目的1, 3, 4）→ 課題 28

経過：2004年5月で終了とし，同じ目的の課題として，訓練⑬へと進めた．

| 訓練⑨ | 情景画の口頭説明（目的1, 5）→ 課題 6

経過：1枚の絵を説明してもらい，さらに話題を発展させて話し合った．意味の不明確な発話は見られるものの，音韻性錯語は次第に少なくなった．

| 訓練⑪ | 4コマ漫画の説明を書く（目的1, 3）→ 課題 26

経過：課題とした「クリちゃん」を全部書き終わった．ほぼ問題のない説明を書けるようになったので，2004年5月にこの課題は終了した．

> 訓練⑫　体験談の発表（目的 1, 3, 4）

筆者が担当していた ST 養成校の授業の中で，体験談を話してもらった．

経過：A さんにこのことを相談すると，「私でいいなら」と即座に承知してくれた．1 カ月くらいで原稿が出来上がり，音読練習を重ねた．当日は途中で感情がこみ上げて，声を詰まらせた場面もあったが，10 分くらいを読み通した．その後学生の質問にも答えた．失語症者の思いが学生に十分に伝わったと感じられた．

> 訓練⑬　新聞記事の要点を書く．訓練時間にその内容を口述（目的 1, 3, 4, 5）

宿題として，興味のある新聞の記事の要点をいくつかノートに書き抜いてもらった．訓練では，それを口述した後，ST と自由会話を行った．

経過：口述のときには時々表現があいまいで，意図が理解しにくかった．

> 訓練⑭　グループ訓練（目的 5）

経過：ゆとりのある態度で，積極的に参加した．

9. 第 4 回言語検査結果　2004 年 8～10 月，発症後 1 年 11 カ月～2 年 1 カ月

SLTA の結果は図 28 の通りであった．「聴く」については，「短文の理解が 80％」（前回 100％），「口頭命令に従う」が 40％（前回 60％）と，いずれも前回の 1 年前の検査よりも低かったが，他の側面についてはほぼ同じレベルであった．特に体調に変化があったわけではないので，A さんにとっては，「聴く」が不安定な側面なのであろうと考えた．

この頃には会話は大分スムーズになっていた．発話が途切れたり，音韻の探索で発語のリズムが多少崩れたりすることはあるものの，音韻性錯語は以前ほど目立たなくなった．冗長な発話も減少し，意図したことを伝えられるようになっていた．聴覚的理解も日常的にはほとんど支障がなくなった．情緒的にも安定していた．

10. 訓練を振り返って

後述するように，2004 年 11 月に脳出血の再発があり，訓練は中断となったので，ここでこれまでの訓練を振り返る．

当初の検査で，主な障害を，語音の聞き取りの障害，聴覚的把持力の低下，喚語困難，音韻性錯語と考えた．さらに，文の読解，漢字の音読と書字の障害も考慮して，対応する訓練を組み立てた．仮名の読み書きにも低下は認められたが，音と仮名文字との対応は比較的保たれていると推測した．

経過をみると，発症 3 カ月半の，まだ入院しているときに行った 2 度目の SLTA で大きく改善している．当然自然回復が含まれているであろう．

入院中には多くの課題を行ったが，退院後の訓練の中で，訓練が軌道に乗るにつれて，次第に

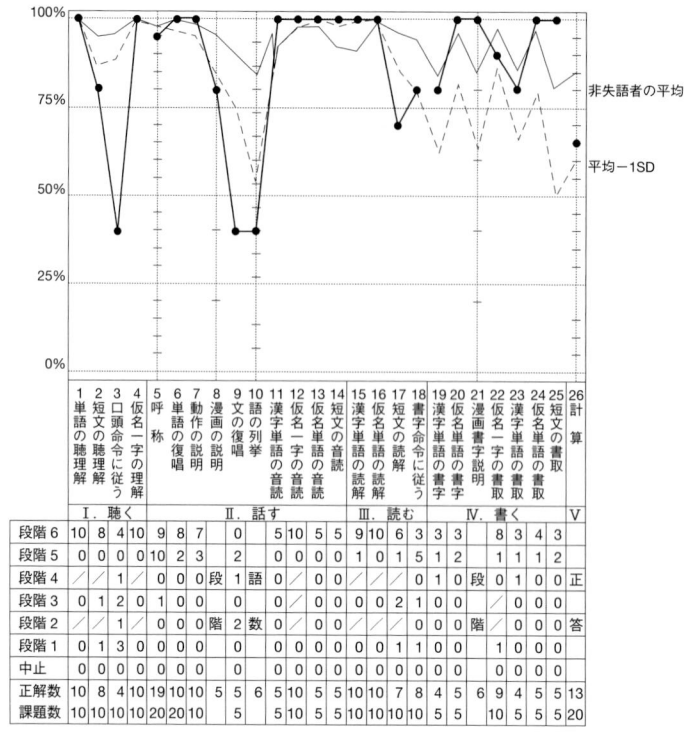

■図28　第4回言語検査結果（SLTA）

いくつかの課題に絞られてきた．1年を超えると，SLTA上では変化が目立たなくなったが，会話の冗長度が少なくなり，課題を行う速度が速くなるなどの改善が感じられた．2年経つ頃には発話がかなりなめらかになった．訓練には常に前向きで，自分でもやり方を工夫していた．グループ訓練の仲間といっしょに，地域の友の会にも参加し，精神的にもゆとりが感じられるようになったので，そろそろ訓練を終了してもいいかと考え始めた頃，再発した．

11. 再発　2004年11月，初回発症後2年2カ月

発病より2年過ぎた2004年11月，家の前で作業をしている最中に，突然失語症と右片麻痺が増悪した．救急車で病院へ搬送され，頭部CTで左皮質下出血が認められた．直ちに入院となり，保存的治療が行われた．発症1カ月後に，リハビリテーションを目的に，筆者の病院へ転院した．

言語検査の結果，再発前に比べて，各側面とも明らかな言語能力の低下が認められた．右片麻痺が出たため，上肢は左手使用，移動は車いす使用となった（退院時は杖歩行まで改善）．

再発後の訓練は，1度目の入院時に比べて明らかに学習が進まなかった．それでもAさんは熱心に訓練に取り組んだ．たまたま，1カ月前までグループ訓練で一緒だった外来の患者さんたちの前を，車いすに乗って通り過ぎることがあったが，痛々しい思いがした．その後しばらくして，グループの仲間が病室にお見舞いに行ったようであった．

退院後は，足の麻痺のために当院までは通院が困難なので，自宅から近い他の病院に外来で通

検査項目		正答数	健常者の得点範囲より低い項目
AC1	聴覚的異同弁別 2モーラ無意味語	26/36	＊
AC2①	聴覚的異同弁別 2モーラ語	34/36	
AC3	語彙性判断（聴覚提示）	93/104	
AC4	名詞の聴覚的理解	94/96	
AC5	動詞の聴覚的理解	47/48	
AC6	名詞の類似性判断（聴覚提示）	47/48	
AC7	動詞の類似性判断（聴覚提示）	42/48	＊
AC8①	文の聴覚的理解	41/48	＊
AC8②	位置関係を表す文の聴覚的理解	10/20	＊
PR20	呼称1(親密度)	75/96	＊
PR21	動詞の産生（発語）	41/48	＊
R29	単語の復唱1(心像性×頻度)	49/52	＊
R30	単語の復唱2(モーラ数)	88/90	＊
R31	無意味単語の復唱	15/56	＊

■図29　SALA失語症検査

い，言語訓練を続けた．再発から2年後に担当のSTにAさんの様子を聞くと，言語も徐々に改善し，友の会にも元気に参加しているとのことであった．

12. SALA失語症検査の結果　2004年8月～10月，発症後1年11カ月～2年1カ月

症状を詳細に把握するために，SALA失語症検査の「聴く」と「話す」の項目の一部を実施した．図29に結果を示す．どの検査も，正答数は健常者の平均正答数よりも低かった．正答数が健常者の正答数の範囲よりも低かった項目を＊で示す．

SALAの結果を参考に，Aさんに特徴的であった，聴覚的理解障害と音韻性錯語について，SALAの単語処理モデル（図30）に即して検討した[2]．

聴覚面の検査では，「聴覚的異同弁別　2モーラ無意味語」（AC1）で，26/36（健常者の平均は35.14，範囲は33-36）と明らかに低下しており，語音の聞き取りが不良であることを示していた．SALAのモデルでは，これは「聴覚的音韻分析」の障害にあたる．文の書き取り訓練の中で認められた聞き取りの困難は，それを反映しているものと思われる．

聴覚的理解障害の要因として，意味システムの障害についても検討した．「聞く」では，単語については「動詞の類似性判断（聴覚提示）」（AC7）でやや低下が認められたが，その他に明らかな問題はなかった．また発語では，「呼称1（親密度）」（PR20）においても「動詞の産生（発語）」（PR21）においても，語性錯語はほとんど認められなかった．このことは，たとえ意味システムに障害あっても，軽微なものであり，聴覚的理解への影響は少ないことを示唆している．

文の理解検査では，「文の聴覚的理解」（AC8①），「位置関係を表す文の聴覚的理解」（AC8②）の2つに低下が認められた．この結果には，語音の聞き取りの障害・聴覚的把持力の障害・

---

[2] 結果の解釈にあたっては，SALAの開発者の1人である長塚紀子氏に貴重なご助言をいただいた．

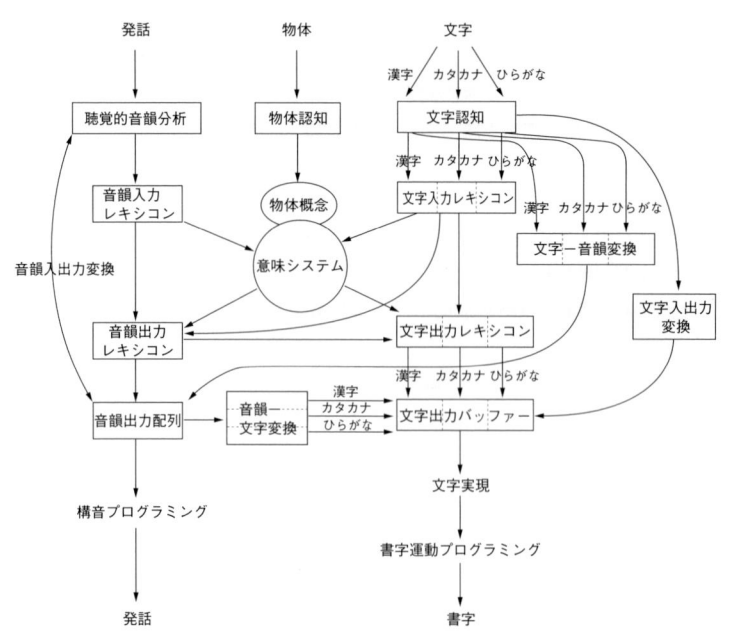

■図30 日本語の表記文字に関して改良を加えた，単語の情報処理モデル
（SALA失語症検査，エスコアール，2004より）

構文能力の障害の影響が考えられる．構文能力の障害は，訓練の中では目立たなかったものの，Aさんはしばしば助詞の使用が難しいと言っていた．

発語については，呼称1（親密度）（PR 20）は75/96の正答（78％）であった．正答の75語の中には，音韻性錯語を経て正答に至った語が16語，語頭の1，2音節を言った後，正答に至った語が16語あった．後者を音韻探索の症状と考えれば，両者を合わせると32語となり正答の43％を占める．

21の誤答（22％）の誤り方は，喚語困難（無意味な音の羅列を含む）が11語と最も多く，次いで音韻性錯語7語，語性錯語1語，その他が2語であった．21の誤答を親密度で見ると，低親密度語が14/21（67％），高親密度語が7/21（33％）と差が認められた．この結果は，①「音韻出力レキシコン」の障害と，②そこから「音韻出力配列」へのアクセス，あるいは③「音韻出力配列」自体の障害を示唆している．しかし喚語自体は比較的保たれており，単語の復唱の低下もわずかであり，主な問題は音韻処理にあるので，②あるいは③に主な障害があると考えられる．

一方「無意味語の復唱」は顕著に低下していた．無意味語は単語とは異なり，レキシコンを経由する処理は行われない．無意味語を正確に復唱するためには，すべての音を正確に聞き取り，それを把持し，対応する正しい音韻の選択と配列が必要であり，その経路のどの過程に障害があっても無意味語の復唱は困難になる．Aさんの場合にはこの3つとも障害があるため，それが複合的に影響し，無意味語の復唱の低下となったのであろう．SALAのモデルでは，「聴覚的音韻分析」「音韻入出力変換」「音韻出力配列」の3つの障害によることになるであろうが，SALAのモデルにはない「聴覚的把持力」も影響しているであろう．

2 第2例　非流暢タイプ

疾患：脳梗塞（発症2001年4月上旬）
画像所見：発症2カ月後のMRIでは，左被殻から放線冠にかけて病変が認められた．また右被殻にも小さな病変が認められた．同じ時期のSPECTでは，左半球全体での血流低下が認められた．
言語障害の種類：失語症（非流暢タイプ）
言語訓練開始：2001年5月末

1. Hさん　64歳，女性

2001年4月上旬，ことばが話せなくなり，救急車で某病院へ搬送され脳梗塞と診断された．その後右不全麻痺が出現した．保存的療法で全身状態は改善し，約2カ月後筆者の病院にリハビリテーションを目的に入院した．患者は主婦で，夫と2人暮らしであった．病前は活発で，行動的であった．

2. 初回言語検査結果　2001年6月，発症後2カ月

簡単な会話を理解することもあったが，Yes - No反応はしばしば不確実であった．意味ある発語はほとんど認められず，意思の伝達は非常に困難であった．

発症2カ月後に行ったSLTAでは，単語・短文の，聴覚的理解と読解で多少の得点が得られたものの，その他は困難であった．発語は主に無意味な音の羅列で，保続が顕著であった．発語の特徴から，発語失行が推測された．

口腔器官の運動の模倣が困難であったり拙劣であったりして，発語器官失行と考えられた．

レーブン色彩マトリシス検査は21/36（8分43秒）と低下が認められた．

3. 第1期訓練　2001年6月～8月，発症後2カ月～4カ月

1）訓練目的

1. 精神活動の賦活
2. 構音動作の改善
3. 単語レベルでの，聴理解・発語・読解・写字の改善
4. 日常用いる言葉の復唱や斉唱を可能にする

2）訓練内容と経過（表2）

表2に訓練課題と，実施した時期を示した．

30分の個人訓練を週4日，1時間のグループ訓練を週1回行った．この時期には，目的1の精

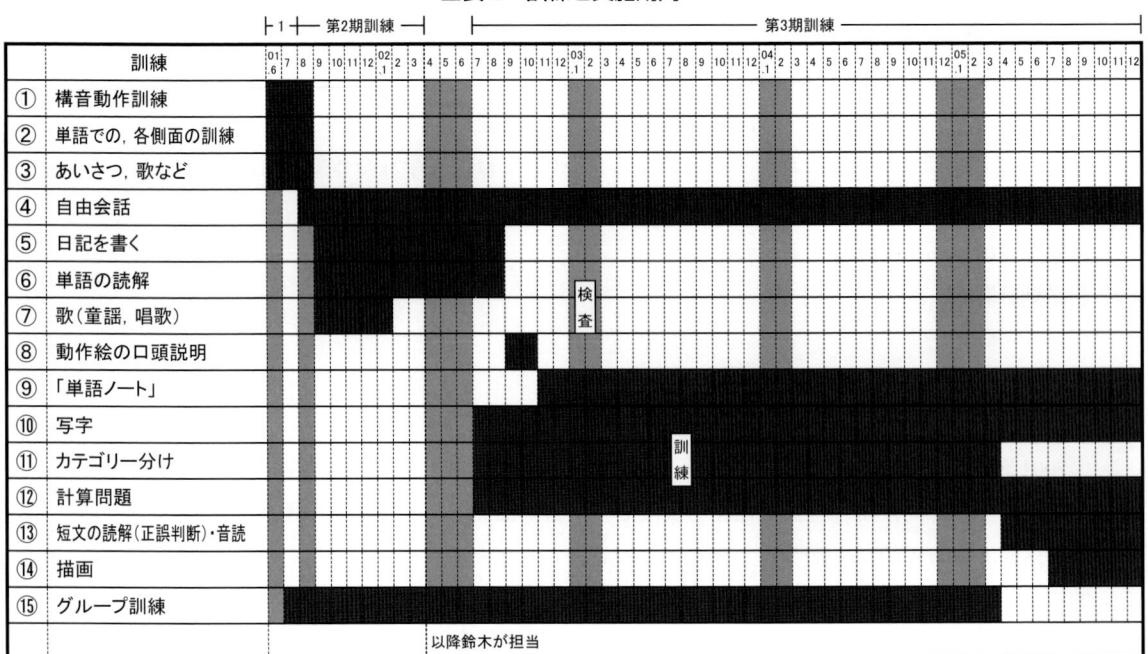

■表2　訓練と実施期間

訓練			
①	構音動作訓練		
②	単語での，各側面の訓練		
③	あいさつ，歌など		
④	自由会話		
⑤	日記を書く		
⑥	単語の読解		
⑦	歌（童謡，唱歌）		
⑧	動作絵の口頭説明		
⑨	「単語ノート」		
⑩	写字		
⑪	カテゴリー分け		
⑫	計算問題		
⑬	短文の読解（正誤判断）・音読		
⑭	描画		
⑮	グループ訓練		

以降鈴木が担当

神活動の賦活が重要と考え，各訓練の中でそれを意識した働きかけを行った．

訓練①　構音動作訓練（目的2）

構音動作の模倣を行った．

訓練②　単語での，各側面の訓練（目的2, 3）

発語失行が推測されることから，口唇音を含む5単語で，復唱・聴理解・読解・音読・写字など，言語の各側面の訓練を行った．

訓練③　あいさつ，歌など（目的3, 4）

あいさつ，名前，簡単な応答，歌などを，復唱や斉唱で行った．

訓練④　グループ訓練（目的1）

重度失語症の患者さんのグループの中で，単語レベルの簡単な言葉のゲームや歌などを行った．

訓練①～④の経過：簡単な指示理解は可能となった．発語器官失行は少しずつ改善し，簡単な構音動作の模倣が可能となった．発語は口形のヒントを与えれば訓練語は正答することが多くなった．コミュニケーションは，Yes - No で答えられる質問に身振りなどで答えてもらう程度であった．歌はフレーズの語頭を与えると，不完全だが歌えるようになってきた．訓練語の写字は

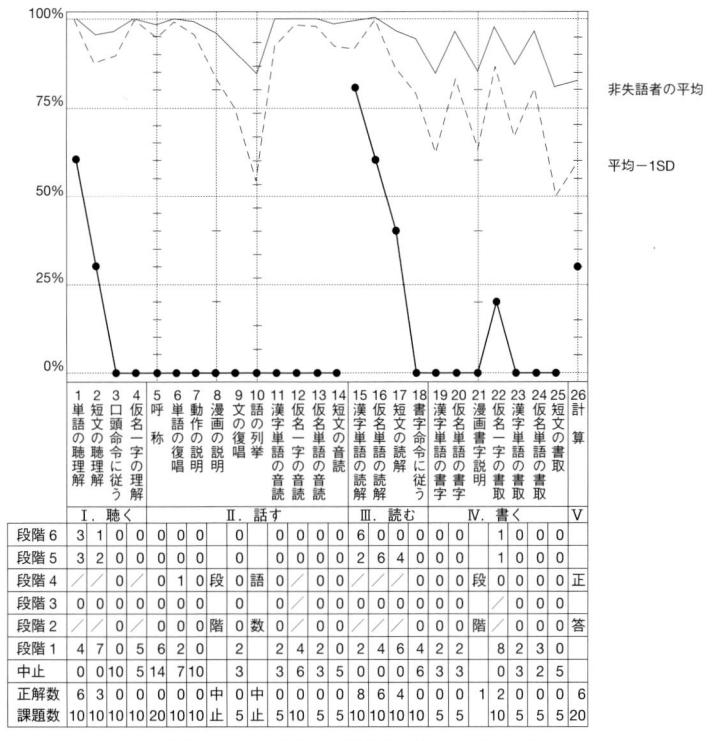

図31　第2回言語検査結果（SLTA）

可能になり，中には文字の一部を与えれば想起できる文字もあった．グループ訓練での反応は少なかった．

4. 第2回言語検査結果　2001年8月，発症後4カ月

退院後外来で言語訓練を継続した．夫が付き添い，自力歩行で通院した．

SLTAの再検査では（図31），単語・短文の，聴覚的理解と読解で多少の得点の上昇が認められたが，他の側面ではほとんど得点に至らなかった．発話は大部分が無意味な音の羅列とその保続で，意味ある表現はほとんど見られなかったが，STとの斉唱であれば，あいさつや氏名が言えることがあった．発語失行が明確になり，ブローカ失語に近い症状となった．

5. 第2期訓練　2001年8月～2002年3月，発症後4カ月～11カ月

1）訓練計画

1. 発語の改善
2. 単語レベルの全般的言語能力の改善
3. 個人的情報などの書字能力の改善

2）訓練内容と経過

30分の個人訓練と1時間のグループ訓練を，それぞれ週1回ずつ行った．訓練⑦と⑮は入院中の訓練を引続き行い，検査結果に基づき新たに訓練④⑤⑥を始めた．

訓練④　自由会話（目的1）

天気や患者さんの普段の生活などについて，短い返事で返せるような簡単な質問をした．

経過：次第に短い自発話が見られるようになった．例えば「今月は？」とSTがたずねると「12月」と答えたり，「大丈夫」「あっ，ほんとだ」「あら，そうなの」などの短い応答が見られるようになった．

訓練⑤　日記を書く（目的3）→ 課題 21

日付，天気，住所，家族の名前などを毎日，見本に従って自宅で書き写してもらった．

経過：徐々に自発的に書ける部分が増加した．訓練中にミュニケーションに役立つ単語の写字も行った．

訓練⑥　単語の読解（目的2）→ 課題 12

単語の読解問題を宿題とした．訓練時間には，その宿題を用いて，単語の復唱・絵の聴認知・単語についての質問にYes-Noで答える・単語の名称を書く，ことを行った．

経過：この期を終了する頃には，宿題で練習した単語の書字は5〜8割程度の正答，その他の課題はおおむね可能となった．聴認知課題の際，STの言った単語を記憶し，絵を指しながら，「○○はこれです」と名称を言う練習も取り入れた．

訓練⑦　歌（目的1）

小学唱歌，童謡などを，STと一緒に，あるいは患者さん1人で歌ってもらった．

経過：発語失行による音の誤りが含まれていたが，STと一緒であれば，ほぼ正しく歌えるようになった．

6．第3回言語検査結果　2002年4月〜6月，発症後1年〜1年2カ月

SLTAは発症4カ月目に行った前回の結果よりも，明らかに改善が認められた（**図32**）．

理解面では，単語の聴理解と読解がほぼ問題なくなった．短文の聴理解と読解は依然として低かったものの，正答数がわずかに増加し，段階3も増えた．

「話す」では前回は正答がなかったが，今回は単語の復唱や音読など，いくつかの項目にわずかながらも正答が得られた．また段階3や4も増加した．

自発話は喚語困難と保続のため，しばしば意図が伝わりにくく，苛立ちが表情に表れた．伝えようと力むほど保続は強まり，抜け出せなくなった．一方STが誘導すると正しく発話することもあった．例えば（お家は遠い？）と聞くと「近い」と答え，（言葉はよくなっている？）と聞くと「すこちよくなってる」，（前に比べると）とSTが言うと，やや間を置いて「出るようになっ

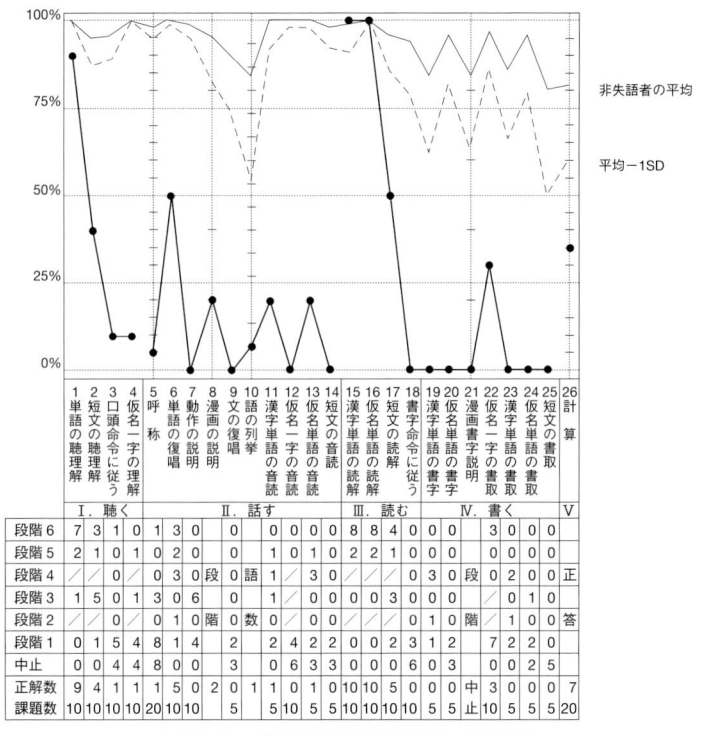

図32　第3回言語検査結果（SLTA）

た」と答える場面もあった．音読の改善は，その後の訓練の展開に活かすことができた．

書字は仮名1文字のわずかな正答以外に正答はなかったものの，段階2〜4は増加しており，徐々に改善していることを示していた．

7. 第3期訓練　2002年6月〜2005年12月，発症後1年2カ月〜4年8カ月

1）訓練計画

1. 喚語の改善を図り，短い発話を可能にさせる
2. 単語の読解の改善．その後，短文の理解の改善（2005年4月より）
3. 書字の改善
4. 知的機能の維持，趣味の開発

2）訓練内容と経過

40分の個人訓練，40分のグループ訓練を，それぞれ週1回行った．

訓練④⑮は第2期に引き続き行った．訓練⑧〜⑫は第3期に入ってすぐに始め，⑬⑭は第3期を開始して約3年後に開始した．

|訓練④|　自由会話（目的1）

天気やテレビ番組，ニュースなどを材料に会話を行った．心がけたことは，なるべくくつろい

だ雰囲気を維持する，込み入った説明が必要な質問は避ける，STの言葉を取り入れて返事ができるような話しかけをする，などであった．

経過：喚語困難や保続で滞り，もどかしい表情を見せることもあったが，訓練が進むにつれてスムーズな文が増えて，保続の頻度が減少した．

訓練⑧　動作絵の口頭説明（目的2）→ 課題 4

動詞の想起を促したり，保持を切るために，ヒントを出しながら，動作絵を説明してもらった．

経過：STが文の前半をヒントとして言えば述部を言えることがあったが，自発的な説明は困難なことが多かったため，短期間しか行わなかった．

訓練⑨　「単語ノート」（目的1，2，3）→ 課題 1

新聞のちらしを切り抜いてノートに貼り，それを使ってコミュニケーション訓練を行った．

経過：訓練のたびに，新しい写真または絵を3枚（3語），ノートの1ページに貼り，一通り音読や復唱を行った後（図33），家で，夫にも協力してもらい，写字や音読の自習を行った．

訓練ではそのノートのいろいろな箇所を見開きにして，STが，複数の物品名，用途・値段・物品の属性などを言い，当てはまる絵を指さしてもらった．また物品に関連する会話を行い，さらに自由会話へ移行したりした．喚語が困難な時には，文脈や語頭音などのヒントを出した．この課題は約3年間続け，訓練終了時にはノートは2冊になった．次第に発語は増え，くつろいだ雰囲気の時には，思いがけない良い表現が見られることがあった．以下に訓練を終了する頃の会話の例を示す．

―タマネギはどうやって食べる？　　　「炒めて食べる」
―絵の中にショウガ何本ある？　　　「5本」（指を出しながら）
―Hさんは，肉と魚どっちが好き？　　　「どっちかなあ」
―ほうれん草食べるときは？　　　「醤油かける」
―バッグには何を入れるの？　　　「化粧品とちり紙」
―明太子はどこの名物？　　　「北海道」
―いや，福岡らしいよ　　　「あらそう」
―コーヒー好き？　　　「あんまり好きじゃない」
―ご主人はコーヒー好き　　　「好き」
―ミカンの時期は？　　　「冬場」

訓練⑩　写字（目的3）→ 課題 13

単語ノートの単語の写字を宿題とした（図34）．

経過：週1～2ページ行った．

訓練⑪　単語のカテゴリー分け（目的2）→ 課題 15

経過：宿題とした．はじめは夫の助けを借りていたが，次第に1人で行うようになった．多少

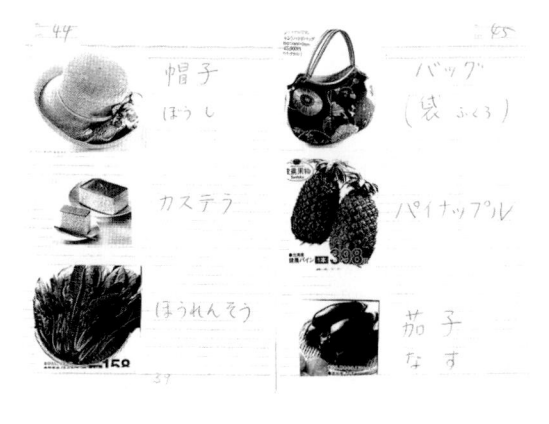

■図33　訓練⑨「単語ノート」

■図34　訓練⑩　単語の写字

の誤りはあったが1枚に1時間半くらいかけて，辛抱強く行った．訓練中には正誤を判定した後，それぞれの単語を復唱し，書いた単語の中からその語を探して抹消してもらった．

訓練⑫　計算問題（目的4）
STがパソコンソフトを使って作った横書きの問題[3]を，患者さん自身で縦書きに書き直し，計算してもらった．1桁＋2桁の加算から始めた．
経過：時には指を使い，かなりの時間をかけて計算した．ほとんど誤りはなかった．電卓の操作が可能なことがわかったので，課題を開始して2年後からは，電卓を使って自分で検算をしてもらった．訓練終了時は，2〜3桁の加算と減算を行っていた（図35）．

訓練⑬　短文の読解（目的2）→　課題19
訓練⑪の終了後，短文の正誤判断を行うこの課題に移った．
経過：文意は大体理解でき，誤りは少なかった．

訓練⑭　描画（目的4）
趣味活動として，絵の模写を勧めた．精神活動の賦活にも役立つかもしれないと考えた．
経過：線画の模写から始めて，次第に花の絵[4]の模写など，難しい絵の模写へと進んだ．楽しんで行った．

---

3) 失語症訓練教材（CD-ROM版）計算ドリル．エスコアール
4) インターネットでダウンロードした花の絵を用いた．

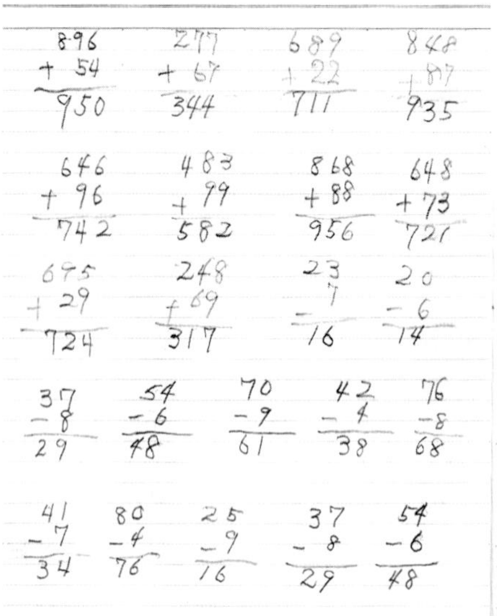

■図35　訓練⑫　計算問題

訓練⑮　グループ訓練（目的1，4）
重度グループの中で訓練を継続した．課題は入院時と同様．
経過：課題には辛抱強く取り組んだが，発語はわずかであった．

8. 第6回言語検査結果　2004年12月，発症後3年8カ月

図36は，発症3年8カ月後に行ったSLTAである．発症1年後の検査結果（図34）と比較すると，多くの項目で正答数が増加していた．

聴理解は，この時期には日常の会話の理解にほとんど支障がなくなっていた．短文の聴理解が8割の正答という結果も，それと矛盾しない結果であろう．

話すことについては，呼称が多少向上した．SLTAのプロフィールには現れないが，会話の中での簡単な発語は確実に増加した．

読み書きに関しては，仮名の音読と書き取りの改善が明らかであった．ノートの単語の音読訓練などの効果であろう．漢字の書字も多少改善した．

読解については，SLTA上は変化が認められなかった．

9. 病院外で行った言語訓練について

Hさんには，筆者の訓練と並行して，地域でのグループ活動への参加を勧めた．その2つのグループ活動の場でHさんにかかわったSTの田村洋子氏に，それぞれの場でのHさんの様子を教えていただいた．田村氏の文をそのまま紹介する．

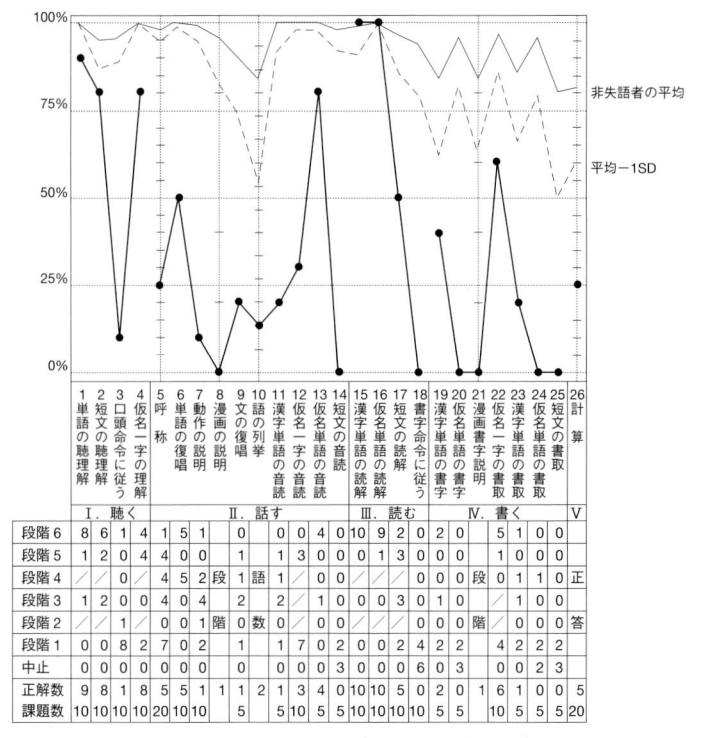

■図36　第6回言語検査結果（SLTA）

『1　はじめの関わり

　豊島区においては介護保険の施行に伴い，介護保険優先の原則が強調され，1号被保険者は障害者福祉センターの利用ができなくなった．当時は介護保険の枠組みの中に言語障害のリハビリテーションはほとんど組み込まれておらず，退院後の65歳以上の言語障害者が地域でリハビリテーションを受けられる場がなくなってしまった．そのような状況の中，65歳以上の失語症者が社会参加する場を何とか確保するために，センターが新たに開始した自立支援事業の中に，2002年9月失語症者の重症度別グループ活動を発足させた．

　重度の失語症者は家族とのコミュニケーションも難しい場合が多く，当事者も家族もストレスを溜め込むことになる．そこで重度失語症者対象のグループは家族と当事者に一緒に参加してもらい，少しでもコミュニケーションが取りやすくなることを目指した．病院でHさんを担当していた鈴木STの紹介で，Hさん夫妻はこのグループに参加することになった．

　1日の活動の前半では，家族には失語症を理解し失語症者とのコミュニケーション方法を体得してもらうために，STによる講義と，会話技術を練習するためのロールプレイに参加してもらい，当事者はその間会話パートナーや職員と一緒に歌やゲーム等を楽しんだ．後半は，家族が習った会話技術を用い，実際に失語症の人とやり取りして，コミュニケーションの練習をした．

　当時のHさんは，自発話はほとんどなく，挨拶語も斉唱でようやく出る程度であった．挨拶語に限らず，相手の発話を斉唱しようとする傾向が見られた．上記プログラムを楽しんでいる様子は見えたが，歌はあまり歌えなかった．聴覚的理解は，ごく簡単な会話に限られていた．状況

判断は可能であった.

　夫は「これまで仕事優先で家庭を顧みなかった罪滅ぼしに，何もできなくなった妻を全面的に世話する」と，Hさんを思いやる姿勢であったが，失語症についてはほとんど理解していなかった．コミュニケーションは一方的であり，Hさんの意思は夫に伝わらなかった．Hさんは，何事も夫に言われるままという様子で，非常に受動的であった．生活全般を夫に依存しており，家庭ではテレビを見る以外はぼんやり過ごしているとのことであった．この活動の中では，夫はHさんとのコミュニケーション方法を学ぶ気持ちはあったが，なかなか実行できなかった．

　このグループは，センターの方針で1年で終了せざるを得なかった．その後は筆者が関わっている失語症友の会に参加するようになったが，体調を崩して再入院した後はほとんど参加しなかった．

2　その後の関わり

　2005年10月より月2回和音[5]の「サロン」に参加するようになり，再び定期的にお会いすることになった．「サロン」は失語症の方々が会話パートナーの援助のもと，会話を楽しむための場である．Hさんは午前中1時間行われる重度の方々のグループに参加している．メンバーは同年齢の女性1名と男性2名で，会話パートナーが1〜2名加わる．

　「サロン」でHさんは，季節ごとの話題を話し合うとともに，歌を歌ったり，簡単な手作業や趣味活動（ちぎり絵・ぬり絵・書道など）に積極的に楽しそうに取り組んでいる．最近では，ちぎり絵で作った椿の花をカラーコピーして葉書にしたところ，年賀状として数枚出したと伝えてくれた．自分の作品で年賀状を出せたことをとても喜んでいた．

　最初にお会いした時に比べ，話す力と発話意欲が向上しており，質問文の一部を復唱する形で短文レベルの自発話が出ることがある．いまだ重度の域は出ず，途中で発話できなくなることも多いが，あきらめずに伝えようとする姿勢は以前には見られなかったものである．

　家族の話をする時に，自分から家系図を書いて伝えようとすることもある．これは家族の話をする時に会話パートナーがいつも家系図を書いているのを見て，会得したものと思われる．自発書字も困難であり，以前は鉛筆を持とうとしなかったが，現在では会話パートナーが漢字単語を書いて示すと，それを書写して発話に結びつけようとすることもある．

　知っている歌はほぼ歌詞を想起し歌うことができる．理解力も改善しており，会話パートナーの働きかけに対して，Yes-Noで適切に応答することが多くなった．過保護とも思える夫について，周囲が冗談を言うと適切に笑い，夫に対して自己主張をする姿も見られる．1人で散歩に出かけたり，外出時にはスカーフを変えたりしておしゃれにも気遣うなど，以前に比べ生活が全般的にかなり活性化している様子がうかがえる．

（2007年2月）』

---

5) 特定非営利活動法人言語障害者の社会参加を支援するパートナーの会和音

10. 訓練の終了

　2005年12月（発症後4年8カ月），病院の訓練を終了した．すでに述べたように，Hさんは，病院での訓練の他に，地域でのグループ活動にも参加していた．病院での言語訓練はすでに十分行っており，今後日常生活でのコミュニケーション能力をさらに高めるには，病院から離れて，地域の集団の中で楽しみながら言語訓練を続ける方が望ましいと考えた．幸い和音の「サロン」には楽しく通っており，成果も現れていたので，その時点で訓練を終了した．

11. 訓練をふり返って

　当初全失語の状態であった重度失語症者が，入院訓練・外来訓練・地域での言語活動を経て，言語活動が改善するだけでなく，暮らしが生き生きしたものに変わっていく経過を報告した．

　言語機能については，SLTAの結果でみるだけでも，発症半年後より1年後は伸びている．発症3年半後に行った最後の検査ではさらに伸びている．失語症の改善は，まさに薄紙を剥ぐように進んでいく．

　田村氏の報告からは，発症から2年半経過した時点でもまだまだ受け身であったHさんが，その後「サロン」に参加するにつれて，自分で考えて判断する力が高まり，生活を楽しむ余裕がでてきた様子が伺われる．言語の改善とともに，生活も活性化してきた．

　失語症者のリハビリテーションには，病院，地域で，それぞれ適切な受け皿が用意され，長期にわたり失語症者を支援できる体制が必要である．

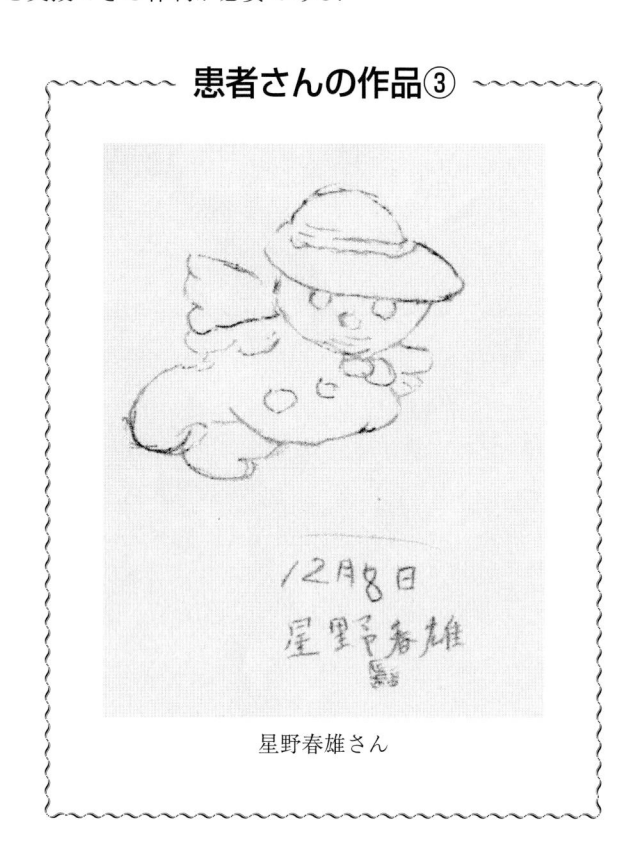

（鈴木　勉）

患者さんの作品③

星野春雄さん

患者さんの作品④

歩行計をつけて五千歩　目に映るものの名を　はじめから声出して行く
おもいきり声出してみる　昨日より明日は良くなれと　リハビリの夏
失語症と言うけれど　聞く、話す、歩く―。　自分の身丈で生活をする
話すとき　相手の瞳の中を見る　「わかったかな」「不味かったかな」と
私は迷う
「髪の毛を二センチ切って」と　すらりと云えた　失語症三年目　今年
の夏の日
傍目には解らない失語症　頭の中で　話はいつも漢字に換える
「失語症のつどい」に　老若男女来て　互いに元気貰う　私もあげる
去年植えた球根が　頭を出している　私の失語症も　いくらか変わって
きたか
夕暮れの　しじまの中にひとりいて　桜の花に包まれている
市役所の電話交換台は　根負けせず　繰り返し番号を教えてくれた
患者会で六年間の自己紹介　すんなり言えた帰り　足どり軽く
電話が鳴ると　脈が弾けてしまうような気持ち　失語症のはじめ頃

（滝沢教子さん）

第Ⅲ章
失語症訓練の実際

1. 急性期の言語聴覚療法

1 はじめに

　脳卒中発症直後から開始される急性期の言語聴覚療法の有効性を明確に示す研究は，国内ではほとんど見当たりません．しかし，早期リハビリテーションの流れの中で，回復期病棟にも発症から間もない患者さんが移ってきていますので，STが急性期の患者さんを受け持つ機会は増えていると推測されます．一方，急性期の患者さんの特性に合わせた具体的な対応について情報を得る機会は少なく，どのように進めたらよいかと悩むSTは多いでしょう．

　この章では，初発脳卒中患者さんをベッドサイドから開始する場合を中心に，注意点やヒントを示したいと思います．ただし，急性期といっても，ほとんどの患者さんがごく短期間で他病院に転院する急性期に特化された病院と，急性期以降も継続してリハビリテーションが行える病院とでは，STの介入にはさまざまな面で差が生じることでしょう．ここでは，後者の視点からの記述が中心であることをご了承ください．また，急性期の特性から失語症に限定した対応は困難なため，失語症を含む種々の障害について述べていきます．

2 急性期患者さんの特性

1. 全身状態が変動しやすい，耐久性に乏しい

　急性期は，血腫の拡大，再梗塞，脳浮腫等が生じやすい時期です．また高血圧，糖尿病，心疾患，動脈硬化等の基礎疾患を複数持っている人が多く，脳卒中発症後にこれらが悪化することも少なくありません．したがって，患者さんは身体諸機能の予備力が減少しており，耐久性が低く非常に疲れやすい状態にあることを理解しましょう．

2. 意識障害を伴い，意識状態が変動する

　発症直後はほとんどの患者さんに意識障害が認められます．病室にうかがうと，開眼はしていても表情が乏しく，反応開始が遅延し，反応の量も全体に低下している人もいれば，声をかけても揺すっても眠り込んでいる人もいます．JCS 1桁が確認されてからSTに処方が出されていても，急性期は意識が日や時間によって変動しやすいので，STが訪れたときに常にJCS 1桁であるとは限りません．

なお，特殊な意識障害として，一過性のせん妄がみられることがあります．例えば突然ベッドから立ち上がる，ベッド上をごろごろと移動し続ける，会話の流れとは無関係な内容を強迫的に話し続けやり取りが成立しない，暴言が続く，突然大声で歌い出す，昼間は熟睡し夜間は興奮する，などです．このような患者さんは，ベッドからの転落やカテーテル類の自己抜去などのリスクが高いので，すでに病棟では対応がなされていますが，ST介入時も注意が必要です．せん妄は2～3週間で落ち着くことが多いようです．

> **サイドメモ①：高齢患者さんの見当識低下**
>
> 脳梗塞で入院した94歳の女性．病棟で実施したスクリーニング検査では，日付は年月日，曜日まで正しく，場所については「○○区にある病院」と答えられました．しかし，入院数日後から次第に日付が混乱し，発症10日後に訓練室に移行となった時には，本来の日付より半年も前の日付を述べるようになりました．カレンダーで日付を確認することを続けたところ，月日は正しく答えられるようになりましたが，年と曜日は退院まで不確実でした．高齢者では見当識障害が，入院生活で作られる面もあることに注意したいものです．

> **サイドメモ②：せん妄**
>
> 軽～中等度の意識レベルの低下に加え，注意障害や見当識障害など意識内容の変容が急性に生じた可逆的状態．睡眠覚醒のリズムの障害，精神運動活動の亢進，情動の障害を伴います．特にICU入院中は，常時モニター機器類の騒音やルート類の挿入による不快感が持続し，1日中頻回なバイタルサインチェックが行われること等から，せん妄におちいる場合もありますが（ICU症候群），ICU退出後は軽快します．せん妄を起こしやすい薬剤（マイナートランキライザー，H_2ブロッカー，降圧剤など）についても注意しましょう．

3. 言語症状が変化しやすい

ベッドサイドで開始する患者さんの中には，非常に小声で発話が聞き取りにくいうえに，発話量が少なく簡単な質問にも明確な反応がみられず，顔面には軽度の麻痺が観察され，経口摂取は未開始で，表情は乏しく非常に疲れやすい方がいます．このような患者さんについては，「失語症，運動障害性構音障害が認められる．摂食・嚥下障害も疑われる」，さらに「発症直後なので意識障害の影響も強い」ことが推測されるでしょう．しかし，一般に摂食・嚥下機能については，失語症が主障害の患者さんでは，口腔にため込んでなかなか飲み込まないなどの先行期障害が残る方もいますが，多くは比較的早期に改善していきます．会話の明瞭度についても，口腔顔面の重篤な麻痺が認められない場合は，意識障害の改善とともに，徐々に改善することが多いです．言語機能低下についても急激な変化が見られる患者さんがいます．例えば，初回評価時にはほとんど無言であったため重度の失語症が疑われた患者さんが，数日後には単語～短文を表出するようになったり，発症時に「話せなかった」ため依頼が出された患者さんが，言語聴覚療法開始時には，特に障害が見い出せなくなっていることもあります．また前述したように，1日の時間帯によって意識状態が変わり，理解や発話の状態も激変することがあります．

このように，失語症を含めた障害の状態が多かれ少なかれ変化しやすい時期であることを念頭

において評価し，他職種への報告についても，発症後の期間や症状がまだ固定していない状態であることを意識して行うことが肝要です．予後予測についても，初回の状態のみから判断することは難しいといえるでしょう．

3 病棟で実施する場合に気をつけたいこと

1．病棟という環境

病室は患者さんの生活の場ですから，言語聴覚療法を行うにあたり，種々の制約が生じます．
複数床の病室では，他の患者さんの目や，家族や見舞い客の往来があり，治療や処置のための医療者の出入りも頻繁なため，プライバシーが守られにくいです．また話し声や足音，機器の電子音等により，注意が集中しにくい環境でもあります．照明は全体的に暗めで，病床の周囲にはワゴンやモニター機器，チューブ類などの物品が置かれており，使用できるスペースは狭く，アプローチできる方向もほとんどが患者さんの側面からになります．車いす座位が安定して取れる患者さんなら，病棟内の別のスペース（食堂など）に移動して行うこともありますが，人の出入りはあるので，独立した空間は確保できません．
したがってプライバシーに立ち入りすぎる質問は避ける，患者さんの枕元のテレビ・ラジオは消す，人の出入りに気を取られやすければカーテンを引く，注意が向きやすい方向から話しかけるなどの配慮が必要です．

2．スケジュール予約

急性期は，原因疾患や合併症の治療，検査，処置が頻回に行われ，経管栄養の患者さんには注入後の安静時間も必要です．これらの合間にスケジュールを入れても，面会が優先されたり，バイタルサインの変動などにより，予約のキャンセルや，時間の短縮が生じやすいので，病棟との調節が必要になります．

3．急性期の治療

ICUを初めて訪れると，機器に取り囲まれ，チューブ類を装着されて眠っている患者さんの姿に驚くかもしれません．事前にカルテなどで患者さんの治療方針や内容を理解しておきます．細かな点は施設によって異なりますが，治療方法の例を示しましたので参考にしてください（**表1**，**表2**）．治療方針に基づいて装着されている各種チューブは，その目的を確認しましょう（**表3**）．
なお，STがモニターやチューブ等を直接取り扱うことはありませんが，開始時には，点滴が確実に滴下しているか，チューブ類の脱落がないか等を観察し，異常があれば直ちに看護師に連絡します．
酸素投与中の患者さんについては，酸素マスク装着の場合は，発話の評価や訓練は難しいため，

表1 脳梗塞の急性期治療の例

項目	目的	治療法
血栓溶解療法	発症早期（2〜3時間以内）に脳血管を再開通させて脳梗塞を最小限に食い止める	厳密に条件（熟練専門医，適切な設備，発症後3時間以内等）を満たせば，t-PA（組織プラスミノゲンアクチベーター）を投与して詰まった血管を再開通させる．心原性脳梗塞，アテローム血栓性脳梗塞等が対象となる．
抗凝固療法	血栓の生成を予防する	・心原性脳塞栓症例，進行性脳梗塞例：ヘパリン投与 ・発症48時間以内の一部（心原性脳塞栓症除く）：アルガトロバン．ラクナ梗塞は適応なし
抗血小板療法	血液を詰まらせる働きをする血小板機能を抑制することで，血栓の生成を予防する	・発症5日以内の脳血栓症（心原性脳塞栓症除く）：オザグレル点滴静注 ・発症48時間以内の脳梗塞例：アスピリン投与
脳保護療法	障害された脳細胞や脳血管から放出される活性酸素（フリーラジカル）を抑えて脳梗塞の増悪を防ぐ	発症24時間以内：エダラボン
脳浮腫の管理	頭蓋内圧亢進を伴う大きな脳梗塞による脳浮腫の改善	10％グリセロール点滴静注
血圧の管理	（慎重な対応が必要）	・収縮期血圧220 mmHg以上または平均血圧130 mmHg以上の持続例，脳動脈瘤・解離性大動脈瘤・急性心筋梗塞・高度の心不全や腎不全の合併例：慎重に降圧 ・出血性脳梗塞例：慎重に降圧 ・血行力学的機序による脳梗塞：原則として降圧しない

※平均血圧…拡張期血圧＋脈圧×1/3
脈圧…収縮期血圧（最高血圧）と拡張期血圧（最低血圧）の差

表2 脳出血の急性期治療の例

項目	目的	治療法
血圧の管理	再出血予防	降圧剤静注：過度の降圧で脳灌流圧の低下による脳梗塞が生じる可能性があり注意を要する
脳出血の原因別の治療	再出血予防	・高血圧性脳出血：高血圧を含めた動脈硬化のリスクファクターの治療 ・器質的病変（脳動静脈奇形，脳動脈瘤，海綿状血管腫，脳腫瘍等）からの出血：血管内手術，放射線療法，開頭術
脳浮腫治療	血腫の圧迫で機能障害を生じた周辺脳の保護	高張脱水製剤投与：脳の容積を縮小して頭蓋内圧を下げる．症例によりグリセロール，マンニトール点滴静注 外科的血腫除去術：大きな血腫で高張脱水製剤の効果に限界がある場合，手術により脳の圧迫を軽減する 1）開頭血腫除去術…頭蓋骨の一部をはずして，顕微鏡下で血腫を取り除き，出血源の動脈を止血し，はずした骨を戻す手術．大血腫で意識障害が急激に進行する例，皮質下出血，小脳出血例．水頭症を認めれば脳室ドレナージ 2）定位的血腫吸引術…局所麻酔下に定位脳手術装置に頭部を固定しCTガイド下に3次元的に血腫の位置を確認，頭蓋骨に孔を空けて穿刺針を挿入して血腫を吸引する手術．適応は1）以外の例．止血の完成後（発症12時間以降）に実施

永山正雄，濱田潤一（編），篠原幸人（監）：神経救急・集中治療ハンドブック．医学書院，pp123-131, 149-152, 2006を改編

表3 ベッドサイドのチューブ類の分類

目的	チューブ類の例
生命維持系	・栄養管理：経静脈栄養法（末梢/中心），経管栄養法（経鼻経管栄養法，胃ろうなど） ・呼吸管理：人工呼吸器，酸素供給チューブ（酸素マスク・鼻カニューレ，他），気管カニューレ ・排泄管理：膀胱留置カテーテルなど
治療系	・点滴：一般，シリンジポンプなど ・各種ドレナージ：脳室，脳槽，血液膣内，皮下
治療観察系	ベッドサイドモニター（心拍数，心電図波形，経皮的酸素飽和度，呼吸数，血圧など）

短時間であっても外せなければ，発話に関する介入は呼吸状態が落ち着いてからとします．

4．看護師との連携

　病棟では，患者さんの状態について判断できないことやわからないことが生じやすいものです．患者さんの状態を細かく観察している看護師と情報を交換し，協力しあうことが多くなります．
　病棟に入る前に看護師から，血圧，体温などのバイタルサインを含めた患者さんの状態や対応にあたって注意することを確認します．例えば，前夜，十分に眠れていないという情報があれば，日中の訓練時には覚醒が低いことがあらかじめ予想できます．排泄や栄養管理の状態や変化についても，事前に情報があれば患者さんの訴えや落ち着きのない理由が理解できることがあります．
　STからは，検査結果やコミュニケーションその他に対する当面の対応方法を伝えます．特に重症の患者さんに関しては，コミュニケーション全般が周囲の人々の配慮に負うところが大きい時期であることを理解してもらい，行うべきことや避けるべきことを具体的に示す必要があります．

4 リハビリテーション依頼箋をもらったら

1．依頼箋の内容の確認

　依頼箋を受けたら，まず患者さんの基本情報を確認します（図1）．さらに確認が必要と考えられる項目については，開始までに情報収集しておきましょう．

2．情報収集

依頼箋の記載以上の詳しい情報は，以下から収集します．
①医師の診察記録から
　発症時の状況（意識，麻痺の程度，言語障害の有無などを含め），治療計画，治療過程，基礎疾患，既往歴，合併症，投薬内容など．

1．急性期の言語聴覚療法

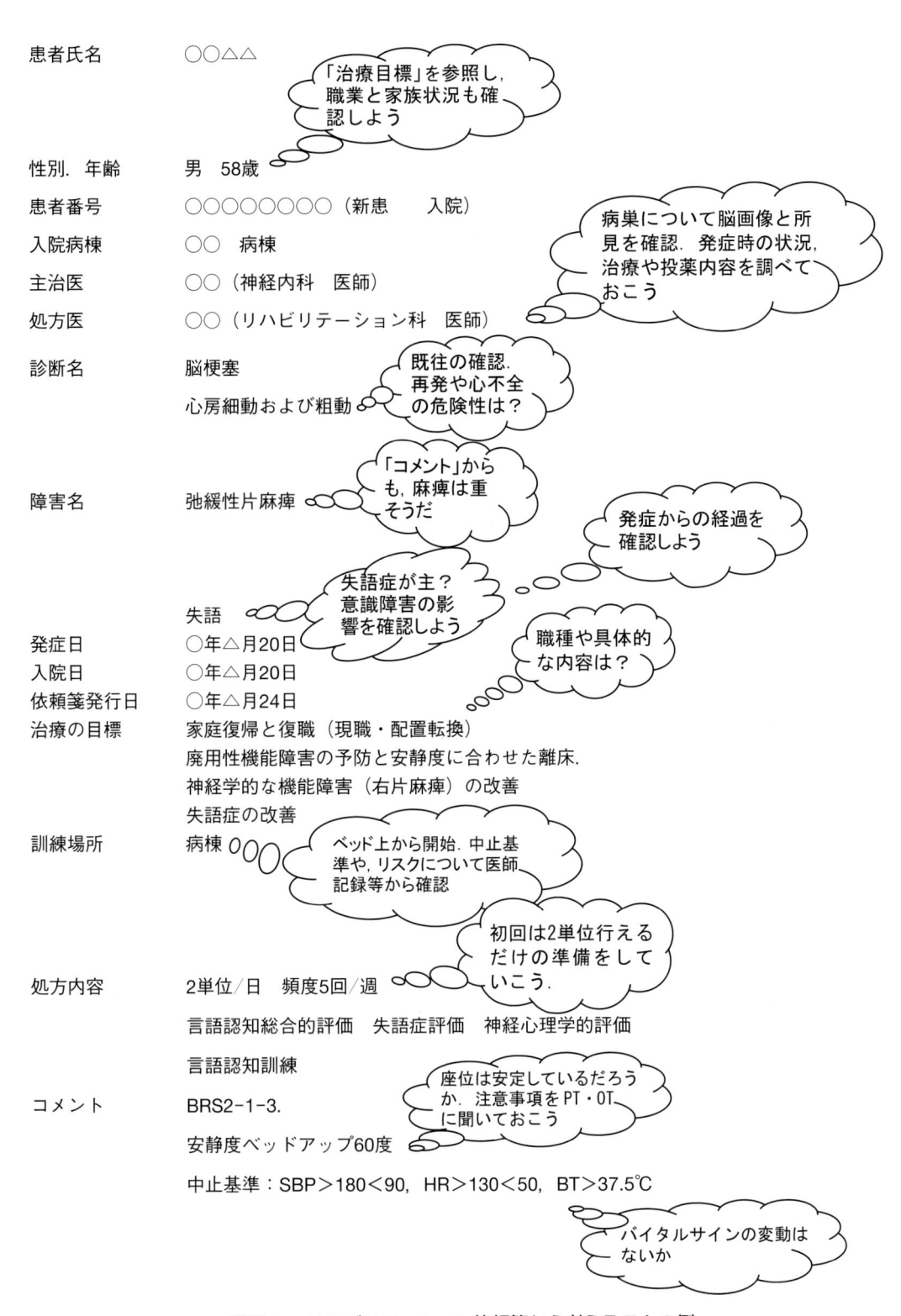

患者氏名	○○△△
性別．年齢	男　58歳
患者番号	○○○○○○○○（新患　入院）
入院病棟	○○　病棟
主治医	○○（神経内科　医師）
処方医	○○（リハビリテーション科　医師）
診断名	脳梗塞 心房細動および粗動
障害名	弛緩性片麻痺 失語
発症日	○年△月20日
入院日	○年△月20日
依頼箋発行日	○年△月24日
治療の目標	家庭復帰と復職（現職・配置転換） 廃用性機能障害の予防と安静度に合わせた離床． 神経学的な機能障害（右片麻痺）の改善 失語症の改善
訓練場所	病棟
処方内容	2単位／日　頻度5回／週 言語認知総合的評価　失語症評価　神経心理学的評価 言語認知訓練
コメント	BRS2-1-3． 安静度ベッドアップ60度 中止基準：SBP＞180＜90，HR＞130＜50，BT＞37.5℃

思考の吹き出し：
- 「治療目標」を参照し，職業と家族状況も確認しよう
- 病巣について脳画像と所見を確認．発症時の状況，治療や投薬内容を調べておこう
- 既往の確認．再発や心不全の危険性は？
- 「コメント」からも，麻痺は重そうだ
- 発症からの経過を確認しよう
- 失語症が主？意識障害の影響を確認しよう
- 職種や具体的な内容は？
- ベッド上から開始．中止基準や，リスクについて医師記録等から確認
- 初回は2単位行えるだけの準備をしていこう．
- 座位は安定しているだろうか．注意事項をPT・OTに聞いておこう
- バイタルサインの変動はないか

■図1　リハビリテーション依頼箋から考えることの例

②看護記録から

全身状態の変化，病棟生活，家族への病状説明の内容と家族の反応，病前の生活，家族状況など．また経過表でバイタルサインや栄養摂取状況などを確認します．

③画像所見から

CT，MRI画像や所見を参照し，病巣部位や広がりを確認します．

3．リスクの確認

急性期は，脳血流自動調節能が失われ，脳血流量が血圧に依存して増減します．このため頭部挙上に伴う脳血流低下で，神経症状の増悪や梗塞巣の拡大が起こる可能性があります．血圧がまだ不安定な時期に言語聴覚療法が処方されることもあるので，バイタルサインには注意が必要です．

循環器や呼吸器，整形外科領域の疾患などの基礎疾患や，脳卒中急性期に起こりやすい合併症（廃用性筋萎縮，低栄養，易感染症，循環・呼吸不全，脳ヘルニア，消化管出血など）がリハビリテーションの阻害要因となりうるので，その有無や程度を確認します．意識障害や運動機能障害によって，転倒・転落やルートトラブルが起こりやすいので注意しましょう．

4．初回評価のための評価用紙

初回に行う評価（スクリーニング検査）には，統一された形式はありません．各施設により作成されていると思いますが，全身状態に関する評価用紙とコミュニケーションやはなしことば，嚥下機能を把握する評価用紙の例を示しました．

①全身状態に関する評価用紙

意識レベル，バイタルサインの測定値，身体の全般的な状態などを記録します（**表4**）．数値だけでなく，観察事項も記述できるように余白を設けておきます．

②コミュニケーション，はなしことば，嚥下機能，その他を把握するための評価用紙

障害の種類や重症度を把握するための評価用紙です（**表5**）．訓練室で行うスクリーニング検査の評価用紙をもとに，急性期の患者さんの状態や病棟という環境に合わせて修正したものです．例えば，聴理解や呼称に用いる物品を病室内のものに変更する，書字は，麻痺のために姿勢保持がまだ困難だったり，急性期は麻痺の自覚が乏しい患者さんも多く，課題の難易度も高いため，省略するなどです．STが与えたヒントの内容，患者さんの特徴的な反応や，気づいたことも余白に記載しておきましょう．

5．持参するもの

病棟での評価時に持参する物品の例を挙げました（**表6**）．数が多くかさばるので，紛失や落下防止のため，大きめの容器に入れて持ち運びます．

表4 ベッドサイド全身状態の評価用紙の例

	◯◯ ◯◯ 様 (男)・女 (60歳)　　◯◯ 病棟　　記録者 ◯◯
評価日時	20XX年　◯月　×日　10時20分
麻痺側	無　・　(右)　・　左　・　両
姿勢	車椅子　・　(ベッド上)　(60) 度, 常に頸部前屈. 挙上介助しても維持できない.
意識状態	JCS (3～10)　声かけで開眼するが, すぐにうとうとし眠りだす
表情・アイコンタクトなど	頸部を挙上させてもアイコンタクトはまったくつかない. 表情変化はまったく見られない. 右顔面の軽度の麻痺
血圧・脈拍	開始時：120/90mmHG　脈拍 71bpm　終了時：125/93mmHG　脈拍 74bpm
体温	36.5℃
モニター	(無)　・　有
呼吸器	(無)　・　有
気管切開	(無)　・　有→カニューレ種類（　　　　　　　　　　）
酸素投与	(無)　・　有（　L）→酸素投与方法（経鼻カニューレ・マスク・他　　　）
持続点滴	(無)　・　有（　　　　　）
栄養	経口摂取（　　　　食）・非経口（IVH・(NG)・NE・IOE・胃瘻・その他）口唇や口腔内乾燥. 舌苔重度, 口臭強い
排泄	トイレ・ポータブルトイレ・膀胱留置カテーテル・(おむつ)・尿器・
抑制	無・(有)→（体幹ベルト・(ミトン)　(右・左)・その他）NGチューブの自己抜去があったため, 健側にミトン装着
その他	弾性ストッキング使用（深部静脈血栓予防）

表5 ベッドサイドスクリーニング検査の項目例

検査項目	目的，課題例	備考
会話	挨拶．自己紹介，評価の目的などを伝え，反応をみる．簡単な質問をし，反応をみる 「お名前は何とおっしゃいますか」 「お年はいくつですか」 「ご気分はいかがですか」	適切な反応が得られない場合は，yes/noで答えられる質問に変えて反応をみる
聴覚的理解	「この部屋にあるものの名前を言いますから指差してください（物品名）」 　窓，テレビ，枕，天井　（病室にあるものを用いる）	頭部挙上が可能で座位が安定しているなら，持参した物品（時計，ハンカチ，鍵，等）に変更可能
	口頭命令に従う「私の言う通りにしてください」 「目を閉じてください」 「私の手を握ってください」 「左の耳にさわってください」	課題が容易に行えるならやや難しい内容の課題も加えてみる
口頭表出	物品を提示し「これは何ですか」と尋ねる．室内にある物品に変えてもよい 　時計，鉛筆，ハンカチ，100円玉，鍵（室内物品の例：テレビ，枕，患者さんの眼鏡，湯のみ，タオル等） 「何かお困りのことはありますか，どこがご不自由ですか（文レベルの発話）」 「私の言う通りに真似をしていってください（復唱）」 　かた，かたな，かたかな，かたつむり，水をください	誤答の場合，ヒント（例えば語頭音）を与えて効果をみる
読み（音読と読解）	文字カードを提示して「声を出して読んでください」，その後「どこにありますか」と指差させる 　窓，テレビ，枕，天井	困難な場合は，患者の名前の音読や選択等に適宜変更
発声発語器官の機能	顔面の安静時の状態観察，特徴を記述 口唇，舌，軟口蓋等について，形態や，粗大運動・交互運動の状態を観察し特徴を記述，歯牙，義歯の状態記述	模倣のようすから口腔顔面失行の有無を評価．運動機能については，麻痺側，運動範囲，速度，力の程度などを評価
はなしことばの状態	声の特徴 共鳴・構音の特徴 プロソディーの特徴 明瞭度と異常度	口頭表出の状態から特徴を記述
嚥下機能	栄養摂取方法を確認．流涎の有無を観察．可能なら，嚥下スクリーニングテスト（反復唾液嚥下テスト，改定水飲みテスト等）を実施．	
その他	聴力の状態，見当識，注意，行為など	気づいたことを具体的に記述

表6 評価時に持参すると便利な物品の一例

目的	物品
バイタルサイン測定	血圧計,パルスオキシメーター(必要に応じて)
評価の記録	評価用紙,白紙,筆記用具,録音機器
時間計測	ストップウォッチ
呼称・理解の評価	身近な物品(ハンカチ,鉛筆,100円玉,鍵,消しゴム,腕時計等)
発声発語器官の機能評価,摂食・嚥下機能評価	ペンライト,舌圧子,綿棒,使い捨て手袋,滅菌ガーゼ,鼻息鏡,紙コップ,ストロー,シリンジ,使い捨てスプーン,口腔内清拭用品,ガーゼ,ティッシュペーパー 等

5 患者さんを前にして:スクリーニング検査の実施

1. 進め方の基本

　スクリーニング検査に限らず,評価を行う際には,患者さんとラポートが成立するように努めます.患者さんのできないことや欠点を見つけ出すといった態度ではなく,患者さんに共感し支持していく態度を忘れないように接しましょう.

　挨拶後,姿勢を整えバイタルを測定しますが,その間にも患者さんを観察し覚醒の程度,表情,理解面や表出面の状態について見当をつけます.話しかける際は,やわらかい表情や落ち着いた声を意識しましょう.また身体に触れる前には,必ず説明し,了承を得ます.特に顔面に突然手を出して触れることは,患者さんを驚かせる可能性もあるので,注意しましょう.

---サイドメモ③:ベッドサイドでの挨拶・自己紹介---

　ベッドサイドで行う場合は患者さんの横から話しかけることになります.麻痺側への注意が向きにくいことが多いので,まず,非麻痺側から話しかけてみましょう.高齢の患者さんは聴力低下をきたしていることが多いので,ゆっくりと大き目の声で話しかけます.

---サイドメモ④:第一印象を大切に---

　私たちにとっては業務の一つに過ぎなくても,患者さんや家族にとっては,初めて会うSTであることを意識しましょう.言葉遣いに気をつけることはもちろんですが,清潔で安全,機敏な服装であるか,頭髪の乱れはないか,名札の位置が適切か(ベッドサイドではかがみこむなどの動作も多いので,患者さんの顔面等に名札が触れないよう安全な位置についているか気をつける),爪は伸びすぎていないか,過度のアクセサリーや化粧にも気をつけ,信頼されるSTを目指しましょう.

2. 入室時の注意と検査実施の同意

　STがベッドの周囲を動く際に，患者さんに装着されているルート類の外れや絡まりが起きないように装着部位やスタンド等の設置場所を確認します．酸素マスクについては，短時間でも外せるのか，外せるなら何分程度まで可能かを看護師に確認します．また，STの自己紹介も兼ねて患者さんに評価の目的，本日行う内容を簡単に伝えます．家族が同席している場合には家族にも説明します．

3. 準備

①姿勢の調整

　処方箋の指示に従ってベッドアップします．頭部挙上により血圧が変動しやすい患者さんについては，血圧モニターをしながら行います．安全な範囲で頭部を挙上すると，開眼が促進されるだけでなく，表情や口腔器官の状態，発話も変化します．また患者さんの見える範囲も広がりますので，認知にも良い影響があると推測されます．

　挙上する前には，横になった状態で姿勢を整え，患者さんにこれからベッドを上げること，不快感があれば伝えてほしいことなどを告げます．麻痺のある患者さんは，単にコントローラーで角度をアップするだけでは麻痺側に倒れこむこともあるので，タオルやクッションなどを頭頸部，上肢，下肢などに挿入します．挿入する位置は，PTや看護師から情報を得ましょう．評価中の姿勢の大きな崩れは，疲労のサインと推測されるので，ベッドを下げて休憩する，あるいは終了するなど臨機応変に対応します．

　姿勢の調整は，身体の取り扱いに不慣れなSTが1人で行うと，モニター機器や各種ルート類の脱落等が起こったり，患者さんに痛みを引き起こし不安感を募らせたり，ST自身が腰を痛めることも懸念されます．患者さんの安全を第一に考え，遠慮せずに看護師らの応援を頼みましょう．

②環境の調整

　可能な範囲でベッド周囲の照明をつけ，明るさを確保し，ラジオやテレビは消してもらいます．

③抑制

　意識障害のある患者さんの中には，チューブ類の自己抜去やベッドからの転落防止のため，家族等の同意のうえでミトンや抑制帯を装着されている人がいます．手指の感覚は鋭敏ですので，ミトンをはずそうとして，モゾモゾと落ち着きなく体を動かしている患者さんもいます．職員がついていれば，はずせることが多いので，看護師に確認したうえで，はずしてみます．途端に表情が穏やかになり，落ち着く患者さんをしばしば経験します．

4. 所見の取り方

①血圧測定

脳卒中急性期のバイタルサインの中で最も重要なのは血圧です．血圧は，点滴の留置針がない上肢で測定します．両側が使用されている場合は，看護師に測定法を確認しましょう．測定回数は，頭部挙上や体位を頻回に変えるなどの活動的な介入を行わなければ，開始時と終了前に測定することが多いのです．ただし，血圧の変動が問題となる患者さんについては，さらに頻回な測定が必要なこともあるので，医師等に確認します．数値ばかりでなく患者さんの表情をよく観察し，顕著な顔色の変化，反応の低下などがあれば，迅速に看護師や医師に連絡します．

②意識状態の評価

病巣の拡大や脳浮腫の増悪などにより意識状態の急激な低下が生じる可能性もあるので，JCSなどで評価します．しかし，言語障害の患者さんにはそのまま適用できないことが多いので，患者さんの状態を観察し，総合的に判断します．

③コミュニケーション，その他の評価

急性期は複数の障害が重複しやすいことを意識しながら行います．例えば発話の不明瞭さが認められるとき，失語症による誤りばかりでなく，運動障害性構音障害による構音の不明瞭さが加わっているかもしれません．意識障害や注意障害によって，自身の構音の不明瞭さに気づかない可能性もあります．聴力低下や方言が影響していることもあります．

次に，患者さんの耐久性の点から，時間をかけすぎないことが必要なため，一つの課題に対する反応から複数の状態を把握していきます．質問に対する反応から，聴覚的理解や喚語の状態だけでなく，聴力低下の有無が推測できます．また，相手に注目し話を聞く・返事をするという基本的なコミュニケーション態度や注意の状態もわかります．表出手段の種類とその有効性も判断できます．声や構音や話し方，口腔器官の動きに着目すれば，運動障害性構音障害の有無や程度についても推測ができるでしょう．反応開始の遅延や，刺激が何回も必要であったり，一方向からの刺激に無関心であれば注意障害が疑われます．

また，患者さんの反応をもとに，常に次に何を行うかを考えながら進めることも必要です．誤反応がみられた場合，その原因が何なのかを推測するため，刺激を強くしたり，いくつかの刺激を加えると変化がみられるか，正答を引き出すヒントが効果を上げるかを確認します．例えば，再度刺激する，声を大きくする，非麻痺側の肩や腕に触れながら声を掛ける，健側から刺激を与えるなどです．また，選択方法を変える（テレビはこれとこれのどちらですか，など２択にする），手を取って反応方法について説明するなどを行って，変化があるかどうかをみたり，物品の呼称が困難な場合には，語頭の１音節のヒントを与えると正答となるか，困難ならさらに，２音節のヒントではどうかなど，患者さんの疲労の程度などを考慮しながら行ってみます．

なお，**表5**に提示した検査項目すべてを１回で終了する必要はなく，患者さんの状態をみながら，次回に回したり，適宜省略することも必要でしょう．一方，容易に行える場合は，もう少し難しい内容を加えることも試みます．例えば，「手を握ってください」という口頭命令が正しく行えたら，「私の手を２回握ったり離したりしてください」を加えてみるなどです．

④記録

評価用紙に結果を記入します．検査項目以外の印象や，非言語的な反応の種類（うなずき，表情の変化，身振りなど）やその有効性など，気づいたことも記録します．

サイドメモ⑤：入室，退室時の注意

開始前後の手洗い以外に，病棟入室時の感染症予防対策（ガウン，マスク，手袋など）が必要な患者さんについては，施設の対策マニュアルを確認するとともに，看護師にも注意事項を聞いておきます．
退室時には，使い捨てのものは適切に処分し，病棟に持参したもの，特にメモや評価など個人情報が記載されたものを置き忘れることのないように，もう一度ベッド周囲を見回す習慣をつけておきましょう．

5．評価結果の伝達

患者さんの状態は刻々と変化しますが，初回評価の所見や今後の方針は，暫定的でもよいので早めに関係職種に報告します．

なお，嚥下障害を合併している場合は，経口摂取の移行時期などが退院後の方針ともかかわってくることが多いため，評価結果の迅速な伝達が求められます．

サイドメモ⑥：NGチューブのときの口の中

NGチューブが留置されている場合，口呼吸になりがちで，口唇や口腔内が乾燥し，口腔内衛生が不良になることが多いものです．口腔内衛生が悪化していると，嚥下機能にも悪影響を与えるので，看護師等と早めに対策を検討する必要があります．

サイドメモ⑦：検査が行えない場合

患者さんがSTの介入にある程度協力できる状態でなければ，検査は進められません．一瞬開眼するもののすぐに眠りこむ，また開眼されていても反応がまったく無かったり，せん妄が重度等では観察が中心にならざるをえないでしょう．「検査が行えない」という事実と観察できる範囲での記述も，評価の一つであると考えられます．

---

6 スクリーニング検査後の対応

スクリーニング検査後，直ちに病棟でSLTAなどの総合的な失語症検査を行っても，急性期患者さんの特性から，結果は信頼性に乏しいといえます．

急性期以降も一定期間の継続が可能な場合には，総合的評価は訓練室移行後行うこととし，病室では重症度に合わせた試験的な介入を行います．

1）意識状態に大きな問題が無い患者さんへの介入

病棟の期間は訓練室での訓練の準備段階ととらえ，スクリーニング検査の結果から，患者さん

にとって比較的容易に行えそうなもの，病室という環境を考慮し患者さんが抵抗感なく行えるものを用意します．障害に対する自覚の程度を確認しながら，疲労の状態にも注意して実施します．

患者さんの状態によってさまざまな内容が考えられますが，一例を示します．

- 指さしでも応答できるように，カレンダー，手帳，時計，地図，病院のパンフレット，コミュニケーションノート，カタログ，写真などを提示して，簡単な質問に答えてもらう（例えば日付や天気，体の調子，病院の所在地など）．ノートに氏名や住所などを選択肢と共に書き，正しいものの指さしてもらう．
- 数枚の絵カード・文字カードを提示して，指さしやマッチングによる理解練習．
- STの挨拶に答えてもらったり，患者さんや家族の名前などの復唱．
- 座位が一定時間安定して取れるなら簡単なゲームを適宜介助しながら行う．

2）意識状態に問題のある患者さんへの介入

JCS2桁～1桁で変動している患者さんには，評価も行いにくく対応に苦慮しますが，意識状態の変化や改善が大きい時期であることを念頭に，一定期間は定期的な観察や試験的訓練を続けます．

耐久性が低いため，実施時間も可能な内容もごく限られますが，眠っている患者さんには，大きめの声で呼びかけながら体を揺すったり，許容範囲内で頭部を挙上して声をかける，顔面のマッサージをソフトに行ってみるなどを試みます．これらによって，開眼が促されるなどの変化がみられることもあります．比較的覚醒が保たれている時間帯がある患者さんもいるので，看護師から情報を得ながら，スケジュールを調整する必要もあります．

3）意識状態は1桁だが，全体に反応が乏しい患者さんへの介入

開眼は維持されていても，発話だけでなく表情や身体の動きなどの反応が全体的に乏しい患者さんに対する，精神賦活目的の介入の例を示します．

①患者さんの身体に触れながら

名前を呼んでも，アイコンタクトがつかない・返事がみられないなどの場合，やや大きめの声で再刺激を与えることに加え，患者さんの体に触れること（軽く肩を叩いて呼びかける，握手をしながら挨拶するなど）で刺激を強くしていきます．

歌唱の場合も肩や手に触れ，リズムを取りながら行ってみます．発声はなくとも，リズムに合わせて首の動きなどが認められる場合があります．

これらに対する拒否が強い場合でも，頸部，顔面，口腔へのマッサージやストレッチなどには拒否がないこともあります．なお，前述のように，顔周辺に対するアプローチは説明を行ってから開始し，急に手を出さないように注意しましょう．頸部を動かすときには，頸椎症などの疾患がないことを確認しておきます．

②物品を使って

ボール，お手玉など片手で持ちやすい形状の物品をやり取りします．物品を把持することは可能でも，相手に渡すことができにくい場合が多いので，手に触れて介助して行ってみます．手渡

した物品に注目するか，表情に変化がみられるかも観察します．

　ベッド上座位が安定していれば，オーバーテーブルに3種類程度の物品を並べ，患者さんの手を取って一つずつ触れさせ，握らせます．また，STが指した物品を取らせ，それをSTに手渡させるなどのやり取りについても，手を取ってガイドします．その他にカタログ，雑誌，アルバムなどのページを介助してめくらせるなども行ってみます．

7　家族への対応

　生命の危機を脱した直後の急性期では，家族はまだ精神的に落ち着かず身体的にも疲労していますので，家族の言動を支持的に受け止めていきましょう．

1．症状の説明など

　家族から，言語面についての予後を質問されることがあります．事前にケース会議などで対応方法についてスタッフ間の意思統一が図られていればそれに従いますが，そうでない場合のほうが多いでしょう．考え方はいろいろあるでしょうが，急性期は，基本的に自然回復が大きい時期であるため，今後の言語機能やその他の面の変化（改善）は期待できること，しかし，現状から「いつごろ」「どの程度まで」回復するかを予測することは難しいこと，患者さんの意欲や家族のサポートなども大いに関係することをお伝えすることが多いです．

2．家族の見学

　家族の希望があれば，患者さんの了承を得て見学をしてもらいますが，患者さんの状態に対する家族の印象はSTと異なることをしばしば経験します（家族はSTよりも，特に理解面については軽度にとらえていることが多い）．その理由の一つとして，家族は病棟での患者さんのコミュニケーションの状態も含めて判断していることがあげられるでしょう．例えば，家族の質問に良いタイミングで相槌を打ったり，家族の顔をみて笑顔になることがあれば，「家族の話すことはよくわかっている」と感じることでしょう．また，患者さんの発話が不十分であっても，家族には患者さんの思いが推測できれば，「言いたいことは言えてる」と思うかもしれません．

　見学では，STがどのようなことを行う職種なのかを家族に大まかに理解してもらえればよいと思います．まずは，家族の気持ちを受け止めていくように心がけましょう．

8　転院に際して

　入院期間がごく短かったり，全身状態が悪いなどの理由から，十分に評価や訓練が行えないまま転院となる患者さんもいます．そのような場合の転院先への報告書や連絡票には，言語機能その他についての観察結果や入院中の経過の記述とともに，十分な介入が困難であった理由も記載しておくと，転院先で役立つでしょう．

（鶴田　薫）

2. 重度失語症者に対する言語訓練

1 はじめに

　1997年に言語聴覚士法が制定されSTの数が増えることにより，その活躍の場が広がってきています．そして医療や介護保険の現場では，今まで専門的な働きかけがなされづらかった最重度失語症者に対する言語訓練の依頼も増えてきています．

　De Renziら[1]は，重度失語症者といっても，発症からの時間的経過とともに重度から少しずつ脱していく例や，失語症検査上は最重度のままであっても，表情や身体動作などの表出，状況判断的な能力に改善があり，コミュニケーション能力に変化のある例を報告し，重度失語症者に対する言語訓練の必要性を指摘しています．しかし重度失語症は，聴く・話す・読む・書くなど，すべての言語機能が重篤に障害されるため既製の評価の実施が難しく，症状の分析を詳細に行うことができません．そのため，実際の臨床場面では新人のSTのみならず，経験を積んだSTでも重度失語症者にどのような訓練を進めていったら良いのか分からず，試行錯誤の連続になってしまうのが現状です．

　重度失語症者の場合，コミュニケーションの障害が重篤となるため，周囲からの理解が得られにくく，家庭に戻ることが難しくなるケースもあります．またせっかく家庭に戻っても失語症者自身がコミュニケーションを取ることを嫌がり，社会参加を拒否して引きこもってしまうという問題もあります．さらに，注意障害や遂行機能障害，意欲・発動性の低下など高次脳機能障害を伴った重度失語症者に対し，訓練の積み重ねによる効果が期待できないという考え方から，言語訓練の適用外になってしまうケースや次の転機が見出せず，目標を見失ったまま何となく言語訓練を継続してしまうというケースもあります．

　重度失語症者にはさまざまな問題が山積しています．だからこそ，しっかりと評価を行い，目標を持って訓練を行うことが重要となります．しかし臨床の流れや臨床に向かう基本的姿勢は他と何も変わりはありません．失語症者の中でも，精神活動の低下やさまざまな高次脳機能障害が合併することによって特に対応が難しくなる最重度失語症者に対し，筆者は何に留意し評価・訓練を行っているのか，その臨床の流れや特に心がけていることを中心に説明したいと思います．

---

1) De Renzi E, et al：The aphasic isolate. A clinical-CT scan study of a particularly severe subgroup of global aphasics. Brain　114：1719-1730, 1991

2 評価

1. 重度失語症者の分類

一口に重度失語症といっても，さまざまなタイプの方がいます．筆者はそれを以下の4つに分類しています．

①精神活動の低下を伴い，目は開いているがアイコンタクトが取れない，物の受け渡しができないなど，コミュニケーションの基盤となる「やり取り」が成立しない．

②「やり取り」は成立していても，マッチング課題や，図版から絵を選択するという課題の理解ができない．

③状況の判断によってある程度の課題は遂行することが可能であるのに，「Yes-No応答」など言語によるコミュニケーションがまったく取れない．

④「Yes-No応答」は確立されているが，それ以外の表出がほとんどできない．

以下，それぞれのタイプの重度失語症者に対する評価のポイントをまとめます．

2. 評価のポイント

上に述べた4つの分類について，評価のポイントを述べます．

1）「やりとり」も成立しない精神活動の低下を伴う重度失語症者の場合

重度の失語症者の中には，言語機能の障害だけではなく，注意障害や遂行機能障害，意欲・発動性の低下などさまざまな高次脳機能障害が合併していることが多くあります．そのため認知機能も低下しており，いろいろな状況判断を悪くしてしまいます．中でも最重度の失語症者の場合，他の人と「やり取り」を行うことすらできなくなることがあります．一般的にこれらの症状は，急性期の脳浮腫などにより生じますが，急性期を過ぎても，適切な専門的アプローチがなされず長期臥床が続いた方にも見られることがあります．このような最重度の失語症者と出会った場合，筆者はまず，状況判断の能力を把握することを目的に，下記のような方法を用いて失語症者の反応を観察します．

【具体例】

自己紹介を行ったとき，話しかける人に対し，視線を向けることができるのか，話しかけられていることを認識し，表情が変化したり，うなずいたりできるのかなど，基本的な対人関係に関する反応を見ます．さらに，周囲の状況を判断し，渡されたものを受け取ることや，それを相手に返す，「やり取り」が成立するのかを見ます．そして，「やり取り」が成立しない場合はそれを成立させるための練習を行います．

2）課題理解がまったく得られない重度失語症者の場合

「やり取り」には問題がなく，いろいろな働きかけに対し一応の反応は示せるのに，図版から絵を選んで指を差すことができないため，WABやSLTAなど既製の失語症検査の遂行が難しい場合もあります．そのようなときはまず，言語指示を要しなくても状況から判断して遂行できるような課題を実施します．例えば重度失語症検査の項目を抜粋して試みます．重度失語症検査は，複雑な言語理解を要しなくてもできる課題が多く，さらに言語理解につながるように構成されているため，重度失語症者の残存能力を調べるのに有用です．

また筆者は子どもの発達検査の項目も参考にします．もちろん子どもの発達障害と失語症は異なりますが，子どもの発達検査も重度失語症検査同様，言語訓練のスモールステップを考えるうえで参考になります．

【具体例】
2種類の物品をいくつか用意し，同形・同色のもの同士で分けることができるのか？　同じ用途でも形の異なった2種類の物品を用意し，同じ用途のものに分類できるのか？　特徴的な色をもつ物品の絵（例：みかんはオレンジ色，なすは紫色など）が正しい色で塗れるのか？　などを見ます．そしてもし概念など，言語理解以前に問題がある場合は，それらについて練習を行います．

3）言語によるコミュニケーションが取れない失語症者の場合

SLTAやWABなど既製の失語症検査で，単語の理解が80％程度，短文の理解が50％程度であり，表出では単語の復唱がやっとできる程度の失語症者の場合，日常の会話では，問いかけに対する反応があいまいとなり，有意味な言葉も出てこないため，言語によるコミュニケーションが取りにくくなります．そのような場合，重要となってくるのが，「Yes-No応答」ができるのかどうかです．

重度失語症者の中には話しかけられたことに対し，「Yes-No応答」ではなく，常にJargonで何かを説明しようとする人がいます．また相手の質問に対して，間違っていてもYes反応をしてしまう人もいます．これでは相手の人は失語症者が何を伝えようとしているのかくみ取ることができませんし，会話が噛み合わず，話はどんどん誤った方向へといってしまいます．

失語症者の「Yes-No応答」の確保は最低限の意思疎通手段としてとても重要です．ですから，評価にはYes-Noで応答できる質問を行い，どんな反応が得られるのかを確認します．

【具体例】
身近な出来事についてYes-Noで応答できる簡単な質問を行います（例えば，妻が同席している場合は，妻を指して「娘さんですか？」と聞いてみる）．そして，その時の失語症者の示す反応を観察します．質問に対し，「Yes-No応答」ではなく，Jargonで話し出してしまうような反応が見られた場合は，「Yes-No応答」を確立するための練習を行います．また質問に対し，正誤にかかわらずYes反応ばかりを示す場合は，言語理解に障害があるため，まず言語理解の改

善を目指した練習を行います．もちろんここで大切なのは「Yes－No応答」の評価時には，聴覚的な刺激の場合と文字の刺激の場合で乖離があるのかを必ず調べることです．そして聴覚的理解の低下を文字理解などで補足できないかについても検討します．

4）「Yes－No応答」以外の表出がほとんどできない失語症者の場合

表出は音声言語も文字言語も実用的ではなく，「Yes－No応答」以外に自分の意思を相手に伝える手段がないような方もいます．そんな場合は音声言語や文字言語にばかりこだわらず，ジェスチャーや描画などの非言語的な手段を表出の補助手段として取り入れることができないかを検討します．ジェスチャーや描画は，言語機能以外にも運動機能や運動のイメージ，空間認知や構成能力も必要となりますので，失行や失認，知的能力についても既製の評価を使用し詳細に調べます．

【具体例】

WAB失語症検査の項目を用いて，日常物品は上手に使用できるのか，日常物品の使用模倣はできるのか，円や四角，立方体などの図形，時計や家などの線画は描けるのか，4つの積み木構成はできるのか？　など観念・観念運動失行や構成失行の有無，またWAIS－Ⅲで動作性IQを測るなどして詳細に調べます．そして，今まで報告されている症例など[2]と照らし合わせ適応があるのか検討します．その結果，ジェスチャーや描画の訓練が適応となる場合は，実際に失語症者がキーパーソンに何かを伝える場面を設け，どのようにキーパーソンに伝えようとするのか，またキーパーソンはどのように理解しようとするのかを評価します．それによって伝わらない理由が明確となります．例えば失語症者側の問題点としては，ジェスチャーや描画自体が拙劣であることや，ジェスチャー，描画自体は上手なのにその使い方に問題があることが挙げられます．また，キーパーソン側の問題点としては，失語症者が表現したジェスチャーや描画が何であるのか推測できない，分かりにくい反応に対して確認を取らないなどが挙げられます．このように，評価し問題点を抽出することにより，その失語症者のジェスチャーや描画能力だけではなく，その使い方や聴き手の問題点などについても働きかけができるようになります．

3 訓練

1．訓練での留意点

重度失語症者の場合，言語機能に対する訓練だけではなく，認知機能に対する訓練なども必要となります．しかし言語訓練開始当初からあまり多くの訓練課題を行ってしまうと，混乱が生じ疲れを訴え，言語訓練に対し消極的になってしまいます．ですから，はじめは訓練の時間を短くして，ポイントとなる訓練課題だけを行い，それが少しでもできるようになったらその日の言語

---

[2] 藤野　博，他：全失語患者のジェスチャー獲得の条件．川崎医療福祉学会誌　2：117-125, 1992

訓練は終了とします．次の日も同じことを行い，ある程度課題ができるまでは同じことを繰り返すようにします．そして，課題ができるようになってきたら少しずつ訓練時間を長くして，いろいろな課題を取り入れていきます．多くの課題を取り入れる際に留意したいことは，課題の順番を頻繁に変えないことです．重度失語症者はある程度パターン化して課題を覚え，行っていることがありますので，課題の順番を変えると何をしたら良いのか混乱してしまうことがあります．ですから，あいさつをしたら，名前や住所を書いて，それらを斉唱して声を誘発した後，それぞれメインとなる訓練を行うなど，ある程度実施する課題の順番を決めて言語訓練を行っていくような工夫が大切となります．

2. 訓練のポイント

次に，評価の項で記載したことに基づき，4つの分類についてそれぞれの時期ごとの訓練のポイントについてまとめたいと思います．

1)「やりとり」も成立しない精神活動の低下を伴う重度失語症者の場合

話しかける相手に視線を向ける，話しかける相手に反応を示せるということは，コミュニケーションを取るうえで最も基盤となる部分です．ですからそのような反応をまったく示せない最重度の失語症者の場合，コミュニケーションの最も基礎的な段階を成立させるために，対人を意識した「やり取り」の練習を行います．また話しかけに対し「うなずき」が見られるなど，一応の「やり取り」が成立していても，指差された方向に視線が向けられず，こちらを向いたままニコニコとうなずいているだけの場合も，机上の訓練の導入として，「やり取り」の練習を行います．

【具体例】

片手で持てる小さなものであれば，おはじきでもお手玉でも小さなボールでも良いので，渡されたものを受け取り，受け取ったものを相手に渡すといった「やり取り」の練習を行います．しかし最初から「やり取り」はできませんので，まずは失語症者の手のひらに受け取ってほしいものを載せ，次に「ください」と言いながら失語症者の手のひらのものを取るという行為を繰り返します．そして次第に渡されるものに対し失語症者が手を伸ばすように誘導していきます．それが可能になったら，渡すものも失語症者の目前から上下，左右に移動し，失語症者が視線や頭を動かさないと探せないような位置に提示していきます．また渡されたものは，相手に返すようにも誘導していきます．相手に返すときも，失語症者の目前に延ばされた手に渡すことから始め，次第に相手の手を探さないと渡せないように，手を提示していきます．つまり失語症者が極力視線や頭を動かし，周囲に注意が向けられるように誘導していくのです．こうして対人からの刺激に対し，反応が示せるようになることで，机上に提示された図版に目が向けられるようになったり，紙に視線が向けられるようになり，次に指を差したり，線をなぞったりといった訓練につながっていきます．

2）課題理解がまったく得られない重度失語症者の場合

　もし私たちが言葉の通じない外国へ行ったとしても，その国の方たちとまったくコミュニケーションが取れないということはありません．それはたとえ文化や言語が異なったとしても，今までのさまざまな経験から状況を判断し，相手の求めていることを理解しようとする力があるからです．これらの状況判断もコミュニケーションには大きく関与します．本来言語機能の障害である失語症者はこのような状況判断は障害されないはずですが，重度失語症者の中には，状況判断が苦手になっている方が多くいます．その場合，まず状況判断力を促すような練習から入ります．

【具体例】

　鉛筆や歯ブラシなど，2種類の物品を5〜6個ずつ用意し，2つの皿に同じ仲間同士で分けてもらいます．できない場合は手で介助し，「分類する」という行為を理解してもらいます．またこの時，物品には必ず文字をつけるようにします．そして同じもの同士が分けられるようになったら，次に物品と文字のマッチングができるようにします．そして最後に提示された文字から物品を選択する練習を行います．ここまでできるようになれば，何かを「選択する」という行為が理解されたことになり，次項でまとめる，Yes−No応答課題につなげていくことができます．

3）言語によるコミュニケーションが取れない重度失語症者の場合

　コミュニケーションの最も基礎的な段階である「やり取り」や提示された課題を理解することが可能になったら，次に行うことは話しかけに対する応答の確立です．失語症者と会話をしていても，話しかけに対する「Yes−No応答」が曖昧では，失語症者のニーズを聴き出すことも確認することもできません．例えば，「今日の体調は良いですか？」の質問に対し，「Yes」か「No」で答えることができれば，もし「Yes」であれば「良かったですね．リハビリがんばりましょう！」となりますし，もし「No」であれば，「どこか痛いところがあるのですか？」「気分が悪いのですか？」「言葉のリハビリが面倒ですか？」と質問をすることができます．しかし「Yes−No応答」ではなく，何か話し出そうとしてしまうと，錯語や喚語困難が頻発し，失語症者の意図を推測することができなくなります．ですから，まずは失語症者の理解力を高め，「Yes−No応答」を確立することで，失語症者の意図が推測しやすくなることを目指します．

　もちろんこの時期は，いろいろな課題ができるようになり，多くの言語的な刺激入れが可能な時期でもあります．ですから，理解力を高める課題だけではなく，表出を促す課題を加えるなど，言語機能を全般的に賦活していけるような課題を増やしていきます．

【具体例】

　動物や乗り物など下位カテゴリーまでしっかりと分かれている名詞を訓練教材として選びます（動物であれば哺乳類，鳥類，魚類．乗り物であれば陸上を走る，空を飛ぶ，水上を走るなど）．そして，それぞれの絵カードを重度失語症者が正しいカテゴリーに分けられることを確認します．分けられることが確認できたら，次にそれぞれの絵カードを提示して，「鳥ですか？」など質問を行い，Yes−Noで答えてもらいます．言葉で答えようとしてしまう場合には，○×を視覚

的に選んでもらいます．そして最終的にはうなずきや首振りで答えられるように段階を上げていきます．

　これができるようになったら，次の段階として日常生活でもうなずきや首振りの反応ができるようになることを目指します．例えば，絵カードを失語症者にしか見えないように提示し，STは上位カテゴリーから順に質問をしていきます．そして失語症者にはYes-Noで答えることによって，自分の意図が相手に伝えられることを体験してもらいます．STとの練習でYes-Noが明確に示せるようになってきたら，次はキーパーソンに質問者として参加してもらいます．こうすることで失語症者には日常への般化を促すことができ，キーパーソンには，Yes-Noで答えやすい質問を考えるきっかけとなります．

　さらに言語機能を全般的に賦活する課題として，日付や天気の確認，直線や○×のなぞり書きから自分の名前の写字，あいさつや系列語の斉唱・復唱など，できそうな課題を行っていきます．

4)「Yes-No応答」以外の表出がほとんどできない失語症者の場合

　「Yes-No応答」はあくまでも相手の推測力に依存するものですから，自分の意思をすべて伝えるには限界があります．できれば表出のまったくできない重度失語症者にもコミュニケーションノートやリリースブック，地図やカレンダーなどの表出手段は必ず確保したいと思います．さらにジェスチャーや描画といった非言語的手段の使用が可能であれば，ジェスチャーや描画の訓練も取り入れていきます．その際最も留意することは，失語症者にジェスチャーや描画をコミュニケーションの手段として用いるのだということを意識してもらいながら練習を進めることです．そのために，単にジェスチャーをしたり，絵を描いたりといった練習をするのではなく，訓練開始当初から，ジェスチャーや描画を誰かに伝える作業として練習を行います．特に失語症者と最もコミュニケーションを取ることの多いキーパーソンに加わってもらい，最終的にはそのキーパーソンに伝わることを目標に練習を行います．

【具体例】

　ジェスチャーや描画を表出の補助手段として取り入れる場合，練習語についても，極力日常生活で使用しそうな語を選択します．練習方法としては，できるだけ失語症者自身に，相手に伝わりやすいジェスチャーや描画を考えてもらいます．しかしどうしても良案が出ない場合は，STも一緒にジェスチャーや描画を考えます．ただし，一方的に「こうしましょう」と見本を提示し，失語症者に覚えてもらうという形にならないよう，くれぐれも注意します．ジェスチャー，描画の訓練は言語機能を高めるための訓練とは異なり，とにかく相手に自分の意図を伝えられるようになることを目標としています．ですから，ジェスチャーだけを用いて伝える場合もありますし，描画だけの場合もあります．また机に描画し，それを使うジェスチャーをしてもらう場合もあります．いずれも，いくつか安定してできるようになったら，キーパーソンに伝えてもらいます．伝わらなかった場合は，何が問題だったのかを失語症者と再度相談し，別のジェスチャーや描画で伝え方を検討します．これを繰り返すことにより，伝えるための工夫を意識してもらうようにします．そしてキーパーソンに伝わりやすくなったら，友の会で用いるように促したり，デイサー

ビスなどでも広く用いていけるように介護職の方にも協力を求めていきます．

3．訓練のまとめ

　重度失語症者の場合，言語機能の障害が著しいところにアプローチを試みても，なかなか改善が得られず，失語症者や家族が訓練意欲を失う結果になりかねません．重度失語症者の言語訓練は，長期的なフォローが必要となりますので，常に訓練に対するモチベーションが維持できるような課題を考えるように心がけます．そのためには失われた機能に固執するのではなく，残されている機能，伸びていく可能性のある機能を探していくことが大切になります．例えば失語症状が重篤で何も話すことができず，どんな働きかけに対しても首を振ってばかりいる方に，50音や数字の系列語や唱歌の斉唱を促すと，意外とすんなり口ずさむことができたりします．そして，それをきっかけに表情が明るくなり，言語訓練に対し意欲的になったということは，臨床場面ではしばしば経験します．失語症者にとって，「言葉を発することができる」ということは，「生きる張り合い」へとつながります．たとえ仲間と会話をすることが難しくても，歌える歌が1曲あれば，グループ訓練や「失語症友の会」で仲間の輪の中に入ることができます．歌えることを仲間から称賛されれば自信の回復につながりますし，仲間と一緒に過ごすことが楽しくなります．仲間と一緒にいることが楽しくなれば，コミュニケーション意欲が高まります．また，名前や住所は，少し練習を行うと書けるようになったり，音読できるようになったりします．ですから言語訓練の導入として取り入れることも大切ですが，グループ訓練や失語症友の会での自己紹介の練習として取り入れると，より一層言語訓練に対する張り合いが出てきます．「話すことができない」「何もできなくなってしまった」とすべてあきらめてしまった重度失語症者に，できることがあると伝えることは，重度失語症者に言語訓練を行う大きな目的の一つと言えるでしょう．

4 重度失語症者の抱える社会的問題点とその対応策

1．問題点

　相手の考えていることがよくわからず，ちょっとした言葉の行き違いが大きなトラブルに発展してしまったということは，誰もが経験することです．円滑な生活を送るためには相手の考えを理解することが大切であり，考えを理解するためにはコミュニケーションが重要となってきます．失語症はそのコミュニケーションが取れなくなるわけですから，失語症者と生活を共にする家族の不安は大きいでしょう．そして言語機能の障害が重篤であればあるほど，家族の不安は強くなり，言語訓練に対する期待も高まります．もちろん私たちST側も何とかその期待に応えようと努力します．しかし重度失語症の場合，期待されるように機能が改善することは難しいため，やがて訓練は暗礁に乗り上げてしまいます．それでももう少し何とかならないものかと考えているうちに，なかなか次の転機が見出せなくなり，意味もなく訓練を継続してしまうというパターンもあるのではないでしょうか．

しかし明確な目標もなく，何となく訓練を継続してしまうことは，失語症者にとっても，家族にとっても，もちろんSTにとっても決して良策とは言えません．症状が軽快していくことが難しい重度失語症者だからこそ，対応するST側が，どこまでいったら言語訓練を終了とするのか明確な目標を持つことが大切となります．大きな障害を抱えた状態でも失語症者と家族を生活の軌道に乗せていかなくてはなりませんので，しっかりと目標を持ち，それぞれの時期にあったアプローチを行っていくことが重要となります．筆者の考える重度失語症者の言語訓練終了までの目標についてまとめてみたいと思います．

2. 対応策

1) 家族とのかかわり

1人で生活することが難しい重度失語症者にとって，キーパーソンの理解と協力は必要不可欠です．キーパーソンの考え方は，失語症者の生活を左右するといっても過言ではありません．もしキーパーソンが失語症について理解を示さず，コミュニケーションを取ろうとしてくれなければ，失語症者は常にストレスを溜めた状態となります．また失語症者がイライラとしていればキーパーソンとの関係は悪化していく一方です．ですから筆者は重度失語症者の言語訓練では失語症者と最もかかわることとなるキーパーソンがコミュニケーションを取るためのスキルを身につけ，失語症者の生活する場（家庭）が失語症者にとっても，またキーパーソンにとっても居心地の良い空間となることを目指します．つまり食事など家族がそろう場面で，当たり前のように失語症者も一緒に過ごし，キーパーソンと行う「やり取り」が，お互いに楽しめるようにすることです．そのためにはできるだけ早い時期から，キーパーソンとなる人の話を聞きながら，病院から退院した後の失語症者の生活をイメージしていきます．そして，生活のイメージができた時点で，どんな手段を用いればキーパーソンと失語症者が最低限のコミュニケーションを確保できるのかを考えます．必要に応じてキーパーソンには，上記でも紹介した「やり取り」のような訓練時期から介入してもらい，さまざまなコミュニケーションスキルを身につけてもらえるように働きかけていきます．また「元に戻る」などの過度な期待を抱かせるような言動は慎み，失語症についてしっかりと理解していただきながらキーパーソンと失語症者のコミュニケーションを確保していきます．

2) 地域へのかかわり

自宅に帰り，特に大きなトラブルもなく，生活が軌道に乗り始めたら，デイサービスや失語症友の会への参加を勧めていきます．どんなに大切な家族でも，24時間，365日一緒にいたら会話もなくなってしまいますし，キーパーソンとなる人の息抜きの時間も必要でしょう．新鮮な「やり取り」をするうえでも，お互いの話題作りをするうえでも離れる時間を作るようにします．ただし，STがいないデイサービスに参加を促す場合はソーシャルワーカーやケアマネジャーと相談しながら慎重な対応を依頼します．重度失語症者は自分から働きかけることができません．そのため利用者の数が多く，介護支援スタッフの人数が少ない施設を利用する場合，せっかくデイ

サービスに参加しても，1日中ほとんど他の人とコミュニケーションを取ることもなく過ごしてしまうといったケースも少なくありません．デイサービスなどに依頼する際には，介護支援スタッフに報告書でその失語症者が獲得しているコミュニケーション方法を伝え，失語症者がその方法を使って意思を伝えられるような働きかけを行ってもらいます．

また，筆者の場合は利用者の数が少なく，介護支援スタッフが比較的多いデイサービスを利用できるようケアマネジャーに提案します．中にはデイサービスや失語症友の会など，障害を有した人たちが多く集まる所を嫌う人もいます．地域とかかわることの目的は，会話の話題を作ることやキーパーソンと離れる時間を設けることです．家族以外の人とも楽しい時間を過ごすことで，家への閉じこもりや孤立感を作らないようにします．ですから将棋の好きな方は，自宅に将棋相手のボランティアに来てもらっても良いでしょうし，絵画や書道の好きな方は，福祉センターなどで行われている絵画教室や書道教室に行かれても良いかもしれません．家族やソーシャルワーカー，ケアマネジャーと相談し，出かけられそうな場所を検討します．

そして，自宅生活だけではなく，地域での生活も軌道に乗った時点で，言語訓練の終了を検討します．大切なことは，失語症者の生活する場（家庭の中）が居心地の良い空間になることです．障害を持つ以前と同じになることはありません．家族同様，ST側も機能的側面の改善ばかりにこだわらないように注意します．

3）その他の留意点

ここまでは，自宅で生活する場合について説明してきましたが，重度失語症者は必ずしも自宅に退院できるケースばかりではありません．最後に，どうしても自宅で生活することが難しい場合についてまとめます．コミュニケーションのまったく取れない重度失語症者を支えることはとても大変なことです．家族にも「支えていきたい」という気持ちと，「難しいのではないか」という気持ち，さらに「支えられないと言ってはいけないのでは？」という気持ちの葛藤は必ずあります．中には，周囲から「家族なのだから，家で看て当たり前」といったプレッシャーをかけられ，せっかく帰ったわが家が憩いの場にならず，お互いに疲労し共倒れしてしまうこともあります．つまり家庭が必ずしも居心地の良い空間にならないケースもあるということです．筆者は施設や病院であっても，その生活空間が失語症者にとって居心地の良い場所であれば，それが最適であると考えます．失語症者との間に距離を置いても，精神的に安定した状態で家族が支えることは失語症者にとって重要なことです．ですからキーパーソンとの話し合いの中で，常にどこで生活することが，その失語症者にとって居心地の良い空間になるのかということを考え，その場を提供することを最終的な目標とします．

5 症例

1. はじめに

　近年では，言語機能の障害だけではなく，急性期で混乱の多い失語症者や，言語機能の障害以外に，発動性の低下や注意の障害，失行や失認といった高次脳機能障害を合併した症例を依頼され，どこから訓練を行ったら良いのか悩むことがあります．

　筆者は，重度の混合型失語症者に，試行錯誤をしながら4年間に渡る長期言語訓練を実施しました．そこで本症例との4年間の経験を通し，重度失語症者には何を留意し言語訓練を行ったら良いのか考えてみたいと思います．

2. Aさん　53歳，男性　会社員

　2002年6月末の夕方，パートから帰ってきた妻が，寝室で大きないびきをかいて寝ており，呼びかけても起きない夫に異常を感じて直ちに救急車を呼んだ．救急隊員が到着したときには呼吸の停止が確認され，蘇生を行いながら救急病院へ搬送された．病院では，動脈瘤によるくも膜下出血と診断され，出血量が多かったので直ちに動脈瘤のクリッピング術および減圧開頭術が施行された．しかし，2日後に再度脳内出血が認められ，血腫除去術および脳室ドレナージ術が施行された．病変部位は左中大脳動脈領域で，前頭，側頭，頭頂葉の皮質・皮質下におよぶ広範なものだった（**図2**）．術後は人工呼吸器を装着していたが，3週間経過しても自発的な呼吸や意識の回復がないため気管切開が行われた．その後2週間経過した頃より，ようやく意識の覚醒が認められカニューレが抜去された．そして発症から1ヵ月半で言語訓練が開始された．

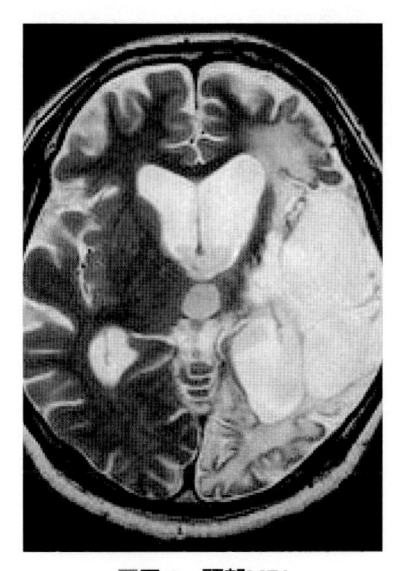

■図2　頭部MRI

言語訓練開始時のAさんの運動障害は，右上下肢の不全麻痺であったが，しかしAさんは右上下肢を随意的に動かすことはなく，ベッドから車いすへの移乗動作も全介助であった．また表情も乏しく，発声，発語はまったく認められなかった．STがあいさつを行うと，STのほうをじっと見ているが，STが動いても追視することはなく，鉛筆を渡そうとしても受け取る動作もなかった．さらに左手に渡された鉛筆は介助なしで持ち続けることができず，名前の書かれた紙面に目を向けることもできなかった．

3．初回評価（発症から1カ月半）2002年8月実施

SLTAを実施することは難しいと考え，重度失語症検査の導入部と非言語基礎課題を試みた．
　導入部のインタビューでは，「あいさつ」「名前」「年齢」「住所」ともSTの働きかけに反応を示すことはなく，じっとSTを見つめているだけであった．非言語基礎課題の「やり取り」では，飛んでくる風船に目を向けることはなく，当たってもそのままの状態だった．「受け取り」「手渡し」では提示された物品に目を向けることはなかったが，介助して手渡すと，じっと物品を見た後，そのまま机に置いてしまった．「指さし」「身体動作」ではSTをじっと見たままであり，「マッチング」では「やり取り」同様，渡されたものを見た後，そのまま机に置いてしまった．

4．初回評価結果から訓練へ

Aさんには失語症以外にも，さまざまな高次脳機能障害が合併していることが考えられた．
　Aさんに言語訓練を開始するにあたり，まずSTが指さすところに視線が向けられるようになるなど，基本的コミュニケーション能力の改善が重要と考えられた．
　基本的コミュニケーション能力の改善を目的に，まずやり取りの課題を実施した．内容としては，妻と夏休みで頻回にお見舞いに来る娘さんに協力を求め，お手玉回しを行った．その方法は，Aさん，妻，娘さんの3人で輪になって座り，Aさんは妻から受け取ったお手玉を隣に座る娘さんに渡すようにした．そして3人での受け渡しが可能になった時点から，お手玉を受け渡す人数を1人ずつ増やし，最大5人の輪にした．さらにAさんにお手玉を渡す人にはいろいろな高さや角度から渡してもらうことにして，Aさんがお手玉を追視できるように工夫した．
　はじめはSTがAさんの手を取って妻からお手玉を受け取り，娘さんに渡す介助を要したが，1週間程度で，1人で受け渡しが可能となった．さらに1週間経過した頃には，いろいろな高さや角度から渡されるお手玉についても追視して受け取ることが可能になり，渡されたお手玉を机上にあるお皿に入れることも可能となった．このように，刺激に対し追視が可能となり，机上に視線が向けられるようになった時点で，以下のような言語課題の実施を試みた．

5. 第1期訓練（入院訓練）2002年8〜9月

1）訓練目的
単語の理解の改善

2）訓練課題とその経過
訓練は毎日20分行った．

訓練課題の内容を変えると，その課題の理解に混乱を示したため，お手玉回しの方法から，自然な形で訓練課題①に移行できるよう課題の導入方法を工夫した．

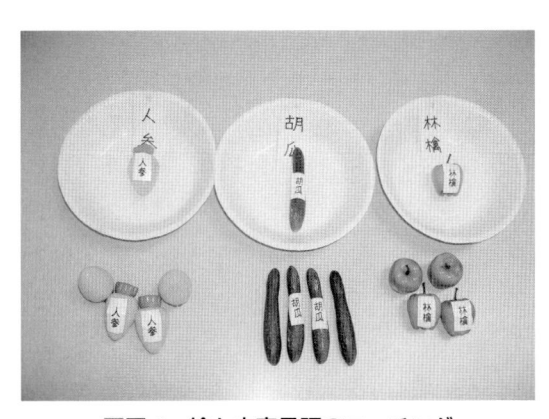

> 訓練課題①　絵と文字言語のマッチング

マッチング課題を実施するにあたり，導入として回していたお手玉を，人参，りんご，胡瓜のミニチュア（物品）に替えた．それぞれの物品は5個ずつ用意し，すべてに名前を書くことにより，物品の名称に対する意識づけを図った．お皿は3枚用意し（図3），お皿の中にはマッチングするときの見本となるよう，それぞれに物品を1つずつ入れた．そして家族で物品の受け渡しを行った後，最後に受け取ったAさんは机上に置かれた3つのお皿に見本と同じものが集まるように分けた．物品をお皿に分けられるようになった時点で，家族との受け渡し動作をなくし，物品と物品のマッチングに移行した．物品と物品のマッチングが可能になってからは，渡す物品を漢字と平仮名で名前の書かれた絵カードに変え，物品と絵カードのマッチングを行った．さらにそれが可能となった時点からは，絵カードの文字を隠した状態で机上に並べ，STが渡した文字カードと絵カードの結びつけを行った．結びつけが成功しないときには絵カードの文字を提示し，正答を確認した．また，すべての課題においてAさんに物品・絵・文字を渡すときや，Aさんがそれぞれをマッチングするときには，常に音声刺激を提示し聴覚的理解の促通にも留意した．

経過：訓練開始1週間目あたりから，物品と物品のマッチングが1／3選択で可能となった．また物品と絵のマッチングも2週間程度で可能となったが，絵と文字を結びつけることや有声音の表出はできなかった．

■図3　絵と文字言語のマッチング

6. 第2回評価（発症から2カ月）2002年9月

　重度失語症検査の導入部では、「あいさつ」のみ「おじぎ」で返すことが可能となったが、声を出すことはまったくなかった。非言語基礎課題では、「やりとり」や「マッチング」課題などに改善が認められた。さらに「指さし」課題では、STが物品を指さしながら、「ちょうだい」というジェスチャーを行うことにより、その物品をSTに渡すことが可能となった。一方、指さしの模倣課題や指さしの表出課題については、無反応であった。「身体動作」では、「手を上げる」「敬礼をする」といった粗大な動きの模倣は辛うじて可能であったが、「指を2本立てる」「手を振る」といった身体の細部を使う動きは試行錯誤も多く、拙劣であった。また、口唇や舌、首を動かす動作は、STを笑顔で見ているだけで、Aさんに動作は見られなかった。さらに非言語記号課題は、課題自体を理解することができず中止となった。

7. 第2回評価のまとめ

　重度失語症検査では、相手の様子や周囲の状況から判断できる「やりとり」や、「マッチング」課題に改善が見られていた。しかし依然、言語を媒体とする課題は困難であり、重篤な言語機能の障害が考えられた。一方、病棟や日常生活でのAさんは、格段に表情が明るくなり、笑顔も見られるようになった。また周囲からの話しかけに対しては、「うなずき」や「首振り」も認められるようになった。しかし食事場面では、左手でもスプーンを上手に使用することができず、食後の歯ブラシや着替えに至るまですべて介助を要した。作業療法も開始されていたが、訓練教示が入らないため細かな訓練ができないなど、Aさんには言語理解の改善が急務と考えられた。

8. 第2期訓練（外来訓練）2002年9～12月

1）訓練目的
　単語の理解の改善

2）訓練経過
　退院後は、外来で個別訓練を週1回（1回40分）継続することとなった。
　Aさんが働けなくなり、今までパートで働いていた妻が、家計を支えることとなった。このため、Aさんは妻のパートが休みとなる木曜日以外は終日、デイサービスで過ごすこととなった。近隣のデイサービスにSTのいる施設がなかったため、介護スタッフが多く、小規模で家族的な働きかけを行ってくれる施設を選んだ。選んだ施設は個人経営で、若い介護スタッフが多かった。しかしスタッフはとても熱心で、Aさんの言語症状を理解するため、積極的にSTに質問をしてくれた。また、介護施設の経営者の父親が失語症者であったため、経営者にもAさんの状況はすぐに理解してもらえ、Aさんが過ごしやすいよう、細かな配慮をしてもらえた。Aさんは、デイサービスの仲間と楽しく過ごせたが、帰宅後は疲れが出るせいか、夕食をとると、20時前に

は寝てしまい，ホームワークを行うことができなかった．

　訓練内容と経過は以下の通りである．第1期訓練で行っていた訓練課題①は，まったく定着がなく，このまま継続しても絵と文字の結びつきや音声の表出は難しいと考え終了した．そして訓練課題②，③を開始した．

訓練課題② 文字のなぞり書きおよび写字

　それぞれのものには「名前」のあることを意識してもらうため，人物名と名札を使用し，名前のなぞり書き練習を行った．なぞる人物名はAさんにとって親しみのあるものとなるよう，Aさんの名前，妻の名前，STの名前を選んだ．そして，それぞれの名前がもつ意味を理解してもらうため，まず，言語聴覚室に入るときに，ST同様，Aさんと妻にも胸に名札を貼ってもらった．その後，妻は名札をはずしAさんに手渡した．Aさんは机に置かれた妻の名前だけが書かれているなぞり書き用のシートの名前と，妻から渡された名札の名前を照らし合わせた後，シートに書かれた名前のなぞり書きを行った．名前のなぞり書きが終わると，STはAさんがなぞり書きをした名前を指さし斉唱を促した．斉唱が終わった後，Aさんは名札を妻に返した．続いて自分の名札をはずし，同様にシートに書かれた自分の名前をなぞった後，名札を自分の胸に貼った．最後にSTの名札も同様に行った．

　経過：はじめは，なぞり書きの終わった名札を誰に返すのか混乱する場面が見られた．しかし，Aさんの名札については，STが介助して貼り，妻とSTの名札は，それぞれが「ちょうだい」のジェスチャーを行うことにより，誤らずに返すことができた．そして1カ月程度で混乱はなくなり，「ちょうだい」のジェスチャーがなくても名札をそれぞれに返すことができるようになった．さらに2カ月後にはAさんの入室時にSTが3人の名札をまとめて渡し，Aさんは名前をなぞり書きした後，名札の名前を確認しながら，3者に手渡すことが可能となった．

　なぞり書きも，はじめの1カ月はSTの介助を要したが，だんだんと書き損じたところを注意するだけで修正が可能となり，2カ月目には書き落とすことなく，なぞり書きが可能となった．また3カ月目の頃には写字も可能となった．斉唱については，はじめはSTの発音に合わせてうなずくだけであったが，2カ月過ぎた頃より「きょし」という常同語がみられるようになった．

訓練課題③ 日付や天気の確認

　日付や天気など，身近な事象に関心を向けてもらうため，カレンダーや天気の確認作業を取り入れた．Aさんには，日付と曜日を剥がせるようになっているカレンダー（**図4**）の中から，正答の書かれたシートを見て，今日の日付と曜日を選んで剥がしてもらった．次に今日の天気を「晴れ」「曇り」「雨」の天気マーク（漢字付き）の中から1つ選んで剥がしてもらった．剥がしたものはすべて，月，日，曜日，天気の書かれた日付シートに貼り付けてもらい，完成した後，日付と曜日と天気のなぞり書きを行った（**図5**）．

　経過：訓練開始当初のAさんは，たくさんの数字があるカレンダーの中から提示された日付や曜日を探すことができなかった．そこで，1週間に限定したシートの中から，探してもらうように工夫し，3カ月後にはカレンダー全体から探すことができるようになった．また，日付が見

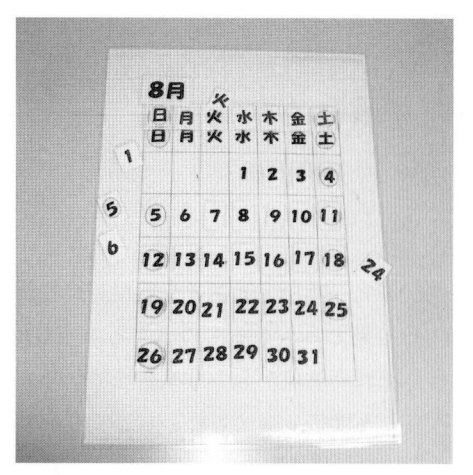

■図4　日付と曜日が剥がせるカレンダー

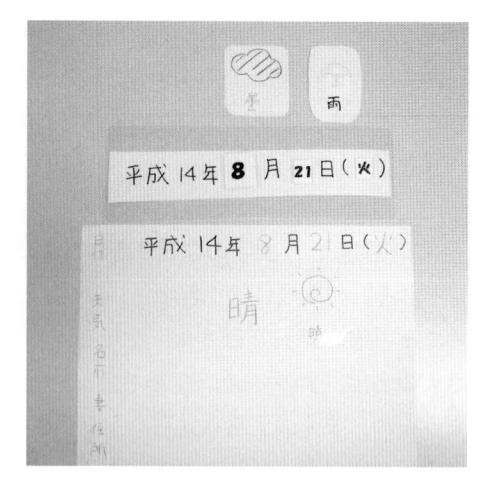

■図5　日付シート

つけられるようになっても，曜日の書かれている場所をカレンダーから探すことができなかったため，曜日は別シートを作り，探してもらった．天気についても，選ぶことが難しかったため，毎回窓の外の天気を確認しながら，STが提示した天気のマークをシートに張ってもらった．しかし次第に1人で天気を見ながら選ぶことが可能となり，3カ月後には言語訓練がはじまる前に妻と確認を行い選ぶことが可能となった．なぞり書きについては，日付と曜日は簡単に可能となったが，天気のなぞり書きは難しく，なぞれるようになっても筆順がバラバラだった．また写字では日付は容易に可能となったが，曜日と天気が困難だった．

9. 第3回評価（発症から5カ月半）2002年12月

重度失語症検査では，STの話しかけに対し耳を傾けるなど，積極的な姿勢はうかがえたが，非言語基礎課題，非言語記号課題とも改善はなかった．また文字理解の改善の指標とするため，SLTAの漢字単語の読解項目を試みたが1/10とチャンスレベルの正解のみ，仮名単語の読解項目は0/10だった．

10. 第3回評価のまとめ

日常や訓練中の会話場面では「うなずき」や「首振り」が増え，言語理解に改善があるように思われたが，重度失語症検査では依然，言語機能の障害の重篤さが推察された．表出される言葉も，「きょし」以外は認められず，Aさんとのコミュニケーションはすべて推測の域であり，ニーズを聴き取ることはまったくできなかった．デイサービスでは，スプーンを使用して1人で食事がとれるなど，できることが増えていった．また，ほぼ毎日デイサービスに通所するAさんはデイサービスの中でも中心的存在となり，意欲や発動性も改善していった．しかしその分，コミュニケーションがとれないことによる小さなトラブルも多く，やはり日常会話場面でみられるA

2. 重度失語症者に対する言語訓練

さんの「うなずき」や「首振り」の信憑性を高めることが急務と考えられた.

第3期～第6期（2002年12月～2006年4月）の訓練は，名前や日付など写字が可能となったものについては書き取りにするなど，できるようになったものは少しずつ難易度を上げていった．さらに，小学校1, 2年生で習う漢字のなぞり書き課題や，その漢字のうち絵で表せる語については「植物カテゴリー（木，花，竹など）」と「動物カテゴリー（犬，虫，牛など）」に分けるカテゴリー分類課題を試みた．また，「Yes－No応答」の確立を目的にカテゴリー分類課題を行った後に「動物ですか？」と質問を行い，○×で答える課題など，第3期訓練からは，理解力の改善に加え表出手段の確保も目的に，さまざまな課題を取り入れていった．しかし結局，名前・住所の書き取りや漢字の写字課題は可能になっていったが，それ以外は改善が認められなかった．

訓練は週1回（1回40分）の個別訓練を継続した．妻の仕事量が多く，ホームワークの導入には至れなかったが，第3期訓練を開始した頃より，デイサービスや家庭での生活が少しずつ安定し，夕食後は病前から好きだった巨人戦の野球中継を21時近くまで楽しむことができるようになっていった．また1年を経過した頃には，Aさんの状況判断はさらなる改善を示し，病院の待合室で顔見知りの人が通ると手を振るなどの行為が多くなっていった．

11. 第7回評価および結果のまとめ（発症から約3年10カ月）2006年4月

Aさんの日常生活場面での状況判断は改善していった．日頃利用しているデイサービスでは，他の利用者の付き添いとして介護者の人と病院に来ることがあったが，病院に来たときには必ず介護者の人を誘導し，言語訓練室にあいさつに来てくれた．発語面では「きょし」以外にもいろいろな新造語が増え，新造語Jargonとなることもあった．さらに新造語以外にも，「そう」や「はい」，笑い声も多く聞かれるようになっていった．

しかし，その一方検査場面には変化がみられなかった．訓練場面では，色や形態が同じ物の分類はできるようになっていったが，色や形態が異なると，同じ用途の物でも分類することができないなど，視覚的な情報のみを手がかりに課題を行っているようにみえた．このためAさんには，もっと意味理解に関する基本的な訓練の積み重ねが必要と考えられた．

12. 第7期訓練（2006年5月～12月）

1）訓練目的

意味理解および語彙理解の改善

2）訓練経過

訓練は個別訓練を週1回（1回40分）で継続した．Aさんは，色や形態が異なっても同じ用途の物は同じ仲間である，ということを理解できないなど，「概念」や「象徴機能」に障害があると考えた．そこで，もう少しスモールステップで経過を追うため，以前行っていた訓練課題は

すべて終了し，新たに意味理解に関する基本的な訓練として訓練課題④を行った．

|訓練課題④|　物品の仲間分け

妻に，家で使用している「コップ」「筆記用具」「歯ブラシ」でそれぞれ形態や色が異なるものを10個ずつ用意してもらった．用意された物品にはすべて名前を貼り，「コップ」「ペン」「歯ブラシ」と書かれた3つの箱の前に分けて置いた．箱には名前の他，使い方を表した動作絵も貼り付けた（**図6**）．

まず形態や色が異なっても，用途が同じ場合は同じ仲間に分類されることを理解してもらうため，それぞれの物品の使用方法をSTがジェスチャーで示し，Aさんにも模倣してもらった後，それぞれの箱の中に入れてもらった．Aさんは，ジェスチャーと，物品に貼った文字，箱に貼った動作絵を手がかりに分類が可能になった時点で，物品に貼られた名前やSTのジェスチャーを段階的に減らしていった．

次に物品をデジカメで撮り，物品同様に写真の分類を行った．そして写真の分類が可能になった時点で，「コップ」「筆記用具」「歯ブラシ」の『絵を絵カード2001』[3]から選択し，写真同様，絵の分類を行った．そして，これが可能となった時点で，箱に貼った動作絵を剥がし，絵と文字のマッチング課題にした．

経過：Aさんはジェスチャーが拙劣で，コップと歯ブラシは双方とも口を触るジェスチャーとなってしまった．また3つの物品の分類も行うことができなかった．しかし，3カ月を経過した頃より，ジェスチャーは拙劣なままであったが，3つの物品の分類は可能となった．写真の分類になると，物品の分類開始時同様に分類が困難であった．しかし，物品を提示し，物品が写真と同じものであることを丁寧に繰り返し教示することにより，分類が可能となっていった．さらに絵の分類でも同様の混乱があったため，写真と絵が同じものであることを教示したが，理解を得ることはできなかった．そこで，3枚の絵に対してそれぞれ5枚の写真の分類を行う，マッチング課題を補足した（**図7**）．そしてこれを行うことにより，写真と絵のマッチングが可能となり，少しずつ3つの絵の分類も可能となっていった．そして6カ月を経過した頃より，反応に時間を

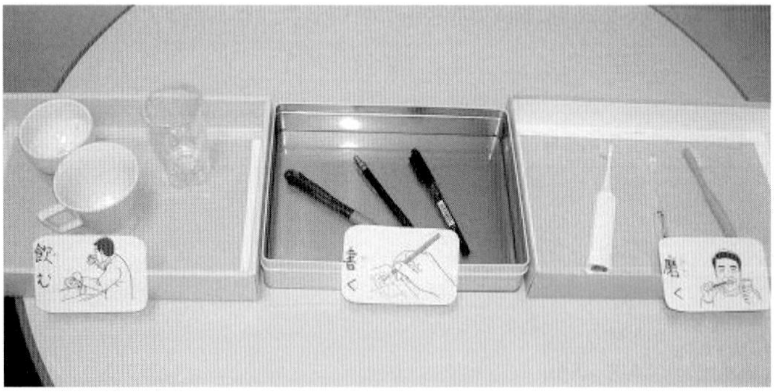

■図6　物品の名前分け

3）株式会社エスコアール

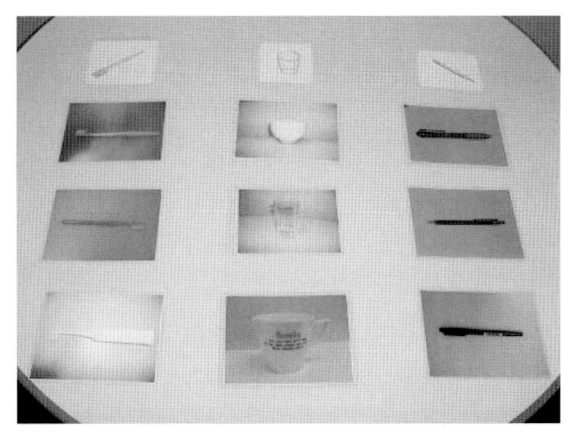

■図7　絵と写真のマッチング

要しながらも，絵と文字のマッチングが可能となっていった．

13. 第8回評価（発症から4年5カ月半）2006年12月

　重度失語症検査の導入部には大きな変化は認められなかった．しかし，非言語記号課題に改善がみられ，記号理解領域の「ジェスチャー理解」が3/5の正答率となった．また物品使用領域やジェスチャー表出領域も「歯ブラシ」や，「コップ」など練習した語については不完全反応ながら可能となり，描画領域でも「ボール」などの単純画については模写レベルで可能となってきた．さらにSLTAの読解項目では漢字単語が5/10，仮名単語が4/10と改善してきた．

14. 訓練を振り返って

　重度失語症者の場合，既成の評価が実施しにくく，症状の分析が難しいため，どこから訓練を行ったら良いのか悩むことが多い．筆者はそのような場合，言語の指示を要しなくても取り組め，なおかつ最終的には言語機能の課題につながっていくようなものから実施している．その課題の1つとして，同じ物品と物品を合わせる「マッチング課題」がある．この課題では，はじめに同じ物品同士のマッチングを行うことで，「同じもの同士を合わせてほしい」というこちら側の意図を失語症者に理解してもらい，次いで物品と絵，最終的には絵と文字のマッチングといったように読解や聴覚的理解の改善へとつなげていく．しかし，今回Aさんは，同じ色や形態の歯ブラシ同士をマッチングすることは容易にできるようになっても，それぞれの色や形態が変わってしまうと，同じ歯ブラシでもなかなかマッチングすることができなかった．つまりAさんには「概念」や「象徴機能」に障害のあることが示唆された．しかし急性期病院で重度失語症者と長期にかかわることの少なかった筆者は，成人失語は語の意味がわからなくても，それがもつ意味自体（色，形態が異なっても歯を磨くブラシであれば「歯ブラシ」である）の障害はないと考えていたため，Aさんの障害になかなか気づくことができなかった．結局，後半の言語訓練

では，家庭で使っている色や形態が異なる「歯ブラシ」「コップ」「ペン」を用いて，「色や形態が異なっても，同じ用途の物は同じ仲間である」という点が理解できるよう，動作絵やジェスチャーを加えながら入念に練習した．そうすることにより「概念」や「象徴機能」が改善し，物品と写真，写真と絵，絵と文字のマッチングが可能になっていった．このように今回，Aさんの言語訓練を行う中で，重度失語症者では，いろいろな症状が混在している可能性を常に念頭に置きながら，言語訓練を実施していくことの重要性を再確認させられた．

また，重度失語症者には，生活の場となる環境調整も重要であることを学んだ．Aさんがほぼ毎日のように利用していたデイサービスは，古い民家を改築して営まれている小規模なデイサービスだった．そのサービス内容もスタッフのギターに合わせて歌を唄ったり，レコードを聴いたり，近くの神社に参拝に行ったりして過ごすものだった．それでも，5人の利用者に対し，7人の若いスタッフがおり，スタッフの手はすべての利用者に行き届いていた．特に，話のできないAさんには，みんながさりげなく声をかけるため，Aさんは「何かに参加している」という雰囲気を感じることができた．そんな雰囲気が，面倒見の良かったAさんの性格を引き出し，活動性の改善につながったのではないかと思われた．利用者の多いデイサービスでは，スタッフの数が足りない分，失語症でコミュニケーションが取りにくくなった利用者への声かけは減りやすい．そのため，デイサービスに行っても孤独に1日を過ごす失語症者も多い．今回のAさんの様子を見て，重度失語症者の場合，利用者とスタッフが1対1対応となるくらい，スタッフが多いことが重要であると考えさせられた．

そして最後に家族の接し方の重要性も再確認させられた．Aさんは妻と3人の娘さんとで暮らす5人家族だった．ホームワークの導入は難しかったが，Aさんの妻は，言語訓練の場面に常に同席され，STとAさんのやりとりを家でも実行してくれた．そして，Aさんの現状説明についても良く耳を傾けてくれ，歯磨きや整髪，髭剃りもできないAさんに対しても，「一家の主」としての尊厳を損なわせることなく，家族の中心として働きかけていた．また，3人の娘さんたちも，学校や仕事から帰宅した家族団らんの場面では，必ずAさんのいるところで，学校や仕事場での出来事を話すなど，「父親」の役割を尊重していた．そしてAさんもそんな家族に対し，いつも柔和な表情を浮かべ，家族との団らん場面に参加していた．そんな家族の様子が，Aさんの改善意欲につながったのではないかと思われた．

今回のAさんの改善は，このすべての積み重ねのうえに成り立っているものと思う．一人ひとりが丁寧にかかわることにより，Aさんの活動性や訓練に対する意欲が築かれ，またそのうえでスモールステップを丁寧に踏んだ言語訓練が，理解の改善へとつながったと考えている．回り道をしたが，現在Aさんは物品からの段階的な手続きを取らなくても，絵と文字の結びつきが早くなり，また驚くことに短文の読解も可能となってきている．

最近では妻が，長女の結婚にいい顔をしないAさんに対して婚約者の名前を書き示したところ，「婚約者の苗字に×をつけ名前に○を書くことで，婿として迎え入れることは良いが，一人娘だから嫁に行くことは駄目だという意思表示をしてくれた」と嬉しそうに話してくれた．

（村西幸代）

3. 高齢失語症者に対する言語訓練

1 はじめに

　近年，患者さんの高齢化が進み，われわれSTにリハビリテーション処方が出される患者さんの平均年齢も高くなっています．高齢失語症者には若年者とは異なる特徴がみられます．失語症が重度化し，ウェルニッケタイプの失語症が多いとの報告もあります．また高齢者の場合，脳の多発性・び漫性病変によって活動性が低下した状態である全般的精神活動低下や認知症の合併が多くみられるようになります．運動障害性構音障害を合併することもあります．このように，言語障害が重複し複雑な様相を呈することが多い点が，大きな特徴です．そのことを理解しながら訓練を行うことが必要です．

　高齢者のリハビリテーションに際しては，より早くその人が病前好んで行っていた活動が取り戻せるように支援したいと考えています．リハビリテーションに「生活」の視点は不可欠です．旅行が好きな人だったら，どうしたら早く旅行に行きたいと思うようになれるか．友人・知人との交流が多い人は，どのようにしたら再び友人とコミュニケーションが取れるようになるか．しかしながら，高齢な患者さんは元気に過ごせる時間が若年者より少ないのです．言語訓練による機能回復を図る一方で，生活の再構築への支援も早期に取り組む必要があるでしょう．より効率的な言語訓練の実施，リハビリテーションの実践が求められるのです．

　言語臨床の基本的なステップは，若年者と高齢者で大きく変わることはありません．この章であえて高齢失語症者の言語訓練を取り上げているのは，高齢であることへの配慮が求められるからです．経験の少ない若いSTにとって，おそらく自分の祖父母ほどに年齢差のある患者さんの思いを推測しながら訓練することは大変なことでしょう．そこで本章では，高齢者の心理的側面にも触れながら，全般的精神活動低下や認知症に伴うコミュニケーション障害も対象に含めて高齢失語症者への訓練について述べます．

2 基本姿勢

　高齢者と向き合う時に最も大切な基本的な姿勢は，「敬愛」の気持ちを持って接する，すなわち敬い優しい気持ちで接することではないでしょうか．どんなに丁寧なことば遣いをしても，心が伴わなければ信頼関係を築くことはできません．高齢者はこちらの心を汲み取る力を有しています．それは長い人生経験の中で培われ備わった力です．認知症の人も鋭い感覚を保っています．判断にしにくくなった分，目前の話し手がどのような思いで自分と接しているかを，敏感に感じ取ろうとしているのではないでしょうか．

高齢者に接する際，筆者はその人が生きてきた時代を理解し，その人が歩んできたであろう人生に思いを寄せるよう心がけています．例えば，現在80代の人は，昭和のはじめに生まれました．過酷な戦争を体験し，戦中・戦後の物のない時代を生き抜き，そして日本の高度経済成長に貢献した人たちです．その人たちが生きてきた時代背景を知り，その苦楽に共感することで，敬いの気持ちが自然に湧いてくるように感じます．

3 基本的な注意事項

1. 意欲への配慮

訓練への意欲が高い人ばかりではありません．「この歳になってことばが話せなくなって」と，深く落胆している人も多いのです．まず訓練への意欲を高めてもらうことが必要です．他者とのコミュニケーションの楽しさ，人と交流することの暖かさを体験し，再認識してもらうステップが重要です．それにはSTは，リラックスした雰囲気で，過ごしてきた人生・生活・趣味などについて話を聞かせてもらうといいと思います．まずSTが楽しい良き話し相手となれることがポイントです．

対話の冒頭で日付や場所などの見当識を尋ねる質問をすると，「何日だろうね，関係ないからね」といった反応が返ってくることが少なくありません．特に入院中は日付がわかりにくくなるようです．最初の話題は体調や天気・気候のことなど，答えやすいものが良いでしょう．訓練がマイナスのイメージで終了するより，少しでも「よくできた」という印象で終えるほうが意欲の低下を防ぎますから，話題の配列にも注意を払います．

急性期の訓練では，まず訓練拒否をされないように心がけます．最初のSTに対して不愉快な印象を持つと，せっかく回復期リハビリテーション病棟やリハビリテーション病院に転床・転院しても，STへの悪い印象が払拭できず，新たな担当者とラポールを築くのに，より多くの時間が必要となります．それは高齢者にとって大きな心の負担です．体力とともに適応力が低下している人が多いのです．訓練により多くのエネルギーが費やせるように，環境作りに心がけたいものです．

2. 疲労への十分な配慮

多くの高齢者は疲れやすく，また疲労の回復には時間を要します．疲労すると，先程までうまくできていたことが，できなくなるものです．全般的精神活動低下を合併していると，疲労への判断ができないこともあります．自ら疲労を訴えず，疲労の有無を尋ねても，「大丈夫」と無理をすることもあります．認知症があると，疲労への感受性が低下することがあります．そのような場合は，よほど疲労しないと疲労感を実感できません．表情や活気は一番正直な疲労のサインです．訓練開始時の表情・活気に対する印象を記録しておき，疲労してきたと感じたら，休憩を入れたりあるいは訓練を中止することも必要です．疲労への配慮は効率的に訓練を進めるための

工夫にもなります.

4 情報収集

個々の患者さんに合わせた訓練を行うには，以下のような情報を収集しておくとよいでしょう．

1. 病前の生活・性格

リハビリテーションの最終目標は「その人らしい生活の再構築」にあります．病前の数年間の生活パターンは，今後の生活の方針を考える際に重要な指標となります．それは，その人の価値観を反映しており，体力的・経済的・環境的に可能な範囲の生活と捉えるべきでしょう．もちろん，望ましいとは言えない生活を送っていることもあります．そういう場合は，なぜその人がそのような生活パターンで過ごすことになったのか，その背景について情報収集する必要があります．

外出が好きか，あるいは大勢で過ごすことに抵抗感がないかどうかは，重要なポイントです．病前の様子を本人や家族から聞いて，それを参考に友の会や言語リハビリ教室・デイケアなどの参加回数を検討します．社交的で，大勢で過ごすことが好きな人は，友の会などへもなじみやすく，参加することがすぐに楽しみとなります．一方，もともと家で静かに過ごすことが好きだった人が，ことばの回復のためにいきなり外出の機会を増やされるのは苦痛なことです．集団への参加を好まない人も少なくありません．

初めて友の会に参加するときは，会になじむことができるかどうか誰でも心配なものです．可能ならば，STが同行したほうがよいでしょう．参加を重ねて顔なじみができ，楽しいと思えるようになるまで，手助けや励ましを行っていきます．

病気や加齢に伴い性格に変化が生じることもあります．以前好まなかった集団に抵抗感が小さくなることもありますし，反対に集団への参加に神経質になることもあります．今の状態をよく観察し，無理のない判断をするように心がけます．

2. 趣味

趣味についての情報は，訓練を楽しく導入していくために欠かせません．趣味とまではいかないにせよ，好きなことや興味あることが何かを必ず知っておきましょう．好きなテレビ番組や好きな食べ物，旅行の話なども，会話を盛り上げるのに役立つ話題です．むかし遊んだお手玉やおはじき，折り紙，あやとりなどを，訓練の合間に挟むと，気持ちが和やかになったり，気分転換になったりします．またそれがきっかけで，気難かしい患者さんであってもラポールが取れるようになることもあります．

3. 家族構成

　90代の長寿の人では，子どもさんが先に亡くなっていることもよくあることです．いきなり子どものことを尋ねて悲しい思いをさせては気の毒です．配偶者と死別している場合は，それが何年前のことであるかも知っておくべき情報です．配偶者との死別は多大なストレスであることが多く，不安症など精神症状を引き起こすこともあります．死別が最近の出来事である場合は，最初は避けるべき話題でしょう．

4. 介護保険

　退院後に精神活動や言語活動を維持するうえで，介護保険のサービスを上手に利用することは大切です．デイケアやデイサービスの利用には介護保険の申請が必要です．入院中から申請することができますから，未申請の場合はメディカルソーシャルワーカーに相談して，早めに申請の準備をしたほうがよいでしょう．しかし失語症者の場合には，デイサービスなどに溶け込むのが難しく，かえって辛い思いをさせてしまうこともあります．その施設にSTがいるかどうか，どんなことをしているのか，日頃から情報を収集しておくとよいでしょう．

5 検査

1. 検査実施前の心構え

　言語検査や知能検査は，例えば関節可動域のような運動の側面を測る検査よりも，苦痛となるようです．「頭が悪くなった」と落ち込んだり，プライドが傷つけられたという思いをする患者さんもいます．そのことに十分に思いを寄せながら，目的を持って検査を実施するという心構えが必要です．

　検査は信頼関係を築いてから行いますが，それまでに実生活でのコミュニケーションにどのような場面で困っているか，その内容や程度を知っておくことは必要です．FIMのコミュニケーションレベルなどを活用するのも一つの方法です

　ここで一例を挙げてみましょう．その患者さんは重度のブローカ失語の女性でした．発語失行が重く自分の名前も発話できない状態でした．右不全麻痺も重度で車いす生活でした．もともと努力家で何でもよくできる人でしたので，検査の結果にも敏感でした．できないと深く落胆してしまうため，検査はできるだけ控えていました．状況判断力が良好で，日常生活では理解面での支障は特にありませんでした．訓練場面でも課題の理解や簡単な指示理解は可能でした．訓練から1年を経て単語レベルの聴覚的理解はどれほどかを調べたくなり，SLTAの「単語の理解」（「聴く」）を実施してみると，1問目からできませんでした．状況判断力が良いその人は，「もう一度聞いてください」の声かけに自分の答えが誤答であったことを直ちに理解し，深い嘆息をつきました．検査は2問で中止しました．絵カードやSLTAを用いずに理解力を見る工夫をすべきであっ

たことを改めて反省しました．

2．体調の確認

　体調不良のときは，検査の実施は避けたほうが良いと思います．入院患者さんの場合は，その日のバイタルサインを必ず確認します．外来の場合は体調を直接尋ねます．数日間の食欲や日中の過ごし方も体調の把握の参考となります．このことは高齢の人に限ったことではありませんが，高齢者の場合は，特に健康状態に検査結果が左右されやすくなります．体調が思わしくないときに検査を実施した場合，例えば風邪ぎみだが訓練を中止するほどでもないときなど，その旨を検査記録に書きとめておくとよいでしょう．後日，評価をする際に参考になります．

3．検査の実施時期・検査時間

　病識や意欲が欠けていると，検査に拒否的となることもありますから，無理せずに患者さんの状態の良いときを選んで検査を行います．
　疲労してくると，集中力が落ち，反応が投げやりになりがちですから，適当な時間に休みを入れる必要があります．個人差も大きいのですが，筆者は15分位をめどに，患者さんの表情が穏やかか，笑顔があるかを確認するようにしています．

4．聴力・視力の確認

　聴力・視力の状態については事前の把握が必要です．難聴がないか，白内障はないかなど，本人だけでなく，念のため家族にも確認します．補聴器や眼鏡を使用している際には，それらを訓練に持ってきてくれるよう，入院中なら看護師に，外来なら家族に依頼しておきます．
　「見えない」ことを患者さんが申し出ないこともあります．よく見えなくても，「見えますか」と問われれば「はい」と答えることもありますから，注意が必要です．何度も紙面を顔に近づけたり離したりしているときは要注意です．老眼のため，小さな活字は見えにくいのかもしれません．認知症があると，まわりの人はすべてを「認知症だから…」と納得しがちです．誰にも気づかれずに，老人性難聴が進行していることもあるでしょう．大きな音などへの反応の観察が必要なときもあります．

5．全般的精神活動の把握

　全般的精神活動低下の有無を把握しておくことが，正確な検査の実施および結果の解釈に欠かせません．全般的精神活動の状態は，検査をせずに患者さんの行動の観察から把握することも可能です．

①活気があるか

体力や意欲が低下していると,「何となく元気がない,覇気がない」といった印象を受けます.そのように感じるときは,昼夜逆転の有無,睡眠時間,睡眠剤服用の有無,食事・水分の摂取量などが全身状態に影響していないか確認します.特に急性期では,医学的検査や持続的な点滴のために疲労していることもあります.このような時期は無理に検査をするのではなく,言語・行動観察を主に行います.

②表情

場面に応じて表情に変化があるか,笑顔があるかは重要な観察ポイントの一つです.他者と笑顔で対応できるようになるためには,まず相手をコミュニケーションする相手と認識し,笑顔で接すべき社会的場面としての認識がなければ笑顔にはならないでしょう.そういう点では,苦痛より多くの脳内活動が必要と考えます.全般的精神活動が低下している場合に限らず,うつ的傾向があるときや,すでにうつ病を罹患している場合,認知症の場合にも「仮面様」の表情を呈することがあります.また,加齢に伴ってうつ的傾向になっている人も多いものです.

③発動性

コミュニケーション場面で,問いかけには応じるが尋ねられたことにだけ答え,自分からは話そうとせず,話題が発展しないときなどには,全般的精神活動低下を疑います.また生活場面では,身体は動くのに特に何もせず,ただ座っていたり寝ていたりするなど,身体麻痺の程度に相応しないADLの低下が見られる場合,またそのADL動作ができたりできなかったりといった浮動性がある場合なども,全般的精神活動低下を疑ってみる必要があるでしょう.

6. 通常の検査実施が困難な場合

通常,患者さんとの信頼関係を築いた後,体力や精神的な問題などが特になければ,各施設で用いられている検査を実施します.言語機能の検査としては,SLTAやWAB失語症検査が一般的です.コミュニケーション能力の検査には,実用的コミュニケーション能力検査(CADL)があります.ただし検査に拒否的な患者さんに対しては,無理に検査をすることは避けるべきでしょう.

言語障害が重度で通常の検査課題が理解できない場合は,障害の把握が難しくなりますが,自由会話を行う中で可能な課題を実施しながら評価することも可能です.その人にとって興味ある話題で,まず対話に対する自発性を引き出してください.ゆっくり時間をかけその人が笑顔で話せるようになればよいでしょう.質問内容は体調や家族の来院などの身辺事情に関するものがよいでしょう.初回時は名前・住所・趣味などを尋ねますが,その際応答できない場合は次のようにすると評価の手助けとなります.

①「Yes-No」で答えられる質問

音声言語での意思伝達が困難な場合,「Yes-No」の応答ができるかどうかが重要なポイントであることは言うまでもありません.答えが「Yes」のとき,うなずくことはできても,失行のため随意的に首を横に振って「No」を示せないこともよくあります.何を聞いても「Yes」と応

答する時は，聴覚的理解力が重度に低下しています．

②文字カードの提示

例えば名前も言えない場合，名前をいくつか文字で提示し，その中から自分の名前を指差してもらいます（漢字を1/2～1/3選択で提示します）．その時たとえ誤答であっても，指差しができるかも確認しておきます．重度に精神活動が低下していると，選択する・指差しをすること自体も困難になることがあります．

③名前の書字・写字

名前が言えないときは書字を，書字も困難であった場合は写字を求めます．写字の結果から，半側空間無視や構成障害などの有無が推測可能です．また鉛筆や消しゴム・文鎮などの道具の使用が正しくできているかを確認することで，失認の評価も可能です．また失行の有無も推測できます．

④日付・天気・時刻などに関する質問

日付・天気・時刻などを尋ねると，室内を見渡しカレンダーや時計を探そうとする意欲や知的能力が保たれているか，数字を指で示すなどの非言語的コミュニケーション手段の活用ができるかがわかります．

対話はベッドサイドのほうがより反応を引き出しやすいことが少なくありません．家族の写真や家族が持ち込んだ思い出の品物があったり，見舞いに来た人が贈った花が飾ってあったりするからです．そのような物を話題の題材にすると，患者さんはリラックスし，話もしやすくなるのです．写真や花を指差して家族の来訪を知らせるなど，非言語的手段を活用する場面も確認しやすくなります．言語室で絵カードや文字カードを指差すより，ずっと実際のコミュニケーション場面での指差しのほうが，患者さんにとっても動機づけが容易となります．まずはリラックスした環境と雰囲気のもとで，患者さんの自発性を引き出すように心がけながら信頼関係の構築に努め，後日また必要に応じて検査の実施を試みます．

7. 検査課題の理解

全般的精神活動低下や認知症などを合併していると，典型的な失語症に比べ，検査課題をなかなか理解できません．検査の前に，より簡単な課題で試行的に行ってみる必要があるかもしれません．表情や反応をよく観察し，心配があれば説明を繰り返し，理解したかどうか確認します．

6 目標の設定

目標設定の際，高齢者の場合には特に意欲の側面への考慮が必要です．
意欲が損なわれている患者さんに対しては，筆者は，生きることへの意欲，生活への意欲，失われた機能回復への意欲の順で，まず意欲の向上を図るべく目標を設定しています．最大限の機能回復は誰しもが望む願いであり目標となります．一方で高齢の人の多くは，少しでも早く住み慣れた家に戻りたいと思っています．入院中であればまず自宅に戻ること，外来であれば笑顔が多

く見られるような生活を取り戻すことではないでしょうか．

7 訓練

1．基本的な考え方

1）実用的なコミュニケーション手段を確立するための訓練を重視する

　高齢であればあるほど多くの人はできる限り，今までに築いた人間関係，生活環境の中で暮らせることを望むようです．安心して暮らせることが，まず大切なのだと思います．その「安心」を維持するためには，とりわけ家族そして親しい人たちとのコミュニケーションを保つことは欠かせないポイントです．できるだけ早期に，患者が活用可能なコミュニケーション手段を見出し，実用的な活用を促していくことが大切です．

　全般的精神活動の低下や失行などを伴わない患者では，ジェスチャーや描画などの非言語的コミュニケーション手段の活用が自然にみられるようになることもあります．カードの指さしが，非言語的手段の活用のきっかけになることもあります．そのような場合はさらに活用を促します．多くの場合，最初はジェスチャーなどの訓練にはなじみにくいものです．非言語的コミュニケーション手段の活用の練習は，グループで行ったほうが導入しやすいようです．他の患者と一緒に行うことで動機づけが得られやすく，また患者・家族の音声言語へのこだわりも早期に軽減できるのではないかと考えます．できる限り家族にも参加してもらうほうが効果的です．活用可能となった手段は，他職種のスタッフにも情報提供を行い，実際に活用してもらうように依頼します．数字を指で示すなどの手段は，患者にとっても獲得しやすく，ST訓練以外の場面でも活用しやすいものです．例えば，PT訓練などで希望する運動練習の回数や時間を尋ねるときに活用可能です．

　また患者の意思を問うような場面を積極的に設けることも必要です．例えば窓やカーテンの開閉の希望について尋ねてみたり，書字の際に希望する鉛筆を選んでもらったり，いろいろと工夫できるでしょう．STも積極的に非言語的手段を活用しながら話しかけます．訓練場面で意思伝達ができると自信にもつながり，何も伝えられないとあきらめていた人が，自分から要求を伝えようとするようになることもあります．

2）「できること，保たれている」機能をのばす

　「できた」という達成感・自信といった精神面への配慮も重要です．できないことに着目するのではなく，保たれているモダリティー・できる課題を積極的に実践すべきでしょう．できること，保たれている機能をのばすことを訓練の目標にしていくほうがよいと考えます．「この歳になって今さら」と感じさせてしまうと訓練拒否も招きかねません．

　特に急性期でまだ言語障害に対する病識も不確実な時期です．訓練開始早々に絵カードなどを提示すると，プライドを傷つけられたと思う患者もいます．絵カードより文字カードのほうが，抵抗感は少ないようです．急性期はまた，日に日に発話面の改善も期待できる時期です．そのよ

うな時は絵カードなどで課題的に関わるより，自由会話をしながら，ことばを引き出していくという視点で関わるようにしたほうがよいでしょう．家族の写真や思い出の品も，自由会話の題材や教材として有用です．

2．訓練時間

　疲労は極力避けるべきです．若年者も疲労しているときには種々の機能が低下しますが，高齢者の場合は疲労による影響を受けやすく，またその回復にも時間を要します．理学療法や作業療法も受けている患者さんに対しては，他の療法との時間間隔に配慮しましょう．連続して訓練を受けることは避けたほうがよいでしょう．入浴も疲労を伴います．入浴直後の訓練も避けたいものです．

　入院中はベッドで臥床する時間が増えます．ベッドで臥床すればどうしても入眠しがちです．こまめに起きて活動する機会があるほうが日中の覚醒も促され，昼夜逆転なども起きにくくなります．急性期のベッドサイドでの訓練では，頻回に訪室して5〜10分程度の短時間の訓練を行うこともあります．意識障害から回復直後で，覚醒が不安定な時期に効率的に訓練を進めるためには，できるだけ覚醒が良い時間帯に訓練をする必要があります．カルテの看護記録は覚醒の状態を知るのに役立ちます．理学療法などの運動による刺激によって覚醒が良くなった直後に，短時間の言語訓練を行うこともあります．入院中であれば午前と午後に分けて訓練を実施するのもよいことです．1回の訓練時間は入院中の開始時は20分位から徐々に増やすほうがよいでしょう．

　入院当初は病院の環境にまだ慣れない中で医学的検査も多く，疲労を招きやすい環境にありますので，より細かい配慮が必要です．検査によっては大変な苦痛や疲労を伴うものも少なくありません．例えば，骨髄穿刺を行う髄液検査の後は，一定時間の安静が必要です．あらかじめ，いつどのような検査を受けるのか，知っておく必要があります．検査に対する基本的な知識も学んでおきましょう．透析を受けている患者は透析の後は非常に疲労していますので，あえて透析日には訓練をしないという方針を立てることも必要です．

3．訓練期間

　誰にとっても入院は精神的苦痛を伴うものです．体力・気力が低下傾向にある高齢者にとっては，よりその負担も大きいのです．入院中であれば最大限の機能回復が得られた時点を退院とするのではなく，在宅での暮らしが何とか可能なレベルで，できるだけ早く退院する方針で入院期間を設定するほうがよいでしょう．

4．教材

　教材は見ただけで取り組む意欲を失わないこと，見やすく眼精疲労を招かないことに配慮しま

す．教材の活字は大きく，行間があいていたほうが見やすくなります．全体の文字数も，患者さんの意欲や注意持続力を考慮して適切な文字数にします．全般的精神活動低下や認知症を伴うと，集中力が乏しく，また易怒的傾向にあります．できる課題を実施しているときは穏やかでも，難しい課題を提示した途端に，怒り出すことがあります．課題の難易度には特に注意が必要です．

5．不穏への対処

　点滴や経鼻経管栄養の管を自己抜去する高齢者は多く見られます．ルート管理のため病棟では家族の承諾のもと，手にミトンを装着したり抑制帯を使用します．しかしながら，ミトンや抑制帯の装着はしばしば不穏を招きます．「これ取ってください」「はさみを貸してください」と頻回に訴えます．そのような不穏の出現はコミュニケーションの成立の妨げとなります．
　ある程度意思伝達が可能であったウエルニッケ失語の患者が，点滴のためミトンをされた途端不穏になり，ことばも意味不明な発話が増えてコミュニケーションが取れなくなったことがありました．食事開始となり点滴が取れると，再びコミュニケーションが取れるようになりました．不穏になる原因を探り，その原因の解消を目指す必要があります．
　言語障害に嚥下障害も合併している場合には，当面は経口摂取へのアプローチに時間を費やす必要があるかもしれません．どうしてもルート管理のためミトン装着が必要な患者に対しては，訓練中STの目が行き届く限りミトンをはずします．しかしながら一瞬でも目を離す際は再びミトンを装着します．特に経鼻経管栄養管の抜去は誤嚥性肺炎を招く危険性があり，注意を要します．不穏などの情動面への適切な対応はきわめて重要です．

6．生きる意欲・生活意欲が低下している患者への配慮

　病気を発症後，あるいはその以前からであっても，生きる意欲・生活意欲が低下している状態では，積極的に言語訓練を行っても，効果は得られないでしょう．まず，生きる意欲・生活意欲を少しでも改善させるための取り組みが必要です．訓練室から見える景色がよいと，訓練室へ来るだけでも楽しみとなり，また気分が良くなり，発話が増えることがあります．また狭い病室から外へ出て，空や木を眺めたり，屋上で外気に触れるなど心地よい環境に置かれるだけで，表情が改善します．「入院」という環境は大変苦労の多いものであり，本人だけの努力ではそのストレスはなかなか解消できないのです．高齢になると解消する力も弱くなります．ストレスを解消するための手助けが必要です．
　自発性を引き出すためには訓練プログラムの工夫がポイントとなりますが，筆者の経験ではグループ訓練も有用な手法の一つです．若年のグループ訓練と同様に仲間がいること，その中で誰かが頑張っていることが自然に意欲を引き出していくものと考えます．

7. 全般的精神活動低下によるコミュニケーション障害への対応

物井[1]は全般的精神活動低下に伴うコミュニケーション障害を，以下のように特徴づけています．

① STの働きかけに対して注意を向けることが難しい，あるいは何度も刺激を与えられたり促されたりすると反応することができるが，反応の量は少なく，かつ弱い，などの理由により，コミュニケーション活動が低下している．

② 反応が緩慢，逆に反応は速いがずさん，反応の保続，などにより，コミュニケーション活動に異常がある．

③ 日時，場所，人に関する誤り，記憶に関連した誤り，論理性の欠如，首尾一貫性のなさなどにより，伝達内容の信頼性が低下している．

などいわゆる狭義の言語障害のみでは説明がつかないが，コミュニケーションに重大な支障を及ぼす行動特徴の総称であるとし，高次脳機能，すなわち記憶，知的機能，注意・集中力などの障害や意欲の低下，抑鬱状態，さらには全身的な体力の減退，易疲労性などによって生じたものと考えられると述べています．

全般的精神活動低下に伴うコミュニケーション障害の訓練プログラムの開発は，今後取り組むべき領域の一つです．筆者の経験では少人数での会話を主体とするグループ訓練は，効果的でした．3～5人の少人数でのグループで，会話を主体とする訓練を行い，MMSEに改善を認めたので，その訓練方法を紹介します．訓練課題は以下の4つで，訓練時間は30分でした．

①見当識課題

日付・季節・病院名などの見当識について尋ねた後，紙に正解を書き全員で確認します．

②自己紹介

参加者全員に自己紹介を求めます．住所や好きな季節などあらかじめ自己紹介してほしい内容を決め，紙に書いて提示しておくとよいでしょう．そのほうが，スムーズに発話できるようです．

③言語課題

患者さんごとに話題を2，3枚のカードにて提示し，話したい話題の選択を求めます．好ましい話題としては，「出身地」「子どもの頃の遊び」など昔の思い出につながるもの，日常生活の中で繰り返しが多い体験となる「好きなテレビ番組」「好きな食べ物」などがあります．一方，避けたほうがよい話題としては宗教・政治に関するもの，時に家族の話です．

患者が選択した話題を音読後，STが発話を促します．音読は可能な患者が多いので，発話がうまく引き出せないときに，ことわざを音読してもらうなどでもよいと思います．

④ストーリーの簡単な4コマ漫画の絵画配列課題

4コマ漫画を切り離したものをランダムに提示し，正しい順序への並べ変えを求めます．

会話を主体とするこのような訓練では，評価しにくい点が問題となります．評価項目としては，発話内容や発話量に限らず，表情・他者への注目や関心，傾聴態度も重要です．評価方法は訓練

---

1) 物井寿子：老人のコミュニケーション障害－臨床現場から．音声言語医学　32：227-234, 1991

表7　評価表（河北総合病院版）

	月　日		月　日		月　日		月　日		月　日		〈評価の視点〉
覚醒	良	不良	良	不良	良	不良	良	不良	良	不良	訓練中，開眼維持しているか
情緒	良	不良	良	不良	良	不良	良	不良	良	不良	情緒は安定しているか
意欲	良	不良	良	不良	良	不良	良	不良	良	不良	訓練に参加することに意欲的か
注意（選択）	良	不良	良	不良	良	不良	良	不良	良	不良	呼名や促しに対し，速やかに注意を向けられるか
注意（持続）	良	不良	良	不良	良	不良	良	不良	良	不良	ST及び他患の話や課題に対し，注意を持続できるか
挨拶（自発）	可	不可	可	不可	可	不可	可	不可	可	不可	自発的に挨拶ができるか
（復唱）	可	不可	可	不可	可	不可	可	不可	可	不可	促せば挨拶するか
名前を言う	可	不可	可	不可	可	不可	可	不可	可	不可	自己紹介課題で，名前の発話ができるか
月を言う	可	不可	可	不可	可	不可	可	不可	可	不可	見当識課題で，月を正答できるか
日を言う	可	不可	可	不可	可	不可	可	不可	可	不可	見当識課題で，日を正答できるか
課題選択	可	不可	可	不可	可	不可	可	不可	可	不可	言語課題で，話したいテーマを選択できるか
課題音読	可	不可	可	不可	可	不可	可	不可	可	不可	言語課題で，選択したテーマを音読できるか
課題発話	可	不可	可	不可	可	不可	可	不可	可	不可	言語課題で，自発的に発話が可能か
テーマと発話との整合性	可	不可	可	不可	可	不可	可	不可	可	不可	言語課題での発話は，選択したテーマと整合性があるか
対話態度（傾聴）	良	不良	良	不良	良	不良	良	不良	良	不良	訓練中，STや他患の話を聴く態度は良好か
対話態度（応答）	良	不良	良	不良	良	不良	良	不良	良	不良	訓練中，STや他患が話し掛けた際の応答態度は良好か
迷惑行為	有	無	有	無	有	無	有	無	有	無	大声を出す，制止を無視し話し続ける，などの迷惑行為の有無
アイコンタクト	有	無	有	無	有	無	有	無	有	無	訓練中，STや他患が話し掛けた際視線が合うか
表情の変化	有	無	有	無	有	無	有	無	有	無	訓練中，笑顔になるなど，表情の変化はあるか
認知課題施行	可	不可	可	不可	可	不可	可	不可	可	不可	認知課題で，趣旨を理解し，絵カードを並べ替える行為が可能か
認知課題正答	可	不可	可	不可	可	不可	可	不可	可	不可	認知課題で，並べ替えたカードの順序が妥当かどうか

名前 ＿＿＿＿＿＿＿＿＿＿　年齢（　　）才
原疾患 ＿＿＿＿＿＿＿＿＿　発症からの期間（　　）か月
既往 ＿＿＿＿＿＿＿＿＿＿　転帰（　　　　　）
MMSE成績　集団参加前：／30　集団参加後：／30

中に簡便に評価できるものでなければ現実には運用は難しいでしょう．筆者は，覚醒，情緒，意欲，注意，挨拶，名前の表出，見当識，言語課題，コミュニケーション態度，迷惑行為，非言語的コミュニケーション行動，認知課題に対し（＋）か（－）の2段階評価を行いました（**表7**）．

訓練場面のみならず，療養型病院など入院期間が長く長期的な観察が可能であれば，看護師や他部署のスタッフにも評価してもらえるものを工夫するのもよいでしょう．

8. 認知症を合併する患者への対応

認知症を合併する患者は，今後増加することが予想されます．入院中は特に認知症が増悪しないよう適切な対応が求められます．認知症が前景に出ている患者さんと接する際は，最初は何か特別なことをしなくてもよいでしょう．頻回に顔を合わせるように心がけ，挨拶をするだけでもよいのです．そのようなかかわりの中で，評価できるポイントもあります．STの顔を覚えられるか，挨拶に応じるか，表情の変化はあるか，手振りに応じるか，昨日との違いはあるか，などです．

全般的精神活動低下を伴う場合と同様，認知症を伴う場合もグループ訓練により，思わぬ反応を引き出せるものです．他職種のスタッフと共同して行うことにより，訓練プログラムのバリエーションを増やすことができます．筆者が勤務していた病院では，個別訓練以外にSTとOTが協力して1回1時間，2回／週のペースでグループ訓練を行っていました．参加人数はスタッフ1名に対し患者3人くらいになるよう調整を行います．OT主導で行うプログラムは塗り絵や折り

表8 集団訓練評価表（河北総合病院版）

病棟　　氏名　　　　　　　　　殿	PT　　OT　　ST									
訓練時間1時間に対して	月　日	月　日	月　日	月　日	月　日	月　日	月　日	月　日	月　日	月　日
①車椅子の乗車時間(30分)　　　(身体耐久性) 1. 問題なく乗車できる 2. 疲労あるがなんとか座位保持できる 3. 座り直し・ポジショニング等の介助で座位保持できる 4. 頻回に体位を変えてもできない	1 2 3 4	1 2 3 4	1 2 3 4	1 2 3 4	1 2 3 4	1 2 3 4	1 2 3 4	1 2 3 4	1 2 3 4	1 2 3 4
②ゲームに参加できる　　　(意欲) 1. 積極的に取り組める 2. 促せば取り組める 3. 促せば部分的に取り組める 4. 促しても取り組めない	1 2 3 4	1 2 3 4	1 2 3 4	1 2 3 4	1 2 3 4	1 2 3 4	1 2 3 4	1 2 3 4	1 2 3 4	1 2 3 4
③迷惑行為(騒ぐ、邪魔をする)をしないで参加できる(社会性) 1. 問題なくできる 2. 1～2回の声掛けでできる 3. 3回以上の声掛けでできる 4. できない	1 2 3 4	1 2 3 4	1 2 3 4	1 2 3 4	1 2 3 4	1 2 3 4	1 2 3 4	1 2 3 4	1 2 3 4	1 2 3 4
④他者への注意・関心　　　(コミュニケーション) 1. 自らできる 2. 1回の促しにより注意を向けることができる 3. 数回の促しにより注意を向けることができる 4. 注意を向けることができない	1 2 3 4	1 2 3 4	1 2 3 4	1 2 3 4	1 2 3 4	1 2 3 4	1 2 3 4	1 2 3 4	1 2 3 4	1 2 3 4
⑤模倣動作(体操)を行える　　　(環境適応) 1. よくできる 2. 大体できる 3. 時々できる 4. できない	1 2 3 4	1 2 3 4	1 2 3 4	1 2 3 4	1 2 3 4	1 2 3 4	1 2 3 4	1 2 3 4	1 2 3 4	1 2 3 4
⑥その他										

表9 問題点リスト（河北総合病院版）

問題点リスト

初回（　年　月　日）　　　終了時（　年　月　日）

初回	終了時			
□覚醒不十分	□覚醒不十分	□変化なし	□やや改善	□改善
□活気の低下	□活気の低下	□変化なし	□やや改善	□改善
□発動性の低下	□発動性の低下	□変化なし	□やや改善	□改善
□発話意欲低下	□発話意欲低下	□変化なし	□やや改善	□改善
□食思不良	□食思不良	□変化なし	□やや改善	□改善
□不穏(さみしさ、適応障害による)	□不穏(さみしさ、適応障害による)	□変化なし	□やや改善	□改善
□抑制帯(徘徊を含む)	□抑制帯(徘徊を含む)	□変化なし	□やや改善	□改善
□異常行動	□異常行動	□変化なし	□やや改善	□改善
□昼夜逆転	□昼夜逆転	□変化なし	□やや改善	□改善
□離床拒否	□離床拒否	□変化なし	□やや改善	□改善
□抑うつ傾向	□抑うつ傾向	□変化なし	□やや改善	□改善

紙，季節に合わせた作品作りなどです．塗り絵にするか貼り絵にするかなど，何をするかは個別に評価をして決定します．複数の人とコミュニティを形成した環境下で個別訓練を進める形になります．STは季節や出身地などを話題にコミュニケーショ訓練を担当します．最後に参加者全員で円陣となって体操をし，季節に合わせて歌を歌います．評価は参加中の態度や様子を中心に簡単なチェックを行いました（**表8**）．また病棟での生活上の問題点の変化も評価してみました（**表9**）．

評価で明らかな変化は得られなくても，グループ訓練では多くの患者さんが「楽しかった」と感想をもらします．コミュニティが形成されることにより仲間意識が生まれ，安心感がもたらされるのではないでしょうか．認知症の患者さんにとって，「安心感」は考慮すべき点です．安心

して生活できる環境作りも訓練プログラムの一つと考えます．

9. 嚥下障害を合併している場合

　嚥下障害が合併している場合には，入院中であればまず経口摂取の可否判断を行っていくこと，安全な経口摂取の維持に取り組む必要があります．

　家族にとっては口から食べられるかが自宅退院の可能性の決め手になることが少なくありません．また言語障害が重度の際には，食事介助がコミュニケーションを引き出すよい機会となります．「食べる」という行為は誰にとっても楽しみだからです．食事のメニューや味付けに関する話題は患者にとって関心が高く，コミュニケーションの動機づけも容易です．「美味しいですか」「これは好きですか」と声かけして Yes-No 反応を引き出します．甘いデザートを食べている時に「苦いですか」と尋ねれば理解力の評価・訓練にもつながります．食事介助は嚥下訓練とコミュニケーション訓練を同時に実施することができる良い機会です．

8 家族支援

　家族支援も言語訓練の重要な側面の一つです．高齢な家族に対してはその重要性はより高くなります．

　家族指導のポイントは，笑顔のある生活をできるだけ早期に取り戻すことの重要性を説明していくことではないでしょうか．家族も言語障害の出現に戸惑い落胆しています．けれども最も問題なのは笑顔のある生活が取り戻せないことです．その点をきちんと最初に伝えておくことです．ことばがうまく話せなくても，笑顔が多い生活ができている場合には，一番大切なことが達成できていることを評価し賛辞のことばを伝えます．家族にとっては励みとなり，また安心することができるのです．コミュニケーションが取れないことで家族が動転してしまうと，患者さんの不安は増すばかりです．そのためにも家族に実用的なコミュニケーション方法について指導していきます．家族に精神的な苛立ちが見られる場合は，患者さんが言っていることが理解できない時も，できる限り穏やかに接していただくようお願いする必要もあります．

　家族の健康を気遣い，たびたび声かけをするのもよいでしょう．家族の愚痴にも共感的態度で傾聴しましょう．「頑張ってください」と言われると愚痴はこぼせません．「大丈夫ですか」と声かけしたほうが愚痴はこぼしやすいものです．家族のストレスの軽減を図ることは，患者さんにとってコミュニケーション環境の改善につながります．

　高齢な家族への指導に際しては，「難しいことではない」という印象を与えることが重要です．家族に対しても意欲が高まるよう配慮します．説明は短いことばで端的に伝えます．必要に応じて，説明した内容のメモ書きを手渡します．家族に説明に対する理解力が保たれているか，推測することも必要です．主たる介護者が軽度の認知症を患っていることもあります．長期的な介護の中でうつ病などを患うこともあります．そのような場合は，複数の家族に説明を行う必要があります．家族の問題点に気づくことも大切です．

⑨ 地域での暮らし

　入院期間は短期間のほうが望ましいのです．したがって，地域につなげることも早期に考えて準備する必要があります．地域で利用可能なサービスには友の会，言語リハビリ教室，作業所，地域の自主グループ，デイケア（通所リハビリテーション），デイサービス（通所介護）などがあります．デイケア，デイサービスの利用には介護保険の申請が必要です．行政が独自に地域サービスを工夫していることもあるでしょう．患者の居住地の地域サービスに関する情報収集を行っておきます．行政の福祉窓口に尋ねれば情報が得られるはずです．

1. 地域サービスへつなげる

　多くの高齢者が介護保険の導入後，デイケアやデイサービスを利用しています．しかしながら一方でせっかく参加しても孤立したり，参加に拒否的となる言語障害者も多く見られます．このような傾向は高齢者に限ったことではありません．言語障害者はコミュニケーションが取りにくいために交流が積極的に行えず，言語障害がない人々の集団の中では孤立しやすいのです．最初の参加につまずくと，そのマイナスの記憶からなかなか脱却できません．

　円滑なデイケアやデイサービス参加には，配慮や工夫が必要でしょう．先に失語症友の会や言語リハビリ教室などへの参加を勧めると良いかもしれません．言語障害のある人の集まりの中で，他者とのコミュニケーションを楽しめるようになったら，言語障害のない人の集団へ参加を勧めるのが良いでしょう．

　一度患者さんも同行して，見学してから参加を申し込むのもよい方法です．もちろんこのようなステップを踏まずとも，すぐになじむこともあります．その人の性格も大きく影響すると考えます．

　重度の失語症の人に利用を勧める場合は，最初は小人数の集団から，最終的に多人数の集団へ参加するというステップアップは特に重要となります．グループ訓練などで他者とのコミュニケーションになじむことが，円滑な参加へのポイントとなるでしょう．ことばが不自由でも他者と交流できるという体験を積み，他者との交流への喜びを再認識し，コミュニケーションへの自信を取り戻しておくことが大切ではないでしょうか．

　STがいないデイケアに参加を勧める際は，患者さん・家族の承諾を得て，ケアマネジャーなどを通して，担当者に文書で患者さんのコミュニケーションレベルを伝えます．さらに次のような点を依頼しておいたほうがよいかもしれません．

　①できれば同レベルの言語障害者の参加日に合わせ，同席してもらう．
　②患者さんのそばに，できるだけ患者さんとコミュニケーションがうまく取れる利用者に同席してもらう．
　③デイケア担当者に患者さん同士の交流の手助けとなるよう会話を取り持ってもらいたい．

　患者さんの性格や生活習慣をよく知っている家族が，絶対に集団になじまないと先入観を抱いていることもよく見られます．しかしながら，老いてこそ同年代の人と集うことに喜びを感じる

こともあります．実際，家族が病院でのグループ訓練場面を見学してその笑顔や発話の多さに驚き，退院後デイケアを申し込んだケースや，デイケアに参加してみたら意外に大丈夫だったということもよくあることです．もともと多勢の人と接しながら何かをすることを好む高齢者の場合，作業所への通所が楽しみになることもあります．

　地域サービスの利用は，患者さん本人の生活の再構築のためだけとも限りません．介護者の休養のためにも必要なこともあります．特に高齢者夫婦で暮らしている場合は介護者の健康への配慮は欠かせません．介護者が過度に疲労すれば当然よい夫婦関係も保ちにくく，関係が良くない状況では良いコミュニケーションも生まれません．

　現在，医療機関で維持期のリハビリテーションの実施は困難な状況です．在宅での生活を継続的に支援していくためには，介護保険の枠組みの中でのリハビリテーションが必要でしょう．今後，さらに高齢者の生活意欲そしてコミュニケーション意欲を高め・維持するためのさまざまなサービスが展開されることを期待したいものです．

2．地域サービスが利用できない場合

　友の会やデイサービスにどうしてもなじめない患者さんもいます．そういうときはやはり，無理強いはできません．一人暮らしの高齢な男性の失語症者の場合，結局息子に電話の回数を増やすよう依頼をするしかよい方法が浮かばず，訓練を終了したこともありました．出かけていくのではなく，自宅に第三者を招き入れて，社会的場面を作ることを考えなくてはならない場合もあるでしょう．家族ではなくあえてヘルパーと散歩に行ってもらい，その際コミュニケーションを促すよう，ヘルパーにお願いするのもよいでしょう．もともと友人が多い人の場合は，本人の希望を確認しながら，少しずつ友人の来訪を増やしてもらうよう，家族に依頼するのもよいでしょう．介護保険でも訪問言語聴覚療法が制度化されました．訪問言語聴覚療法を行いながら，時間をかけて地域につなげるのも一つの方法ではないでしょうか．

　以前行政が行う訪問指導事業でかかわったケースで，重度の失語症で家に引きこもり，1日中ベッドで過ごしていた人がいました．易怒的で課題や検査・訓練の実施はまったく困難でした．ただ妻を交えて一緒にお茶を飲むときだけは，にこやかとは言えないまでも穏やかでした．妻はSTの訪問を楽しみにしていてくれましたが，何度訪問してもお茶を飲む以外のことはできず，随分悩みました．今振り返ると，妻を支援していくためにもSTの訪問は必要であり，STが訪問することで社会的場面を提供したと考えて，訪問が継続できればよかったと考えます．訪問指導事業で行っていたため，残念ながら継続的な訪問は困難でした．

10 症例

1. 全失語に嚥下障害を伴ったケース

1）Aさん（88歳，女性）

　脳塞栓にて発症，肺炎も合併していた．神経学的所見は右不全麻痺・嚥下障害・全失語であった．発症当日に入院となり，発症3日目より言語訓練・嚥下訓練を開始した．初診時，ことばは常同言語で「もんもんもん，まんまんまん」の繰り返しであった．本人にことばの障害に対する病識はなく，多弁であった．要求は明確にあり，カーテンを閉めてほしいときは，カーテンのほうを凝視した．Yes－No応答は，Yesの際のうなずきは明確であったが，首振り・手振りでのNoの意思表示は見られなかった．笑顔はまだ見られなかったが，肩をすぼめるなどで「がっかり」を表現するなど，身体表現や表情が豊かであった．娘さんは「言っていることは，何となくわかります」と語っていた．有効なコミュニケーション手段がないことへの不安や訴えは特に聞かれず，経口摂取が可能になると自宅退院の方針がすぐに決定された．「ずっと一緒に暮らしているんです」という娘さんは，「もんもんもん，まんまんまん」に込められたイントネーションの違いや表情を実によく読み取った．「家に帰りたいって言っているみたいです」と語り，「今，準備しているから」とゆっくり患者に語りかけ，ずっとAさんのことばを傾聴していた．

　嚥下障害も合併していたため，間接的および直接的嚥下訓練を入院時より開始し，入院2週間後よりペースト食の摂取が可能となった．口から食べられるようになったとき，本人の喜びと家族の安堵感が強く感じられた．食思も良好で，ベッド上でハミングで歌を口ずさむようになり，表情も活気にあふれるようになった．食事介助の際，口に食べ物を入れるのが遅いと，ちらっと横目で介助者へ視線を送った．笑顔も見られるようになり，首振りでの「No」の表現も可能となった．PT・OTが車いす乗車を勧めると，彼らから目をそらし，拒否の意思を明確に伝えた．入院生活内のコミュニケーションは，聞き手が勘を働かせれば何とか可能であり，不穏なども見られず順調な入院生活を送ることができた．SLTAは指差しで反応するという行為が困難であった．「選択」するという行為を促すために，文字・絵カードを2枚提示し，どちらかを手にすることを強化した．

　言語訓練は簡単な内容にとどまったが，在院期間38日間で自宅退院となった．

2）訓練をふり返って

　Aさんが，まず口から食べられるようになったことは幸運であった．「食べる」ことは，多くの高齢者にとって何よりの楽しみとなる．家族も経口摂取が可能になったことで精神的に落ち着きを取り戻したように思う．食事はAさんにとって，最もコミュニケーションへの動機づけが明確に持てた場面だったのではないだろうか．Aさんは，何よりも自宅での家族との暮らしを望んでいたにちがいない．言語機能そのものの改善は得られなかったが，1カ月余りの入院で早期に自宅に戻れたことは，今後の生活には大きな意義があったと思う．家族も現状をよく理解し，Aさんの希望を最優先にしてくれた点も重要なポイントであった．

2. 重度失語症に精神活動低下を伴うケース

1）Bさん（72歳，男性）

　頭部外傷，水頭症．硬膜下血腫除去手術を2回受けている．2回目の硬膜下血腫除去手術後，言語障害・歩行障害・右半側無視が出現．発症から4年5カ月後，訪問医より当院を紹介され，外来での言語訓練を1回/週のペースで開始した．

　初診時はJargon失語（語性）で，自分の名前も言えない状況であった．外来訓練開始前頃より意欲が低下しており，通っていたデイケアにも行きたがらなくなっていた．妻の訴えは，「必ず薬を飲まなければいけないことを，いくら説明してもわからない．入浴のことも説明してもわからず，入浴も大変」といった介護上の困難さに関するものであった．訓練場面でも集中力および意欲の低下が見られた．SLTAの「単語の理解」の指示理解も困難であった．状況判断力に欠け，訓練終了後挨拶をしてもなかなか離席せず，促しても座り続けていた．訓練時間は十分な間合いを取ったため，60分を要した．

　短期目標は聴覚的理解課題などでの指差しが可能になること，長期目標は状況判断力の改善とした．訓練開始当初は病識・訓練意欲がなく，さらに指示の理解が困難であり，指差しにも応じられない状態だったので，訓練課題は対話を中心に行った．地質学者であったBさんには過去に訪れた調査地などについて尋ね，返答は文字を提示して指差しを求めた．時に漢字単語の音読が可能であった．訓練は妻の努力で休むことはまれで，順調に通院していたが，体調によってはまったく課題にのらず，発話もまったく見られない日もあった．訓練開始6カ月後，SLTAの部分的実施が可能となった．「単語の理解」1/10正答，「漢字・単語の音読」5/5，「仮名・単語の音読」0/5（中止A），「短文の音読」1/5（中止A）であった．この時期，妻から，ズボンの上げ下げなどの際に協力的となり，介護が楽になったとの報告を受けた．妻は毎回訓練中の患者の発話を記録にとり，「こんなことばが言えることもあるのですね」と語り，喜んでいた．

2）訓練をふり返って

　ADLに重介助を要する場合，家族は生活の中では日々の介護に追われ，コミュニケーションの時間を確保することが難しいことも多い．言語訓練場面でじっくり見学する時間が確保されると，家族はコミュニケーションの観察に注意を集中することができる．介護者の精神的な安定がないと，良好なコミュニケーション関係も成立しないであろう．重度失語症もそうだが，高齢失語者の場合も，家族を支えていくという視点が大切ではないだろうか．その点を明確に訓練目標に組みこんでおかないと，訓練がうまくいっていないように思い，焦りを感じてしまう．筆者も，何度か訓練の継続に不安を覚えた．特に現在の医療保険の診療報酬の考え方では「機能の回復」が強調され，失語症の長期訓練および一定期間であっても家族支援のための訓練の継続は難しい状況にあると思う．しかしながら，必要な支援を継続していくためには，診療報酬の枠組みの中で工夫をする必要があると考える．患者のわずかな改善を見逃さないことが大切ではないだろうか．

3. ウエルニッケ失語のケース

1）Cさん（83歳，男性）

　脳梗塞にて発症．上肢・下肢に麻痺はなく，ウエルニッケ失語が認められた．発話はジャーゴンで，言語障害に対する病識はなかった．他院にて2カ月間，入院での言語訓練を受けていた．

　退院時，医師は患者の言語機能の改善は難しいと考え，地域の自主グループやデイケアなどを勧めた．しかし妻は，元来本人が集団行動を嫌がる性格であること，また「リハビリと本人・家族の協力で，時間がかかってもいくらかでも改善できれば」という思いを強く持っていたため，外来での言語訓練継続を希望した．

　Cさんは現役を12年前に引退し，その後は自宅で読書をする日々を送っていた．もともとCさんは，喜怒哀楽を表に出さない，静かで穏やかな性格の方であった．重度の失語症となった後も，穏やかな性格に変わりはなかった．妻と2人の家庭生活の維持そのものに，大きな問題はなかった．難聴もあり機能改善は難しいと思われたが，妻の要望に応えて，外来で言語訓練を行った．2回／週の訓練を3カ月半，1回／週を4カ月半，1回／2週を1カ月と，ペースダウンしながら訓練を継続した．

　SLTAは「聴く」「読む」の項目のみ実施した．外来訓練初回時，「聴く」側面では，「単語の理解」が8/10正答，「短文の理解」6/10正答であった．「読む」側面では，「漢字・単語の理解」5/10，「仮名・単語の理解」4/10，「短文の理解」5/10だった．Yes−No応答は困難だった．訓練開始時の自宅での状況について，妻からの報告では，Cさんは自ら話すことはほとんどなく，妻の問いかけにはいつでも「はいはい」で応じていたとのことであった．おそらく聴覚的理解力の低下のため，妻の問いかけの意味が理解できず，「はい」とだけ返答していたのであろう．

　訓練場面では，STの問いかけに語性ジャーゴンで応答し，多弁であった．訓練では，毎回同じ質問を行い，聴覚的理解力の評価を行った．質問は，①体調，②名前，③妻の名前，④子どもの名前，⑤住所，⑥日付，⑦曜日，⑧天気の8項目とした．開始時は，8問中2～3問の正答であった．課題の理解が不良であったため，訓練内容の変更はできるだけ避けた．

　訓練の方針は，遂行可能な課題の実施を通してコミュニケーション訓練をすることであった．読解課題を実施しながら，その正誤についてやり取りをする課題と，「牛」「石」のような類似することば（2音節）を聴いて該当する漢字を指差す課題を主に行った．3カ月目頃より，Jargonが減少し，「何だったかなー」と考えながら話すようになった．自宅では，生垣の手入れもするようになった．5カ月目頃より，妻より日常での会話が増えているとの報告を受けた．独歩可能なCさんは散歩も1人で行くようになったが，決して遠くまで行くことはなく，同じ道を往復しているとのことであった．この時期，訓練場面では，毎回行っていた前述の8問の質問に，4～5問応答可能となった．

　約9カ月で外来での訓練を終了した．終了時のSLTAは「聴く」では「単語」6/10，「短文」4/10と低下が見られた．「読む」では「漢字・単語の理解」8/10，「仮名・単語の理解」6/10，「短文の理解」6/10と改善が見られた．妻は「以前よりコミュニケーションがとりやすくなり，正しいことばも増えている」と，わずかながらの改善に一応の評価をし，2人で生活していくこと

への自信が持てたようだった．最終日，妻の満足気な表情が印象的であった．

2）訓練をふり返って

　Cさんの場合も，家族への支援が主目標であったと思う．回復期で集中的な訓練を受けてなお，家族は訓練の結果と医療者の説明に納得できなかった．長年Cさんと暮らした奥さんは，病前の記憶があまりに鮮明で，特に現状を受けいれることに一番戸惑いがあったのではないだろうか．Cさんの言語機能上の改善はわずかであった．Cさんの場合も，筆者はたびたび目標と訓練法に悩んだ．もっと良い訓練法があったのではと，今でも思う．Cさんの奥さんの笑顔が何よりの救いであった．

（上杉由美）

4．失語症（流暢タイプ，軽〜中度）に精神活動低下を伴うケース

1）Dさん（85歳，男性）

　Dさんは，2005年6月脳梗塞となり，7月に言語訓練を希望して受診した．杖歩行が可能で，書字は右手を使用した．家庭は妻の他，息子の家族と同居していた．職業は歯科医師で，楽しみはゴルフや習字であった．

2）検査結果（2005年7月〜8月）

　訓練開始時に，ことばで困ることを尋ねると，「何も困ってないよ」と答えた．しかしSLTA（図8）を開始し，喚語できない場面にぶつかると，次第に「頭がおかしい」などと言うようになった．失語症の他に，日や曜日の見当識障害，エピソード記憶の障害が観察されたが，知的検査は特に行わなかった．

　会話ではこちらの話に注意が向かないことがしばしばあり，聞き流したり，単に相槌を打ったり，質問内容とずれた返事が返ってくることもあった．自発話は少なかった．喚語困難で発話が滞ったり，語性錯語が見られたりしたが，日常の意思伝達には大きな支障はなかった．呼称では音韻性錯語や語性錯語が認められた．書字は，仮名よりも漢字が困難であった．漫画の説明では意味のある内容はほとんど書けなかった．

　妻は訓練室で検査を見学した．患者はそれを歓迎する様子であった．妻は穏やかな人柄で，必要なときにはさりげなく夫を促した．

3）訓練方針

　家庭でのコミュニケーションには大きな支障はなく，Dさん自身は格別訓練を希望してはいなかったが，妻は「何かしないと，ぼけるのではないか」と心配していた．そこで精神活動の賦活，言語機能の改善を主な目的として訓練を行うことにした．

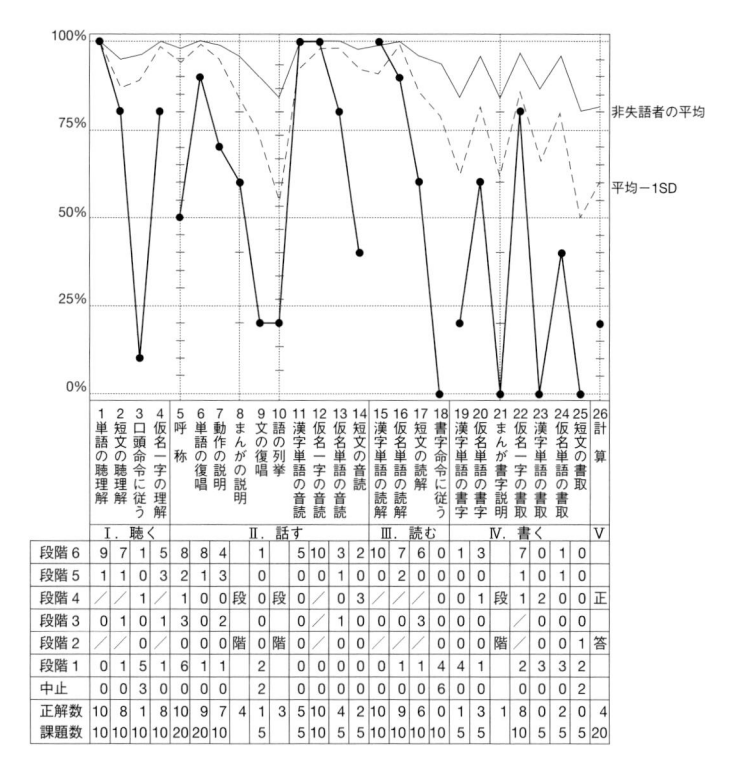

■図8　標準失語症検査（SLTA）・結果プロフィール

	1 単語の聴理解	2 短文の聴理解	3 口頭命令に従う	4 仮名一字の理解	5 呼称	6 単語の復唱	7 動作の説明	8 まんがの説明	9 語の列挙	10 文の復唱	11 漢字単語の音読	12 仮名一字の音読	13 仮名単語の音読	14 短文の音読	15 漢字単語の読解	16 仮名単語の読解	17 短文の読解	18 書字命令に従う	19 漢字単語の書字	20 仮名一字の書字	21 まんがの書字説明	22 仮名単語の書取	23 漢字単語の書取	24 仮名一字の書取	25 短文の書取	26 計算
段階6	9	7	1	5	8	8	4		1		5	10	3	2	10	7	6	0	1	3		7	0	1	0	
段階5	1	1	0	3	2	1	3		0		0	0	2	0	0	0	0		0	1		0	1	0		
段階4	/	/	1	/	1	0	0	段	0	段	0	/	0	3	/	/	0	0	1	段	1	2	0	0		正
段階3	0	1	0	1	3	0	2		0		1	0	0	0	3	0	0	0	0	0		/	0	0	0	
段階2	/	/	0		0	0	0	階	0	階	/	0	/	0	/	0	0	0	0	階	0	0	0	1		答
段階1	0	1	5	1	6	1	1		2		0	0	0	0	0	1	1	4	4	1		2	3	3	2	
中止	0	0	3	0	0	0	0		0		0	0	0	0	0	0	0	0	0	0		0	0	0	2	
正解数	10	8	1	8	10	9	7	4	1	3	5	10	4	2	10	7	6	0	1	3	1	8	0	2	0	4
課題数	10	10	10	10	20	20	10		5		5	10	5	5	10	10	10	10	5	5		10	5	5	5	20

区分：I. 聴く（1–4）／II. 話す（5–10）／III. 読む（11–17）／IV. 書く（18–25）／V（26）

4）訓練およびその他の経過（2005年8月～2006年2月）

　週1回言語訓練を行った．訓練課題には，Dさんが好む課題を選ぶことを心がけた．自発話を引き出すことを目的に，Dさんにとってなつかしい情景を描いた画集（滝平二郎，かたこうじ著「子どもの四季」）を見ながら，思い出を聞かせてもらうと，楽しそうに昔のことを話した．妻も時々話に加わった．錯語やつじつまの合わない言葉が時々でたが，推測のつく限り特に指摘せず，話の流れを維持することに重点をおいた．家でもそのような対応を勧めた．この課題は6週行った．

　宿題には，新聞の見出しの写字を勧めた．写字は苦にならない課題であろうと思われたこと，またそれをきっかけに社会のいろいろな出来事に関心を向けるきっかけになるかもしれないと考えた．写字はノートに毎日2～3行書いてきた．次第に書く行数が増えることを密かに期待していたが，開始後2カ月過ぎても変わらなかった．ただ，妻が促さなくても，自分から次第に書くようになった．他に家族の考えで，計算ドリル[2]の自習を行った．

　習字が好きだったことを妻から聞いていたので，訓練を開始して1カ月後の9月に般若心経の

2）川島隆太：脳を鍛える大人の計算ドリル．くもん出版，2003

写経を勧めた．習字は，趣味として，また集中力の訓練に適した課題だと考えた．Dさんには鉛筆で書いてもいいのだからと言って手本を渡した．ところが翌週には，和紙に自分で罫線を引き，筆で1枚書いてきた．翌々週には市販の写経用紙に書いてきた．何枚も下書きをしたそうで，文字が揃っており，線が力強かった．2日かけて書き，2日目は2時間以上一気に書いたとのことであった．自ら「よく書けた」と満足そうであった．孫たちにもほめられて，うれしかったようだ．しばらく訓練室に貼らせてもらい，他の患者さんにも見てもらった．後に額に入れ，自宅の部屋に掛けた．

　同じ頃，週1回のデイサービスに通うようになった．妻によれば，その日は「妻の休養日」とのことであった．またヘルパーを頼んで1時間くらい散歩するようになった．散歩の間のヘルパーとの会話が，良い言語訓練になっているものと思われた．散歩は当初週1回であったが，しばらくして週2回に増やした．

　写経を定期的に書いてくれることを期待したが，一度書いただけで，その後は書かなかった．そこで写経に代わる課題として，描画を勧めた．インターネットで提供されている花の絵を手本に用いた．STが印刷しておき，描きたい絵を毎週1枚ずつDさんに選んでもらった．色鉛筆で大変上手に描いた．一時実物の花の絵や風景を描くことを勧めたが，行わなかった．

　新聞の見出しの写字，絵の模写に加えて，2006年1月より，言語課題として，簡単な質問に対する答えを書く課題（課題25，39頁）を加えた．週5題を宿題とした．妻によれば，答を考えつかなかったり，言葉や文字が想起できなかったりするので，妻が協力しているとのことであった．

5）再検査結果

　訓練開始7カ月後の2006年2月に，改善を確認するために，SLTAの一部を実施した．結果は，呼称は正答が17/20（初回検査では10/20）となり，語想起は6語（初回検査では3語）となり，改善が確認された．

6）その後の訓練（2006年2月〜2007年5月）

　新聞の見出しの模写，花の絵の模写，短い質問に答える課題はそのまま継続した．

　仮名が思い出せないので仮名の訓練をしてほしいと，妻から依頼があったので，仮名の書字課題をDさんに勧めてみた．やってみるという返事だったので，2006年4月より，仮名訓練の宿題を出した（課題15，35頁）．妻の話では，訓練を始めてから，質問に答える課題で仮名が想起しやすくなったとのことであった．

　訓練開始して1年経過した2006年8月に，それまで描いた花の絵の中から，出来映えのよい絵を選んで，2007年のカレンダーを作った（図9）．本人も妻も大変喜び，増刷して子どもや親戚，知人に贈った．

　2006年10月より，短い文章の読解問題を毎週2枚加えた（課題19，37頁）．これはほぼ自力で行うことができ，結果は良好であった．

　2007年1月初めに脳梗塞の再発があり入院した．幸い軽く，3週間後には退院し，2月半ばよ

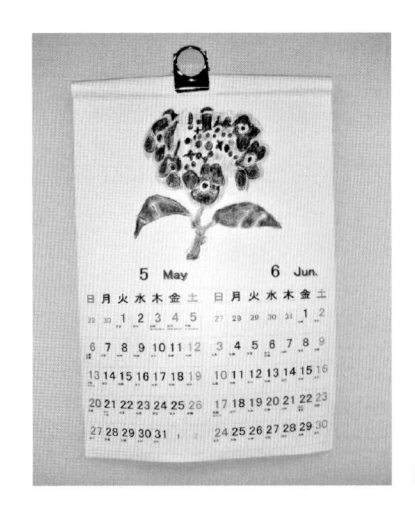

■図9　訓練開始1年で作ったカレンダー

り言語訓練への外来通院が始まった．週2回のデイケアへの通所や，ヘルパーとの散歩も再開された．歩行はやや不安定になったものの，3月半ばには，1kmの道を歩いて通院できるほどに回復した．上肢にも影響はほとんど残らなかった．退院直後は「寝てばかりいる」とのことで，宿題はできなかったが，それも徐々に行えるようになった．

　言語については，言語機能の低下や精神活動の低下が進んだ．写字と，短い文章の読解問題は以前の通り行うことができたが，「短い質問に答える」は，答を考えるのが困難となり，取りやめた．花の絵の模写は，最初は気が向けば行うものの，鉛筆で輪郭を描くだけで，色を塗ろうとはしなかったが，5月頃から色を付けるようになり，ほぼ毎週1枚描けるようになった．

　再発から約2カ月後の2007年3月上旬にSLTAの一部を実施したところ，「仮名の理解」2/10（初回時8/10），「呼称」は11/20（初回時10/20），「復唱」は5/10（9/10）と，初回のレベルあるいはそれ以下であった．5月にSLTAを全部行ったところ，おおむね再発前に戻ったが，気力や見当識の回復は十分ではなかった．

7）訓練をふり返って

　高齢の失語症者の訓練においては，言語機能の改善と同じ程度に，時にはそれ以上に，精神活動の賦活を考慮して課題を選ぶことが大切であろう．それには言語課題，非言語課題にこだわることなく，手順が単純で，無理なくでき，負担の少ない課題が望ましい．楽しくできるものであれば，さらに良いし，Dさんに行った写経や絵の模写のように，周囲から成果を認めてもらえるものだと励みになる．「できる範囲で，疲れたら休んで，たくさんしなくてもいい」と声をかけながら，成果を評価し喜んであげる．次第に意欲が出てきて，患者が望めば言語的な課題を増やし，言語機能の改善を目指すこともできるであろう．

　STが勧めても，Dさんが行わなかった課題もある．例えば病前Dさんは俳句を詠んでいたので，再び始めるよう勧めたが，詠もうとはしなかった．描画では，模写は好んだが，写生は行わなかった．俳句も写生も，Dさんには負担が大きかったのであろう．

生活の活性化には，介護保険のサービスを上手に利用したい．それによって，一日中患者のケアに追われる家族に休養を取らせることにもなる．患者が充実したリハビリを続けるには，家族の心身の余裕を維持することも大切である．

　再発後は，精神活動や言語機能が低下した．軽い発作であっても，高齢者には影響が大きかった．再発すると本人も家族も気落ちする．その気持ちを支えつつ，楽しめる無理のない課題を行ってもらい，機能の改善，維持を図るようにしたい．

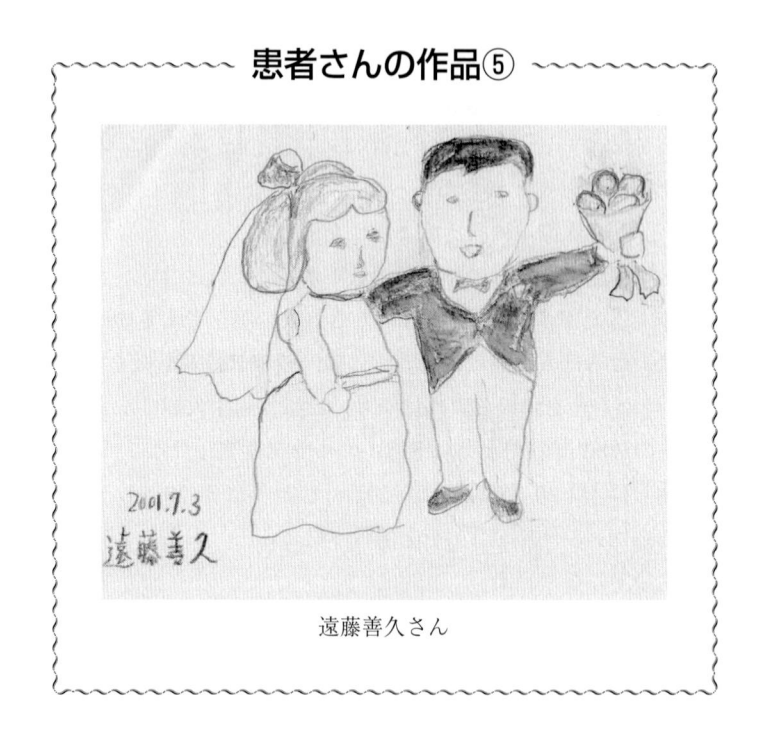

（鈴木　勉）

患者さんの作品⑤

遠藤善久さん

4. 長期にわたる失語症訓練の経過

1 はじめに

　近年の医療や福祉におけるリハビリテーションのあり方は，医療保険や介護保険の改定に沿って大きく変化しています．その一つとして，早期にコミュニケーション能力の回復や拡大を図ることが求められています．早期に十分な回復を目指すことはとても大切なことですが，コミュニケーション障害の回復は長期にわたります．またコミュニケーション障害を持って過ごす生活の中では，環境の変化や発症からの経過時期によって，新たな心理社会的問題が生じたり，必要な支援内容が異なってきたりする場合があります．そのため，必要な人に，必要な時期に，必要な支援が行えるように，長期にわたり関わることはとても重要な意味があると思います．

　本章では，10年以上の長期にわたり言語訓練を継続している失語症者の経過を紹介します．大学の附属診療所という特別な場なので，幸いに長期に訓練を行うことができ，失語症の改善経過や失語症を持ちながらの生活について，多くのことを知ることができました．

2 対象者

疾患：脳梗塞（左中大脳動脈閉塞症）発症時40歳代後半，男性
損傷部位：前頭葉白質を中心とする病変（**図10**にMRI T2強調画像を示す）
発症：1997年1月下旬
言語障害の種類：失語症（ブローカ失語）
言語訓練開始：1997年5月上旬

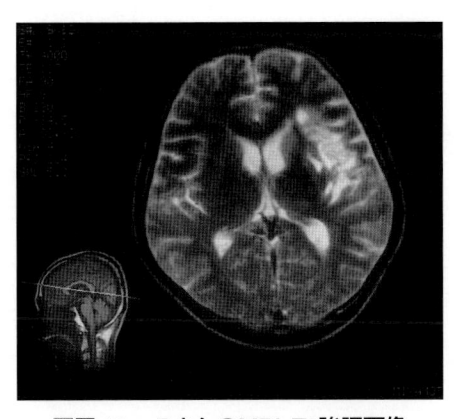

■図10　BさんのMRI T2強調画像

第Ⅲ章　失語症訓練の実際

本対象者（Bさん）は，比較的順調な経過をたどり，現在も言語訓練に熱心に取り組んでいる．現在の失語症の程度は中〜軽度であるが，顕著な発語失行が残存している．実際の会話例も含めながら，初回評価とその直後の訓練内容，およびその後の大まかな訓練経過を示し，長期に関わることの意義について考えたい．Bさんに行った訓練の概要は図11に示す通りである．

1. 現病歴

1997年1月下旬，朝起きてこないBさんを家族が見に行くと，Bさんはことばが出ず，動けない状態であった．直ちに救急車を呼び，近医に緊急入院させた．入院時言語障害と右上下肢の運動障害が認められ，脳梗塞と診断された．1カ月半後にバイパス手術を受けた．その後症状が安定したため，自宅退院した．

発症から約4カ月後，ことばのリハビリテーションを希望して，大学附属診療所を受診した．右片麻痺があり，T字杖歩行であった．

2. 初回面接

初回はラポールを付けることを目的に，Bさんと妻へのインタビューを行った．Bさんは簡単な会話の理解は可能であったが，自発話はかなり困難であったため，できるだけYes-Noで答えられるような質問をした．言語障害の種類は，重度のブローカ失語と考えられた．

Bさんは穏やかで協力的であった．仕事は機械関係のメンテナンスで，営業も行い出張が多かった．仕事は休職中で，2年間の休職期間があった．趣味は仕事帰りにパチンコをしたり，テレビで野球を見ることであった．家族は妻と次男の3人暮らし，利き手は右手であった．

言語訓練の頻度は，本診療所のシステムにより，外来にて週1回，1回の訓練時間は60分とした．

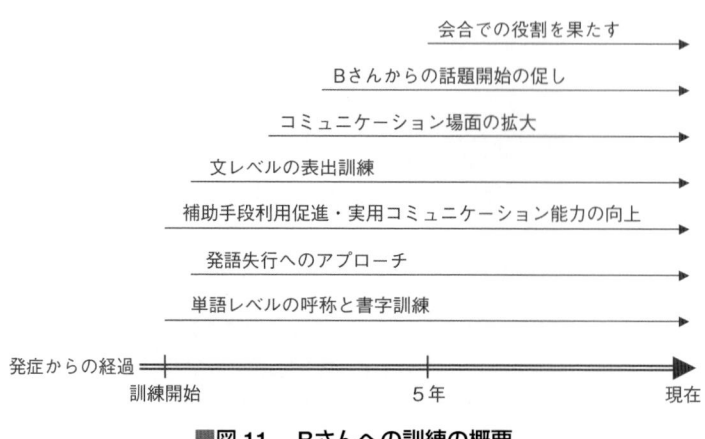

■図11　Bさんへの訓練の概要

3. 初回評価結果（スクリーニング検査と各検査結果）

翌週にスクリーニング検査を行い，その次の週からSLTAを実施した．初回評価時のSLTAを図12に示す．

聴く：単語および短文レベルともに9/10の正答と良好であったが，「口頭命令に従う」は5/10の正答で，文が複雑になるほど理解困難になった．「口頭命令」の誤り方をみると，例えば「歯ブラシと鉛筆を持ってください」では文の前半部分を聞き落としたり，「はさみと歯ブラシを入れ替えてください」では，はさみではなくくしを使用するという物品の取り違えが生じたりしたことから，聴覚的把持力の低下が推測された．

日常会話の理解は比較的良好であった．しかし時に誤って理解している様子がみられたため，ことばだけで話しかけるのではなく，文字やジェスチャーも併用すること，急な話題転換は避けること，注意をきちんと向けてもらうこと，確認しながら話を進めることなどの配慮をした．

話す：顕著な発語失行や口腔顔面失行がみられた．構音器官に関しては，ゆっくりであれば，舌先を左右に動かす，口角を引く，すぼめるなどの反復運動が可能であった．

発語失行では，音の置換や歪み，付加とともにぎこちなさがみられ，プロソディーも単調であった．スクリーニング検査の呼称の結果は，以下の通りである（△は音の歪みを示す）．

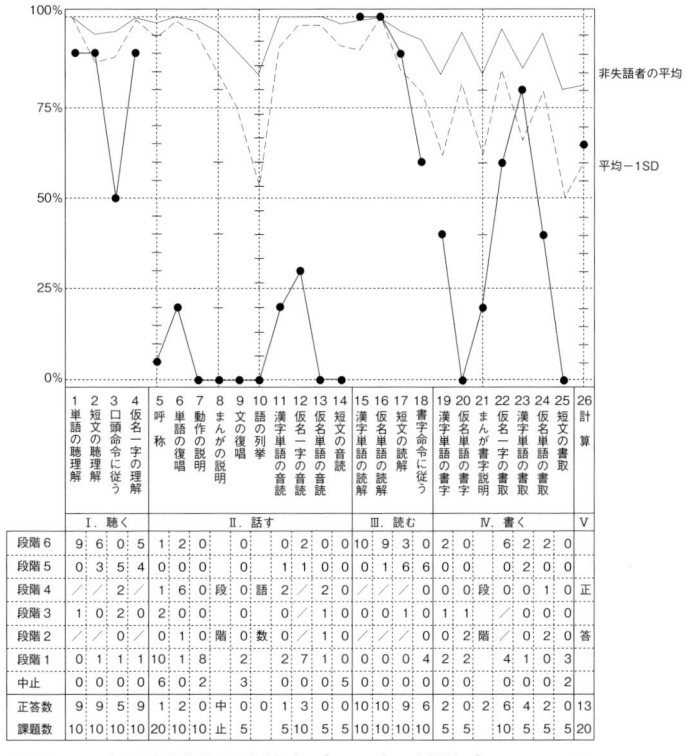

■図12 初回標準失語症検査（SLTA）・結果プロフィール

呼称の例：時計　　→　ŝoŝei, sotei,
　　　　　そろばん　→　ʃi, ko, ŝorodaN, ŝoŝobaN,
　　　　　パン　　　→　無反応［パのヒント後］sa［もう一度パのヒント後］kaN,
　　　　　鈴　　　　→　sa, sasɯ

　発語失行特有の一貫性のない誤りであったが，s音への置換が多い印象を受けた．母音には他の子音が付加（k, bなど）しやすかった．音の置換や歪みの修正は困難であった．
　発話はほとんどが単語レベルで，文レベルの表出はみられなかった．SLTAの「呼称」は1/20（「こま」のみ正答）の正答であった．誤った19語中3語は喚語可能であったが，構音の誤りのため，正答には至らなかった（しんぶん→saNɯN など）．つまり喚語のみを取り出してみると，4/20の正答であった．語頭音ヒントが有効な場合もあり，4語はヒント後の喚語が可能であったが，構音の誤りがみられた．
　読む：読解は比較的良好であった．単語の理解は漢字・仮名ともに10/10の正答であったが，「短文の理解」は9/10，「書字命令に従う」は6/10の成績で，複雑な文になると成績が低下した．
　「漢字単語」の音読に関しては，1問のみ構音の誤りがなく，正答となった（犬→i・・・nɯ）．しかし構音の誤りを考慮しなければ，音読可能な語は，3/5であった．「仮名単語の音読」は可能であったが，すべてに発語失行による音の置換や付加がみられ，1問も正答には至らなかった．
　書字：「漢字単語の書字」2/5，「漢字単語の書取」4/5，「仮名単語の書字」0/5，「仮名1文字の書取」6/10，「仮名単語の書取」は2/5の成績であった．名前や住所の漢字書字は可能で，名前は平仮名で書くこともできた．
　その他：コミュニケーション場面では，自発的に書字（漢字単語）や簡単なジェスチャーおよび描画を使用して，発話を補う様子がみられた．書字は誤りが多かったが，意味的に関連する語への誤りが多く，STとしては推測しやすかった．ジェスチャーや描画も比較的理解しやすい表現方法であった．例えば天気の話で，STが「台風はそれましたか？」と聞くと，「あの～」と言いながら，日本地図を簡単に描いた後に，台風がそれたことを表すために，進行方向を矢印で描き示した．また1週間のスケジュールを聞くと，図13に示すように「ここには」と言いながら「月」と時間を，「むこうには」と言いながら「火～土」などと書いた．
　RCPMの結果は33/36の成績で問題はみられず，CADLでは代償反応の自発的な使用がみられ88/136の成績で「一部援助」レベルであった．

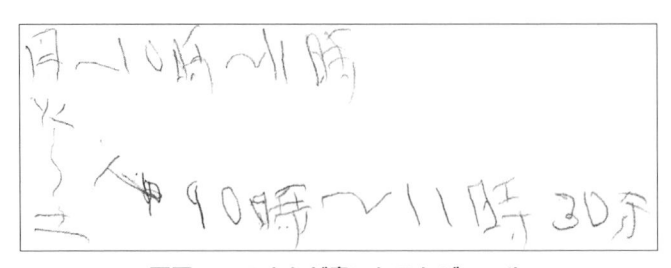

■図13　Bさんが書いたスケジュール

4. 初回評価結果から訓練へ

　発症からの経過が短い，年齢が若い，知的に保たれている，意欲的である，家族が協力的であるなどの点から，改善が期待されると考えられた．

　しかし仕事内容から復職は困難であると予想され，長期目標は妻との役割交換になると考えられた．言語訓練の当面の目標として，聞く・話す・読む・書くという言語機能の改善を目指すことにした．特に，重度の発語失行と喚語困難が，発話面に大きな影響を及ぼしていたため，まずは構音器官の随意的な運動や，Bさんにとって表出しやすい音の斉唱や復唱，高頻度語の喚語練習から開始することにした．表出しやすい音の練習にあたっては，STの口型を視覚的にわかりやすく呈示すること，また斉唱や復唱が困難なときには，聴理解が比較的良好なので，構音運動の指示を併用することにした．言葉が通じにくいときには，自発的に簡単な書字やジェスチャーを使用する様子がみられたため，現在持っている補助手段の使用能力をさらに向上させることを目指した．

　またBさんの希望で，言語訓練の他に理学療法の訓練も週1回行うことになった．日々の生活パターンを尋ねたところ，本診療所来院時以外には自宅で昼寝をしたり，テレビを見ていることが多いということであった．そこで活動性の向上を図るために，理学療法と言語訓練の訓練日を別々に設定して，外出の機会を少しでも増やすことにした．

5. 第1期訓練（訓練開始時～約半年後）

1）訓練目的
1. 母音や，子音＋母音の表出の安定（発語失行の改善）
2. 高頻度語の喚語の向上
3. 漢字・仮名書字の改善，音読の改善
4. 補助手段の利用促進

2）訓練課題とその経過
①母音や，子音＋母音の表出について

　SLTAの実施と並行して，構音器官の運動や母音の復唱を短時間行った．母音の復唱では，正しく表出されるときもあったが，子音が付加することもあり，aがkaになったり，eがmeやreになったりした．そのようなときには，母音は一致するため，「舌は動かしません」「くちびるは閉じないで」などの指示を行った．SLTAが終了する頃には，母音の表出は容易になってきたが，その後も第1期には，訓練時間の最初に母音の組み合わせ練習や，子音＋母音の斉唱および復唱練習を簡単に行った．

②高頻度語の喚語と，漢字・仮名書字，音読について

　SLTAが一通り終了した後，まず試みに，「馬，傘，耳」の3語に対する呼称課題を実施した．この3語を選んだ理由は，以下のとおりである．

①高頻度語であること
②2モーラ語であること
③3語が異なるカテゴリーであること
④練習を行っていた母音が語頭にくる語（「うま」）を含むこと
⑤mの両唇音であれば，表出が困難な時にSTの口型見本を提示しやすいこと
⑥kやsが比較的表出されやすかったこと
⑦書字としても一般的に使われる文字であること

この段階では喚語の改善を目指したため，発語失行による音の置換や歪みは修正せずに，喚語ができれば正答とした．3枚の絵カードについてまずは聴覚的な刺激を与えるために，聴理解課題を2回実施し，あわせて復唱も行った．その後呼称を実施した．呼称の後は，同じ絵カードを用いて漢字と仮名書字および音読を行った．結果は初回でほとんど可能であった．

そこで同じ時間中に，今度は音の範囲をさらに広げ，モーラ数は3モーラまでとし，カタカナ語も含む高頻度語を課題とした．選んだ単語は「トマト，窓，たこ，バナナ」の4語であった．結果は「窓」のみが呼称可能であった．翌週の訓練時には，これら計7語を用いて訓練を実施した．

訓練開始約1カ月後に単音節復唱検査を実施した．清音は13/45（28.9％），濁音・半濁音は4/23（17.4％）の成績で，清音の方が多少表出しやすかった．反応の正誤に関わらず多く表出された子音はk，s，t，m，pであったため，呼称の訓練語を選ぶ基準を，Bさんにとって構音しやすいこれらの子音を含む高頻度語で，2〜3モーラの語に定め，呼称練習を進めた．呼称練習で使用した絵カードを用いて，漢字の書字や，また音韻への意識を高めるために，仮名の書字や音読練習を行った．1回の訓練で使用する訓練語数は，正答を定着させると同時に，「できる」という実感を持ってもらうために，あまり多くせず6〜7語とした．呼称を促進させるために，聴覚的な理解課題や復唱，書字および音読も含めて，繰り返し練習した．

訓練開始3〜4カ月経過頃から呼称が改善し，訓練のペースにも慣れてきたので，1回の訓練で使用する語数を10語に増やし，毎回2〜3語を新しい語に換えた．この頃には，初回スクリーニング検査時に見られた，s音への置換が多いという様子はなくなった．宿題として，訓練で使用した絵カードのコピー（STが絵カードの裏に漢字と仮名を書いた）を渡して，自宅でも書字練習を行ってもらった．

③補助手段の利用促進について

この頃の自由会話は，主にSTがYes-No形式で聞き，Bさんがそれに答えるといった方法で行った．ある日病前の話し方について尋ねたところ，早口で，よく話す方であったと答えた．その後同僚と車に乗っている絵を自発的に描き，さらに自分と同僚の発話量を**図14**下にあるような線で示し，自分の発話量の方が多かったことを説明した．そこでSTは，絵などの補助手段を使用すると伝わりやすいことをBさんにフィードバックし，机の上には紙と鉛筆を常に置き，会話の中で補助手段がいつでも使用できるようにした．

また挨拶語の表出が，途中で途切れてしまうことが多かった．例えば「おはよう」が，「おは」で止まってしまった．そこでBさんと相談して，挨拶など日常生活でよく使う言葉を，STが宿

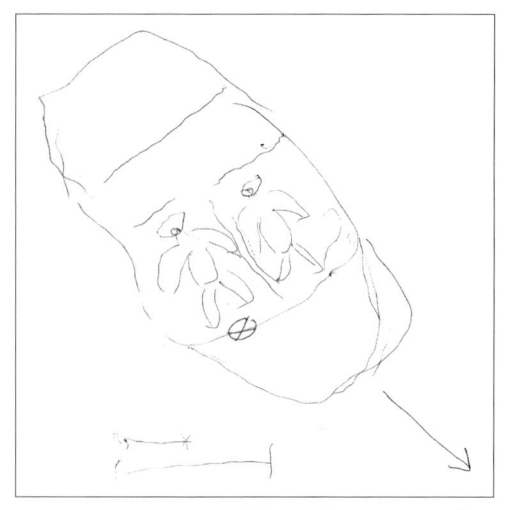

4. 長期にわたる失語症訓練の経過

■図14　Bさんが発話量の説明のために描いた図
注：運転席前にある丸（ハンドルを表す）と，進行方向を表す矢印は，やりとりの中でSTが書き込んだもの．同僚と車に乗りながらの発話量の違いについて説明する．

題用ノートの裏に書き記した．Bさんはそのノートを見たり，STのヒント後に言葉を続けるなどして，挨拶を行った．その結果次第にノートを見なくても終わりまで言えることが増えてきた．

6. 第2回評価結果（訓練開始半年後）

　前回の検査から約半年後に，第2回評価を実施した．第2回目SLTAの結果を図15に示す．「口頭命令に従う」が，前回5/10から7/10へと向上した．「呼称」は6/20の成績であったが，誤った14語中7語は喚語されていた．つまり喚語だけを取り出してみると13/20の成績であり，初回評価時の4/20の成績と比べかなり向上した．一方，「動作説明」は0/10であり，文レベルの発話の改善はほとんどみられなかった．1項目のみ動詞が表出されたが，構音の誤りがあり，SLTA上では正答とならなかった．書字面では「漢字単語の書字」が2/5から4/5へと改善，「仮名単語の書字」は0/5から1/5の成績となった．
　構文検査では聴理解レベルⅠ，読解レベルⅡ，産生（正答項目数）5/15であった．

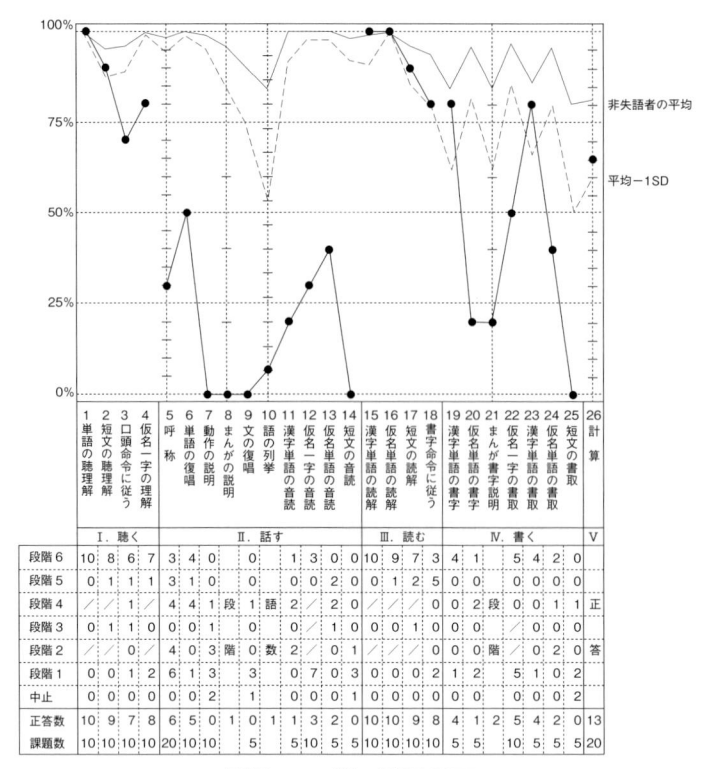

■図15　第2回目 SLTA

7. 第2期訓練（訓練開始半年後〜1年後頃）

1）訓練目的

1. 単語および文レベル（2〜3文節）の口頭表出の向上
2. 単語および文レベルの書字と音読の向上
3. 単語レベルでの音の誤りの減少
4. 実用的なコミュニケーションの向上

2）訓練内容とその経過

①単語および文レベル（2〜3文節）の口頭表出と書字について

　喚語能力の更なる改善のために，第1期同様，1回の訓練では10枚の絵カードを用いて，聴覚的な理解課題や復唱，呼称訓練を行った．変動はあるものの，呼称の正答率は5〜7割ぐらいであった．呼称後，再度の復唱や音読を行った．

　さらに文の表出の向上を目指して，2〜3文節文の表出訓練を開始した．1回の訓練では3〜4枚の動作絵カードを用いた．訓練手続きとしては，呼称訓練同様に聴覚的な理解課題と復唱をくり返した後，動作絵の説明を求めた．動作絵カードについても，STが裏に説明を書き，自宅で書字練習を行ってもらった．宿題（書字）の様子を**図16**に示す．

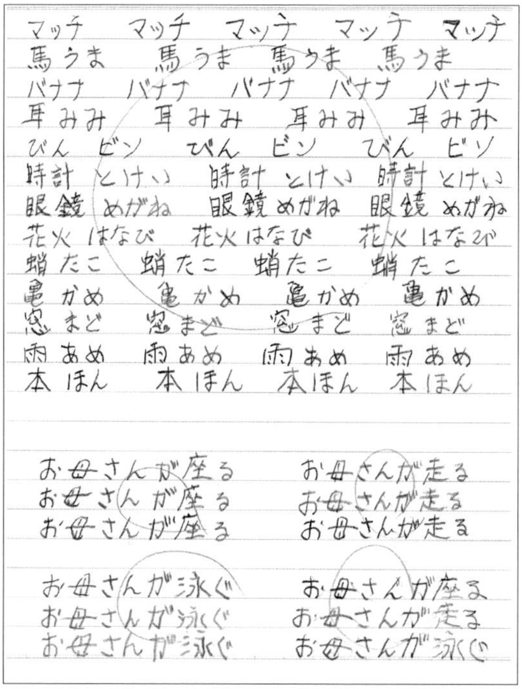

■図16　宿題（書字）の一例

②単語レベルの音の誤りの減少

　呼称訓練とあわせて，この頃から発語失行に対する積極的な訓練を開始した．第1期では喚語の改善を目指したため，呼称時に音の誤りや歪みがみられてもあまり修正しなかった．しかし第2期では，一通り呼称を行った後に，発語失行に対するアプローチとして，その語を正しい構音とプロソディーで言う（Bさんとの間では，「きちんと言う」という言い方を用いた）ことを意識してもらった．

　文字（平仮名）があると，構音の誤りが少なくなった．そこで絵カードのみ，あるいはSTからの聴覚刺激や口型の視覚呈示だけでは，構音を修正できない場合には，文字刺激（漢字＋平仮名）も用いた．訓練の流れとしては，まず呼称してもらい，構音に誤りがある場合は，聴覚刺激や口型の視覚刺激，必要に応じて文字刺激を用いて「きちんと言う練習」を行った．さらに構音に注意を向けながら，再度呼称という手続きを用いた．それでも正確な構音が得られないときには，STが図を描いたり，鏡を用いて自分の口型をフィードバックしてもらったりした．Bさん自身構音の誤りに気付くことが多く，誤ると音や単語を自発的に何回も繰り返し練習した．

③実用的なコミュニケーションの向上

　第1期と同様に，会話時には，STはBさんが反応しやすい話し方を心がけた．具体的にはYes-Noで答えられるように，あるいはSTの言葉を利用しながら返事ができるように話しかけた．この頃の会話の様子を記す（以後，Bさんの発話中に示す下線は音の歪みを表す．この頃には歪みに聞き取れる誤りが多くなった）．

ST：元気でしたか？
Bさん：でん<u>き</u>（元気）は…
ST：風邪は？
Bさん：えーと
ST：風邪をひいてますか？
Bさん：<u>ひ</u>いてない

8．第3回評価結果（訓練開始1年後）

　SLTAでは，「口頭命令に従う」が前回の7/10の正答から8/10になった．「呼称」は音の誤りのために，6/20から3/20へと低下したが，喚語自体は13/20から15/20へと改善した．「動作説明」にも改善が認められた．前回は0/10の正答で，段階4は1/10であったが，今回は正答が1/10，段階4が3/10となり，構音の誤りはみられたが，計4/10が説明可能であった．「まんがの説明」は段階1から段階3となった．訓練開始して1年経過した頃に，このように文レベルの表出能力が改善してきた．読み書きに関しては，「短文の理解」10/10，「書字命令に従う」7/10，「漢字単語の書字」3/5で，大幅な変化はみられなかった．

　CADLは100/136の成績で，コミュニケーションレベル4（実用的）であった．この頃のRCPMは満点であった．

9．第3期訓練（訓練開始1年後～2年後）

1）訓練目的
1. 単語および文レベル（2～3文節）の表出の改善（喚語・書字・音読の改善，発語失行の改善）
2. 実用的なコミュニケーションの向上（補助手段の積極的な使用）
3. 簡単な日記の書字を可能にする

2）訓練内容とその経過
①単語および文レベルの表出について

　呼称練習としては，第2期と同様に，刺激を入力するために聴覚的な理解課題と復唱，その後呼称という手続きを用いて，毎回10語を実施した．構音の誤りがあるものの，喚語能力は徐々に改善し，呼称練習では80％程度の正答率が維持されるようになった．構音については，とけい→totei，かさ→tata，いと→kitoなど発語失行による誤りが依然顕著に見られた．

　2～3文節の動作絵の説明課題を継続した．使用する絵カードの枚数を第2期よりも5～6枚に増やし，毎回変えた．正答率は5割程度で，助詞の誤用や動詞の想起困難が認められた．

②実用的なコミュニケーションの向上（補助手段の積極的な使用）

　Bさんの発話が他の人にどの程度伝わるかを調べるために，SLTA「動作説明」の発話を録音

4. 長期にわたる失語症訓練の経過

し，それを3人の協力者（学生）に聞かせ，書き取ってもらった．ヒント後正答も含めると，Bさんは10題中9題説明可能であったが，学生がそれを正しく書き取った数は，2人が1/9，1人は0/9であった．Bさんの発語は音の置換や歪みが多く，プロソディーの問題もあるため，正確に聞き取ることは大変困難であった．つまり実用的には，他の人に伝わりくにかった．なおSTが提示したヒント部分は削除して，学生に聞かせた．

Bさんが発話だけで意図を伝えるのはかなり困難であるため，書字や絵，ジェスチャーなどの補助手段も用いて意図を伝えてもらうように心がけた．会話時STから話題を提供することが多かったが，この頃には徐々にBさんからも話題が出るようになり，自発話も少しずつ長くなってきた．ある時は，Bさんは「あせ」とひら仮名を書き（汗のこと），「だけど，こっちも，こっちも，おなじ（同じ）ように，かかないと，変（額を指差しながら）」など言い，ジェスチャーも交えて身体の不調を訴えた．

本学学生と，単語の絵カードを使用したPACE訓練も行った．図17にPACEでのやりとりの例を示す．Bさんが学生に絵カードの内容を伝達している．この「ふぐ」の伝達場面では，Bさんは学生に促されて文字と絵を用いたが，その後の単語では必要に応じて自分から鉛筆を持ち，絵や文字を使用した．

③簡単な日記を書く

自宅での書字練習として，単語の絵カードの名称を書くことと，動作絵の説明を書くこと（2～3文節レベル）を行ってきたが，自発書字能力を高めるために，簡単な日記を書くことを課題に取り入れた．

語の想起や文の組み立て，漢字や仮名の想起に問題があるため，1人で日記を書くことは，Bさんには難しかったが，家族に助けてもらうことには抵抗を示した．そのためSTが日記の見本（図18）をカードにして渡し，その日の様子や生活に合わせて空欄に書き込んでもらった．また見たテレビの番組名を，新聞から書き写すように伝えた．日記はすぐに毎日つけはじめ，徐々にテレビ番組の長いタイトルも書くようになった．図19に日記の例を示す．

＜「ふぐ」の伝達場面＞　Bさん：情報の送り手，学生：情報の受け手

Bさん：たかな（魚）で，うみ（海）にいるもので・・・
学　生：大きさは？
Bさん：これぐらい（左手で大きさを示す）
学　生：かいてみてくれますか
Bさん：（学生の促しによって鉛筆を持ち，『ちょうにん（「ちょうちん」のことと思われる）』と書く）
学　生：海にいて・・・
Bさん：（ふぐの絵を描く）
学　生：アアッ，ふぐですか！

■図17　PACE訓練でのやりとりの例

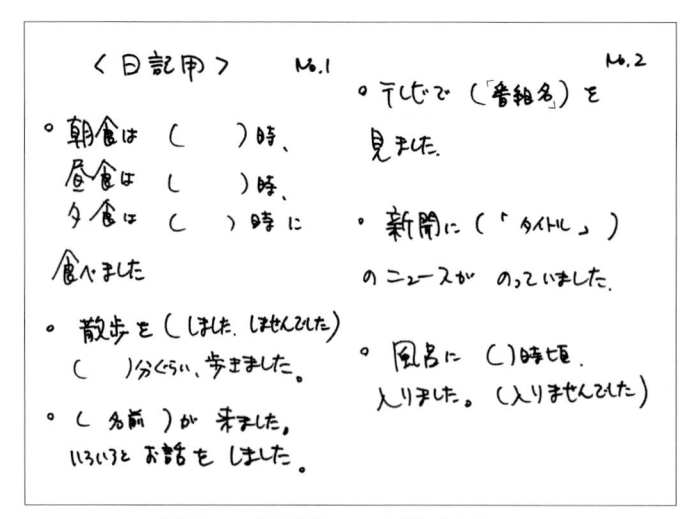

■図18　日記用にSTが作成したもの

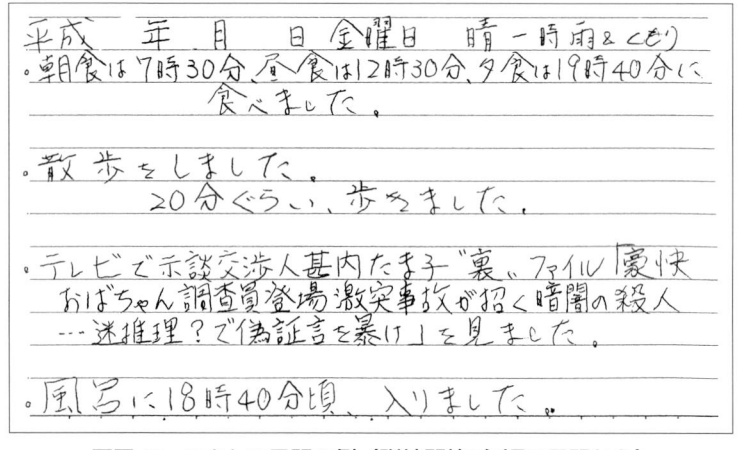

■図19　Bさんの日記の例（訓練開始8年頃の日記から）

④その他

　仕事面に関しては，この頃に休職期間が終了し，そのまま退職の手続きを取り退職に至った．仕事内容として，営業や他県への出張などが多かったため，Bさん，家族ともに退職の心づもりをしていた．Bさん自身から「のんびり過ごすのも良い」と言う話もあり，退職にあたっての心理的動揺は，表面的にはほとんど感じられなかった．

10．第4回評価結果（訓練開始2年後）

　SLTAでは理解面に大きな変化は認められなかった．「話す」では，「動作説明」が前回の1/10（動詞の喚語は4/10）から8/10（動詞の喚語は9/10）へと向上し，「漫画の説明」は前回の段階3から段階5となった．書字での「漫画の説明」は段階3となった．話す，書くの両側面で，文レベルでの向上が認められた．

11. 第4期訓練（訓練開始2～3年後）

1）訓練目的
1. 単語および文レベル（3～5文節）の表出の改善（喚語・書字・音読の改善，発語失行の改善）
2. コミュニケーション場面の拡大
3. 会話時の補助手段の積極的な使用を促す

2）訓練内容とその経過
　表出については，第3期とほぼ同様の方法で訓練を実施したが，使用する文の長さを3～5文節と長くした．会話では次第に2～3文節レベルの発話が多くなり，構音の自己修正が以前よりも容易になってきた．

　この頃，失語症ボランティアグループと，地域の失語症者グループとの交流会が月1回行われており，Bさんにも参加を勧めた．この交流会は，地域住民を対象に本大学教員が半年間行った「失語症理解のための講座」がきっかけとなって発足した．Bさんは交流会に自然にとけ込んだ．自発的な発言は少ないものの，他の参加者と一緒に季節の歌やゲーム，体操などを楽しんだ．また言語訓練では会話の時間を多くとり，交流会で行ったことを，補助手段の使用を含めながら伝えてもらうようにした．

　Bさんの活動は徐々に広がりをみせ，家族が運動のためにと勧めたプールにも行きはじめた．プールの様子についての会話を記す．

　ST：プールの大きさは？
　Bさん：{25と紙に書く}
　ST：最初はちょっと寒い？
　Bさん：{寒いというジェスチャーを行う}
　ST：慣れてきますか？
　Bさん：たむい（寒い）ときも　あります

　また別な時に，プールでどんなことをするのかSTが尋ねると，横歩きのジェスチャーをした．このように，文レベルの発話に加えて，ジェスチャーや書字などの補助手段を積極的に使用するようになってきたため，細かい意思の疎通が以前よりも容易になった．

12. 第5期（訓練開始3年後〜5年後）

1）訓練目的
1. 単語および文レベル（5文節程度，能動や受身文，関係節を含む文の使用など）の表出の改善（喚語・書字・音読の改善，発語失行の改善）
2. コミュニケーション機会の拡大
3. 顔見知りの人たちとのコミュニケーションの円滑さの向上
4. 話題の開始を増やす

2）訓練内容とその経過
　低頻度語名詞や，発話に複雑な構造の文を使用する動作絵を用いて，第4期とほぼ同様の方法で継続した．失語症交流会にも慣れ，徐々に積極的に関わるようになった．交流会とほぼ同じ失語症者をメンバーとして新たに発足した「絵画教室」へも参加するようになり，活動の場がさらに広がった．この絵画教室は，絵の指導者の協力を得て，本学教員の発案により始まった取り組みで，失語症などの言語障害を持つ人を対象に，土曜日の午後に月1回開催している．また同じ時間に，失語症の家族を対象に趣味の時間（「おしばなの会」）を設けている．その目的は，失語症者と家族を別にして家族の負担を一時的にでも軽減すること，家族同士の自由な話し合いの場にすることである．絵画教室に参加した直後のBさんの絵と，参加し約5年経過した頃の絵を図20に示す．

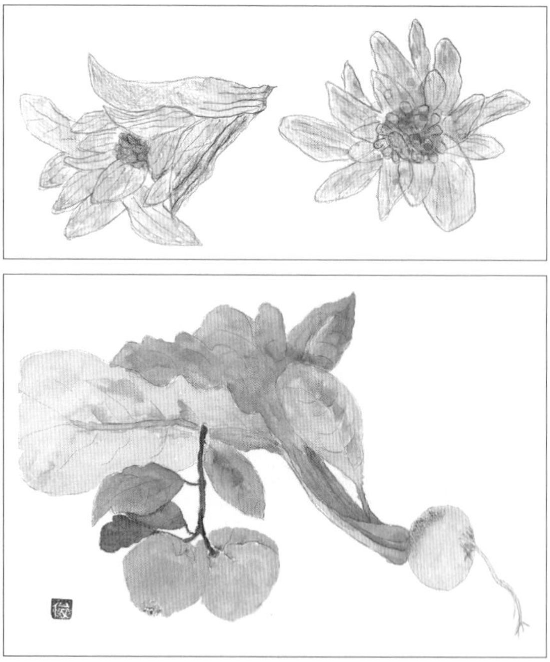

■図20　Bさんの絵画教室で描いた絵
上：教室に参加しはじめの頃（色鉛筆）
下：参加約5年後（絵の具）

4. 長期にわたる失語症訓練の経過

　この頃の訓練場面ではいろいろなことを話すようになり，発語失行に明らかな改善は認められないが，文の長さが徐々に長くなってきた．以下に会話の例を示す．

　ST：元気でしたか？
　Bさん：でんき（元気）は，げんきだったんですけど，あめ（雨）が多くて，
　　　　　そと（外）に…，
　ST：そとに？
　Bさん：つんれん（訓練）は…，（「や」と書字をする），訓練は，あまり
　　　　　やすまず，
　ST：ええ？
　Bさん：で，つなかった（つらかった）です

　さらにこの頃には，Bさんからの話題開始を増やすことを目指して，ST側からの話題提供は控えめにして，話題が一区切りした後にはBさんからの話題開始を待つという対応を取った．その結果，Bさんからの話題の開始が増えてきた．

　ST：何か変わったことはありましたか？
　Bさん：ないですね
　ST：あ？，そうですか（Bさんの次の反応を，少し待つ）
　Bさん：ちのう（昨日），だいさんにちようび（第3日曜日）の，いていじ
　　　　　はん（1時半）から，たんじはん（3時半）まで（交流会について
　　　　　自発的に説明を始める）…
　ST：あ？，交流会，昨日は何？
　Bさん：ゲーム，でも，1，2，3，…
　　　　　（その後ゲームの内容についてのやりとりが続く）

13. 5年経過以降，その後の様子

　その後もコミュニケーションの機会の提供や拡大を目指して，基本的に週1回の訓練を継続中である．Bさんは失語症交流会や絵画教室に参加を続け，おおむね順調に過ごしている．失語症交流会では，ベルギーに本部がある国際失語症協会の呼びかけで2000年度から始まった「国際失語症週間」に合わせて，6月の休日の1日に「国際失語症週間行事」を実施している．午前中には講演会や歌，ゲームなどを，午後からは絵画，押し花，革細工，習字などの趣味のコーナーを開催している．参加者は失語症などのコミュニケーション障害を持つ人と家族，知人，ボランティア，関心ある地域住民，言語聴覚士，本学学生や教員等である．参加する失語症者はどの人も，司会，花束贈呈，挨拶などの何らかの役割を担い，一言でもよいので皆の前で発言をする機会が設けられている．Bさんも，どきどきする，緊張すると言いながらも毎年挨拶や司会の一部

を担当し，役割を果たすことを楽しんでいる．

　訓練中には，話す文が長くなり，Bさんからの話題の開始がさらに増えてきた．発語失行や喚語困難，文法的な問題があり，聞き手に伝わりにくいところはあるが，やりとりが持続するようになっている．国際失語症週間行事後の会話例を示す．

　ST：会はどうでしたか
　Bさん：にじゅうににん（22人）ぐらい，さんか（参加）した
　　　　　つくっている人間は，まだつくっていたけども
　ST：はじめての人はいましたか
　Bさん：1年生は…，4年生がふつぁり（2人）で，3年生がなんじん（何人）かおって，
　ST：そうですか
　Bさん：じねんせい（2年生）が…，1年生が主だったんだね．
　ST：講師のお話は
　Bさん：にじゅうごつん（25分）ぐらい，はなち（話）をして
　ST：ええ
　Bさん：ろつねんまえ（6年前）とろつねんご（6年後）の絵を見せて，○○さんが，たいちょう（会長）がか（描）いた絵かな．

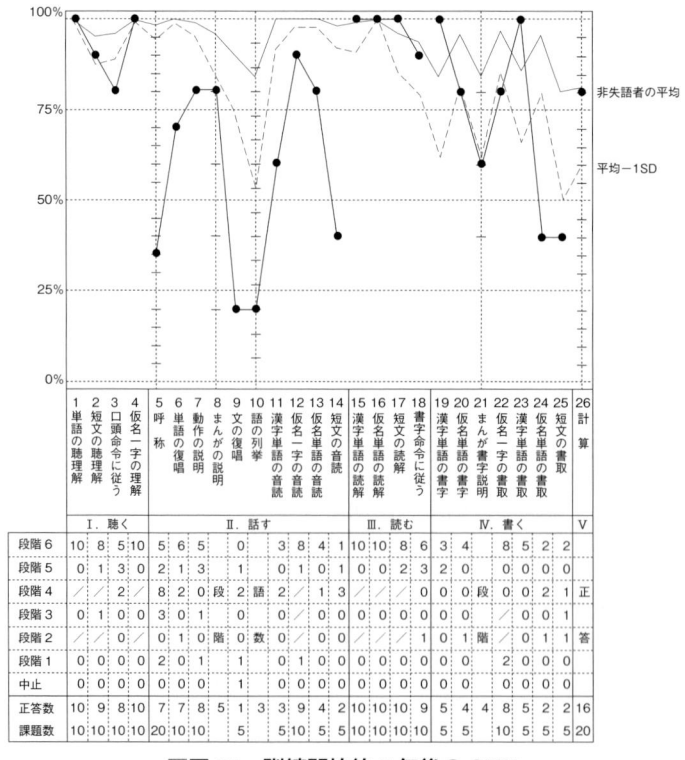

■図21　訓練開始約7年後のSLTA

4. 長期にわたる失語症訓練の経過

表10 SLTA経過（失語症評価尺度）

	1回目	2回目 約半年経過時	3回目（一部実施）約1年経過時	4回目 約2年経過時	5回目（一部実施）約5年経過時	6回目 約7年経過時
A：書字の因子関連						
A1	1	1	—	1	1	1
A2	0	1	—	1	1	1
A3	0	0	—	0	—	0
A4	0	0	—	0		0
B：発話の因子関連						
B1	0	0	0	0	1	1
B2	0	0	0	1	1	1
B3	0	0	0	1	1	1
C：言語理解の因子関連						
C1	1	1	1	1	—	1
C2	1	1	1	1		1
C3	1	1	1	1		1
計	4	5		7		8
B2中の動作説明（動詞表出の正否）*	0/10	1/10	4/10	9/10	9/10	9/10
B3中の呼称（喚語の正否）*	4/20	13/20	15/20	14/20	16/20	17/20

*動作説明・呼称ともに音の誤りは問題としない

約7年経過時のSLTAの結果を**図21**に示した．表出面が理解面より低下している点は変わらないが，徐々に改善している．「呼称」は7/20の成績だが，喚語可能であった語が17/20に増えた．「漫画の説明」は，書字が段階4に改善した．100単語呼称検査では，SLTA同様に構音の誤りを減点すると66/100（66％）の正答であるが，喚語可能な語は85/100（85％）で8割以上の正答が得られた．構文検査では，聴理解レベルⅡ，読解レベルⅢ（助詞補文（－））通過，産生（正答項目数）12/15であった．

最近では新たな地域の会にも行きはじめた．その様子を聞くと「自分は言っているんだけど，周りの人がわからないと言う」と笑いながら話していた．新たな仲間との交流にも，積極的に関わっているようで，精神的にも余裕が出てきたような印象を受ける．

14. Bさんとの訓練を振り返って

1）Bさんの改善経過について

言語面の大まかな変化を把握するために，SLTAの総合評価（失語症評価尺度[1]）を算出した（**表10**）．その結果，言語理解は訓練開始時から良好，半年経過時頃から書字に関する因子が改善し，2年経過時頃から発話に関する因子が改善してきた様子が伺える．SLTA総合評価尺度には反映されないが，発話についてより詳細にみると，単語レベルでの喚語能力は第2回目評価時（訓練開始約半年後）に大きく改善し，文で話す能力の回復はそれよりも遅く始まり，1年，2年

という経過の中で大きく改善した．

　一方で，発語失行については，訓練場面での音の修正が比較的容易になったり，意識すると誤りが減少するという変化はみられるが，現在でも顕著に残存している．会話場面では，訓練時よりも音の誤りが多発し，長い文を使用したり多くのことを話そうとすると聞き手に伝わりにくくなる．学生との会話においても，学生が推測や質問を行うことによって，学生の理解が成立する場面が多々ある．また学生がわからない様子であったり異なる推測をした場合には，Bさん自らが言い方を変えて説明することもある．

　佐野[2,3]は，構音失行という用語を用いているが，長期にわたり回復する機能であるとともに，消え去ることの難しい症状であると指摘し，構音の訓練（自習でも可能）を毎日欠かすことなく，長期間おそらく終わることなく続けるよう指導し励ますことが肝要であると述べている．Bさんもいまだ「話しているのだけれど通じない」と苦労している．今後は，会話場面において「実用的に」伝わることに加えて，「適切に」伝わることが求められる．そのため会話場面でもSTがフィードバックなどを行い，Bさんのセルフモニター力を高める工夫が重要と考えられる．引き続き，コミュニケーションの機会や範囲の拡大を図りながら，発語失行に対する訓練や自習が必要であろう．

2）言語訓練における会話について

　Bさんとの言語訓練において，初回のSLTA検査が終わった頃から比較的長く会話の時間を設定した．当初はコミュニケーションに対する自信がなさそうな様子であったので，Bさんの発話の中で，理解できた部分をフィードバックし，確認しながら話を進めた．意思が伝わることを目指して，徐々に補助手段の使用を促しながら訓練や会話を行うようにしたところ，Bさんの発話の長さが長くなり，Bさんからの話題開始が増えていった．

　訓練場面での会話は，実生活で他の人とコミュニケーションを図り，楽しく充実した生活を送るための予備的段階として大切な意義をもつ．われわれSTは，日頃から自らのコミュニケーション能力を高める努力をし，失語症者が伝えたいと思っている内容を，うまく引き出すための工夫が大切である．例えば，会話時の失語症者の誤りについて，佐藤[4]は「会話での誤りに対する必要以上の修正によって，失語症者は自分に対して否定的な感覚をもち，会話しようとする意欲が抑制されるかまたは消失してしまう可能性がある」と述べ，STの対応の仕方の重要性を指摘している．

3）長期にわたる支援について

　10年以上の長期にわたる言語訓練の中で，言語の改善に即して訓練目標を変化させてきた．

---

1) 長谷川恒雄，他：失語症評価尺度の研究－標準失語症検査（SLTA）の総合評価法．失語症研究　4(2)：638-646，1984
2) 佐野洋子，他：失語症状の長期経過．失語症研究　16(2)：123-133，1996
3) 佐野洋子：言語機能のリハビリテーション―失語症の長期経過．鹿島晴雄，他（編），よくわかる失語症と高次脳機能障害．永井書店，pp154-163，2003
4) 佐藤ひとみ：臨床失語症学．医学書院，2001

当初は言語機能と実用的なコミュニケーションの回復に主眼を置いたが，徐々にコミュニケーションの機会を増やすことに重点を移し，さらに地域活動や会合で役割を果たすことに焦点をあてた．

　長期の訓練は，大学附属の診療所という特別な場であるためにできることであると思われるが，長期の関わりを通じて見えてくることがあった．まずは長期にわたり言語機能が改善すること，2つめには失語症者は何年経過しても，言語機能やコミュニケーションの回復を望んでいること，3つめにはコミュニケーションの機会や範囲の拡大を図るとともに，参加の仕方についても，見守ったり勇気づけたりという手助けが必要なこと，4つめには関わりを継続することで改善する部分と，年齢を経ることで衰えてくる部分との，兼ね合いを考えながら支援する必要があること，5つめには失語症を抱えての心理状態は，その時々の生活環境にあわせて，長期にわたり穏やかに変化することなどである．

　長期の関わりの中では，その人のライフステージや生活パターンにあわせて，さまざまな問題が生じる．Bさんの場合には，発症後6年半経過した頃に，転倒による下肢の骨折で言語訓練を約3カ月間中断した時があった．訓練再開後に「ことばがうまく話せなくなっているように思う」と不安を訴えたことがあり，心理的な支持が必要であった．その時々の出来事に対して，できる対応や支援を行っていくことが大切である．

　発症からの経過時期によって，失語症者が関わる場所は，病院から介護保険のもとでの関連施設へ，友の会参加などへと変化・拡大していく．最近では失語症会話パートナーや失語症ボランティアの養成が盛んに行われ，自主的に趣味の会などを開催している会話パートナーやボランティアがいるという話を聞く．失語症者の「参加」への支援にあたり，とても重要な取り組みである．失語症者が自立した生活を送るために必要な支援が途切れないように，STや失語症者と関わる周囲の人々がネットワークを広げて連携していくことが重要であると思われる．

（吉畑博代）

5. 失語症のグループ訓練

1 グループ訓練の目的

　失語症のグループ訓練は，112頁でも紹介されているように，多様な形態がありますが，ここでは，筆者が以前勤務していた病院の外来で行った失語症のグループ訓練を紹介します．

　グループ訓練を始めた動機は，個別訓練を行っている患者さんやご家族の中に，気持ちの辛さや不安を訴え，途方に暮れている方が多くみられたからです．例えば「話せないつらさは他の人にはわかってもらえない．こんな症状は自分だけなのではないか．どんどん悪くなるのではないか」，「前はなんでもできたし，話すことも人より得意だったのに，悔しい」，「働き盛りに障害を負ってしまってこれから先どうやって暮らしていけばいいのだろうか」と，失語症や片麻痺によって変わってしまった状況を受け止めかねている想いを語ってくれました．

　筆者はそのつど，その想いに耳を傾け，今までに出会った患者さんやご家族の体験を紹介してきましたが，個別訓練の中では伝えきれない部分も多くありました．友の会などで元気を取り戻していく方々を見てきましたので，同じような悩みや体験を共有している方々が出会って，一緒に訓練することで学ぶことは多いと考えました．

　グループ訓練には以下のような目的があると思われます．

①いろいろな失語症の方に会うことで「自分や自分の家族だけではなく，多くの方が同じような体験をしている」ことを知り，孤立感を少しでも軽減する．
②長いリハビリの道のりを，一緒に励まし合っていける仲間を得る．
③いろいろな症状に触れることで，自分の症状を客観的に考えられる．
④地域のサービスなどについて，情報の交換を行う．
⑤地域のサービスやサークルなどへ踏み出す準備段階とする．
⑥趣味活動を継続する動機づけを得る．
⑦多くの手段を使ってコミュニケーションをとる練習を行う場とする．
⑧グループだからこそできる課題を行うことで，訓練の幅を広げる．

　①〜⑥は失語症の方と家族が抱える心理社会的側面へのアプローチ，⑦⑧はコミュニケーション能力を改善するアプローチと捉えられます．

2 グループ訓練の実際

隔週で行っていた3グループの訓練内容・経過と，年1回のより大きなグループ活動について述べます．

1. 重度家族ぐるみグループ（6〜7人，男性．隔週1時間）

患者さんは，失語以外の高次脳機能障害や身体の麻痺もあるため，通院には家族が同行していました．日頃のコミュニケーションは，家族，ヘルパー，デイサービスのスタッフが主な相手で，発語は少なく，理解にも問題があることが多く，コミュニケーションにはかなり限界がありました．メンバーのうち半数は，グループ訓練に並行して，1〜2週に1回の個別訓練を行っていました．残りの半数はすでに個別訓練は終了し，グループ訓練のみとなっていました．

訓練の流れを紹介します．言語訓練室の前のソファーで待っているとき，失語症の方々は仲間を見つけると，「おー」と声を上げたり，笑顔で手を挙げたりして挨拶を交わします．メンバーが来ないと，心配そうに家族に告げる様子も見られます．家族の間で，近況やいろいろな情報交換がなされます．

言語訓練室に入ると，大体いつも決まった席に着くことが多く，空席があるとそこを指さし，「そのメンバーはどうしたのか」と言うようにSTに聞く人もいます．車いすから椅子に移るときは，メンバーや家族が見守り，上手に移れるとみんなが喜んでくれます．個別訓練では椅子への移乗を嫌がるメンバーも，このときはがんばって移ります．移乗の介助に慣れない家族には，経験のある家族からアドバイスや手助けがあります．実際の介助の様子を見て学ぶことも多いようです．

① 軽い体操

メンバーがそろうとまずは軽い体操（深呼吸，首の運動など）を行い，次に発声訓練に移ります．「あー」「おー」などの長い発声を促しますが，年長者が一番長くしっかりした発声をし，皆の拍手をもらうこともあります．

② 挨拶語

声を確認した後，挨拶語の練習に移ります．訓練は午前中だったので「おはよう」の発語を促します．STが，仮名音読，口型模倣，口型図，語頭音のヒントなど，それぞれに合った方法を使って，1人ずつ発語を促します．向かいの人に聞こえるように大きな声を出すように励ますと，元気な声が出ます．今まで言えなかった人が，少しずつ挨拶語らしく言えるようになってくると，他のメンバーや家族から「すごい」「うまくなりましたね」などの声がかかります．個別訓練での練習中にも「グループでうまく言えると良いですね」と動機づけを図ることができます．時間がないときや，まだ1人では言うことに負担を感じるメンバーがいるときには，全員での斉唱のみのこともあります．

③ 体調の確認

STの「身体の調子はどうですか」の質問に身振りや「グッド」などの発語で答えたり，

体　調

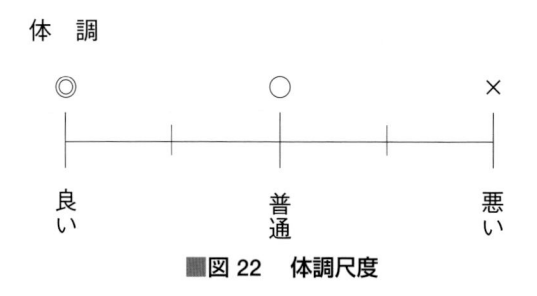

```
◎ ──┬── ○ ──┬── ×
良       普       悪
い       通       い
```

■図 22　体調尺度

体調尺度（図22）を使って指さしで示したりします．必要があれば，ご家族に確認します．

④ 自己紹介（名前を言う）

自己紹介では，メンバーに応じたヒントをSTが出して順に自分の名前を言っていきます．家族が上手にヒントを出すこともあり，徐々に言えるようになってきたメンバーには，他のメンバーやご家族から励ましの声がかかります．漢字で名前を書くこともあります．自宅での練習で，他のメンバーの名前を書くことや，少し音読ができるようになっているメンバーには，それを披露してもらいます．

⑤ 日付の確認

みんなで日付の書字を行います．日付があいまいなときや，自力で書字が難しいメンバーには，カレンダーを指さすように促します．体調や機能の低下で模写も難しいメンバーがいるときは，書字は行いません．ここで日付の復唱，1～10の数唱も行います．

⑥ 絵の披露

このグループでは無理のない範囲で絵を描いてくることを宿題にしていましたので，1人ずつ披露してもらいます．他のメンバーも身を乗り出して見つめ，「おおー」と感嘆の声が上がります．精神活動低下があり，自らは絵に関心を示さないメンバーには，その前に絵を持っていって「どうですか」と応答を促します．すると笑顔が見られたり，好きな部分を指さしたりすることがありますので，「○○さんはここが気に入ったようですよ」などと，その反応をまた作者に返します．何枚か描いてきたメンバーには，一番気に入っている絵を選んでもらい，描いた題材をどこから得たか，どこが難しかったか，どこが気に入ったかなどを，ご本人やご家族に聞いて，絵にまつわる会話を楽しみます．

ご本人に聞くときは，選択肢を用意し，「Yes－No」で答えられる質問を行うなど，メンバーの状態に合わせた聞き方をします．題材の選択には，ご家族が絵はがきや家族写真，図鑑，新聞の写真などを本人に示して，選んでもらう方法がよく使われていました．お菓子の包み紙やデイサービスの献立表なども利用され，他のメンバーの関心を引いていました．

絵のタイトルが付いているときは，それをSTが大きく書き出し，皆で一緒に繰り返し斉唱を行います．タイトルが付いていないときは他のメンバーやご家族と考え，ご本人に承諾を得ます．複数の候補があるときは，その中からご本人に選んでもらい，同じように文字を見ながら斉唱を行います．時間があれば，絵に描かれているものをいくつか選んで復唱，音読を行います．

次に，毎回練習している文パターンを利用して，少し長い発語に挑戦します．STが「・・・さん（作者）は何の絵を描きましたか」と質問し，絵とタイトルを示すと，少しの援助でメンバーから「・・・さんは（タイトル）の絵を描きました」と応答が得られます．毎回同じパターンの文を使うことで，検査などでは文の復唱が難しいメンバーからも応答が得られるようになります．これを絵を描いてきたメンバー全員について行います．

絵は言語室の展示コーナーに展示します．前回の絵を外し，新しい絵を貼ります．これは言語訓練をしている他の患者さんやご家族への助言にも使われます．「左手でこれだけの絵を描くようになった方々がいる」という思いは，発病初期のご本人やご家族への励ましになります．経過月数の長い方には「私も頑張ってやっていこう」という思いを促すようです．知り合いの方の絵を見ることを楽しみにして話題にする方もいます．

この作品の中から自選したものは，このグループ以外の方の作品とともに，年に1回，病院の画廊を1週間借りて行う，「言語療法室作品展」に展示されます．また，自分の作品でカレンダー[1]を作り，親戚や友人にプレゼントする方もいます．

⑦ 生活状況の確認や情報の交換

ご本人やご家族から最近の出来事などを聞きます．日記を付けているメンバーには，その一部を一緒に音読して披露してもらいます．STがどのように過ごしたのかと聞くと，ご家族から「囲碁の力がずいぶん戻ってきて，勝つことが多くなってきました」などの報告が得られたり，地域のサービスの情報が交換されたりします．

⑧ 歌，その他

最後に歌を歌い，次回の予約を確認して終了となります．

このグループでは，以下の課題も時々行いました．
①会話ノート[2]を利用して質問に答える：「好きな飲み物は？」「好きなスポーツは？」など．
②外来患者さん全員を対象とした親睦会（後述）での役割の練習：「親睦会を始めます」「終わります」などの挨拶や，「・・・（居住地）の・・・（氏名）です．よろしくお願いします」などの自己紹介の練習．
③色紙書き：メンバーが入院したときなどには，お見舞いのメッセージを選択し，模写，自分の名前の書字，描画などで色紙を作成し，届ける．

2. 中度女性グループ（3～5人，女性．隔週1時間）

きっかけとなった50代の女性は，個別訓練で主として発語失行に対する訓練を行い，徐々に了解可能な発語が増えていましたが，自発的な使用は少ない方でした．ご家庭の都合で福祉セン

---

[1] 東京杉並にある失語症者の働く作業所「パソコン工房ゆずりは」で注文を受けている．
[2] 東京都リハビリテーション病院言語療法室：失語症会話ノート．エスコアール発行．
「リソース手帳」（NPO法人和音発行．パソコン工房ゆずりはで注文を受けている）や「ボイスノート」（新興医学出版社）なども使える．

ターやデイサービスの利用が難しく，他の失語症の方と交わる機会が少なかったので，絵の上手な3人の女性に加わってもらい，グループを開始しました．最初のメンバーにはヘルパーが同席しましたが，他のメンバーはご本人のみの参加でした．

訓練の流れは「1. 重度家族ぐるみグループ」とほぼ同じですが，言語課題が多くなっています．メンバーの1人が宿題で行ってきた課題をもとに，みんなで呼称，復唱，音読，文完成，書字などの課題を楽しみます．1人のメンバーが話そうと思ったことが，喚語困難のためなかなか伝わらず，STやヘルパーも一緒になって，全員で内容を推測する場面もしばしば起きます．

このグループのメンバーは自発的な描画も可能だったので，STや他のメンバーが課題を出し，描画や，描画の伝達ゲームを行うこともあります．他のメンバーの絵を見ることが描画の参考になることもあるようです．グループのきっかけとなったメンバーも，他のメンバーに声を掛けたり，ゆっくりした発語と書字で，自分から最近の出来事を伝えようとしたりすることが多くなりました．ある時は「ははのひ」と言いながら花かごの絵を示し，「母の日に子どもたちから花かごを贈られたので絵に描いた」ことを他のメンバーに伝えていました．

このグループに途中から参加したメンバーは，当初「もう生きていてもしょうがない」と悲観的でしたが，他のメンバーの生き生きした様子を見て励まされ，3回目からは家族も驚くほど元気になり，自分から絵を描いて持ってきたり，知り合いに絵手紙を書いたりするようになりました．ご本人もご家族もこのグループに参加したことが元気になるきっかけだったと後で述べておられました．

3. 軽度グループ（5～6人，男女，隔週1時間）

このグループの主体は，軽度の喚語困難と書字の障害が主な問題となっているメンバーです．参加者はほとんどが，1人で通院しています．

このグループでは特に次のような目的を設定しました．
①時間をかけてじっくり伝えるようにして，相手の推測が少しあれば，伝えられることが多いことを実感してもらう．
②個別訓練で練習している仮名書字を実際に使ってみる．
③言語障害によって起こる問題や辛さを他のメンバーに話し，互いに共感する場とする．

訓練の流れは以下の通りでした．
（1）順番で（時には立候補で）司会，記録者を決める．
（2）近況報告，あるいはニュースの報告．
　　司会者はメンバーの出席を取り，1人ずつ最近のニュースや近況を述べるように促します．司会者用のマニュアルがあり，言葉につまったときはマニュアルを見ながら音読で進めることができます．
　　①メンバーは1人ずつ自分の近況か，あらかじめ調べてきた最近のニュースを報告します．喚語困難で伝わらないときは，他のメンバーが調べてきたニュースなどから推測を行い，確認していきます．

②内容が皆に伝わると，それをメンバーまたはSTが短い文にし，皆で書き取りを行います．仮名が浮かばないメンバーには，STが音の分解やキーワードを想起するように促したり，隣のメンバーが援助したりします．漢字が想起できないメンバーがいるときは，わかるメンバーが大きく書いて示したり，電子辞書で調べたりします．

③その後，報告されたニュースや近況にまつわる話などで会話を行います．

(3) 記録者は，他のメンバーが書いた文も参考にし，「グループの記録」のタイトルで，日付，司会者名，記録者名，メンバーの伝えた内容などをB5版の用紙に清書して次回提出します．それはボランティアが患者さんの原稿を編集し，隔月で発行している「言語室新聞」の原稿となります．

訓練時間の後にはメンバーが誘い合って，近くの喫茶店でお茶を飲みながら会話を楽しむことも行われていました．

4. 親睦会

年に1回，外来患者さんを中心とした「言語療法室親睦会」を，院内の大会議室で開催していました．グループ訓練の延長の側面を持ち，目的は次の通りです．

①大勢の方が言語障害を持ちながら生活していることを確認し，孤立感を軽減する．
②1年に1度元気に暮らしている様子をお互いに確認し，生活活性化の要因とする．
③一緒にアトラクションなど楽しみの時間を持つ．
④会の中で役割を持つことで，訓練への動機づけ，応用を図る．
⑤ボランティアや職員の協力を得ることで，多くの方のサポートがあることを確認する．

参加者は患者さんが20～30名（外来患者さんの8～9割），ご家族がほぼ同数（できるだけご家族も参加されるように呼びかけをしている），ボランティアが5～6名，ST2名，SW1名，ゲスト（福祉センター職員など3～4名），医師1～2名，PT1名（体操時参加），総勢60～70名が最近の参加人数でした．

内容は毎回少しずつ異なりますが，ある年の会の流れを述べます．

1. ボランティアとST，一部の元気な患者さんで会場を作る（テーブルの並べ替えなど）．
2. 軽度の患者さんとボランティアで受付をする．
3. 参加者はボランティアの案内で，あらかじめグループ分けした，大体同じような問題を持った方々のテーブルに家族と共に着く．いつもよりおしゃれをして参加する人が多い．
4. 始まる前にテーブルに同席した方々との会話が行われるように，ST，ボランティアが話のきっかけをつくる．
5. 患者さんによる司会（前もってマニュアルを一緒に作り，訓練時間や自宅で練習を行っている）．必要があればSTが補助に付く．
6. 患者さんによる開会宣言，乾杯の音頭（前もって練習）．
7. リハ科医師や神経内科医師の挨拶，メッセージの紹介．
8. 一人ひとり簡単な自己紹介（名前，住まい，近況など）．STがマイクを持って，必要に応

じて質問やヒントを出す．前もって準備したカードを示したり，一緒に音読したり，家族のみが話したりと，無理のない範囲で行えるように配慮する．言えるまで頑張り，他のメンバーや家族から大きな拍手が起きることもある．家族にも必ず一言付け加えてもらう．家族がこの場で話すことを準備してきて「5年経って今年は初めて田舎にお墓参りに行けました」などの報告もある．

9. グループごとの懇談．
10. 患者さんや家族による体験談発表．
11. 理学療法士の指導による座ってできる体操．
12. 集合記念写真．
13. 患者さんによるボランティアへの感謝状贈呈（前もって訓練で文の音読練習を行い，必要なところは言いやすい形に変更してある）．
14. ボランティアからの挨拶，メッセージ（ご主人を亡くされたボランティアから，「ご夫婦が揃って頑張っているのをみて，うらやましいと思った」などのコメントがあった）．
15. ボランティアの誘導でピアノのある会場に移動．
16. 地域のシニア合唱団（団員には今回参加の失語症の方やボランティアもいる）による音楽会．
   この会の司会も患者さんが担当する．会の途中には歌の得意な患者さんの独唱がある．
17. 合唱団指導者，ピアノ演奏者，独唱者への患者さんによる花束贈呈．
18. 親睦会終了と共に作品展へ移動．

アトラクションは年によって異なります．合唱，ご家族によるハープ演奏や腹話術，患者さんによる左手での描画や和紙の木目込み・書道などの実演，左手でのADL（爪切りやネクタイ結びなど）の実演，左手のピアニストによるピアノ演奏，日野原重明先生（聖路加国際病院理事長）の講演など，多岐にわたっていました．

5．作品展

初めは泣いてばかりいた60代の重度失語症の女性が，訓練で描画を導入してから笑顔が多くなり，模写や写生だけでなく，自分の思い出などを描いてくるようになりました．その柔らかい色合いの絵を多くの方に見てほしいと思い，院内の画廊の担当者に相談した結果，その一角を言語療法室作品展の場として借りることができました．そこで他の失語症の5～6人の方の作品を集め，こぢんまりと作品展を開催しました．そのときの女性の嬉しそうな笑顔や，家族，ヘルパーの喜びが，その後の毎年の作品展開催につながりました．コーナーは片面から全面へと広がり，毎年会場を貸していただけるようになりました．作品は家やデイサービスで描いてきたものを，グループや個人訓練で毎回披露していましたが，その年に描いた作品の中から，自分たちが選んだものを展示しました．作品は色鉛筆や水彩の絵画が多いのですが，書道，陶芸，手芸などもあります．自習で続けている日記を展示することもあります．「言語室新聞」も1年間分展示されます．患者さん有志，家族，ボランティアの力を借りて展示作業を行い，1週間程度開催してい

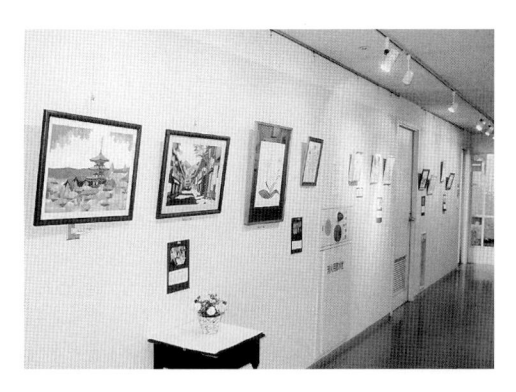

■図 23　作品展

ました（図 23）．

　作品にはその年の出来事などを中心に，ご本人，ご家族と相談し作成した簡単なプロフィールと写真（できるだけ家族と一緒のもの）をつけます．病気になっても元気に暮らしている様子を表すことで，作品を見た方から，元気づけられたとの感想が感想ノートや会場にいるボランティアに寄せられ，それをまた後日患者さんたちにフィードバックします．

　作品展は描画の励みになっているようで，生活の活性化に寄与していると思われました．1年間頑張ってきたことをメンバー，家族とともに確認する場にもなっています．自分の作品の前で家族と共に写真を撮ったり，作品を紹介しあって感想を述べたりと，ボランティアや来場者を含めにぎやかに交流が行われています．会場が外来食堂の通路にあたるので，多くの人に見てもらうことができ，後で他の患者さんやご家族，スタッフなどに声をかけられることもあると聞きました．

❸ グループ訓練の効果

　個別訓練と比べてグループ訓練で得られた効果として，ご本人およびご家族にうかがったところ，以下のような点が挙げられました．

ご本人の感想
- 私も頑張ろうと思う．
- それなりにやっていけばいいと思えた．
- （メンバーと）一緒だと喫茶店にも安心して入れる
- （メンバーが行っているので，地域の）センターや友の会へ自分も行ってみようという気持ちになった．
- （描いた絵を）みんなに見てもらうと励みになる，他の人の絵を見るのもいい．
- 安心して話せる．

ご家族の感想
- メンバーの顔を見るとほっとして，言葉がなくても手を挙げたりなど，コミュニケーションのベースである親しみの感情を表出できる（重度グループに参加するある患者さんの家族か

ら，メンバーに会った時が一番嬉しそうとの報告があった）．
・他のメンバーの欠席を気にするなど，メンバーのことを気に掛けている．
・描画や日記などの活動を人に見てもらうことで持続できる．
・お互いに辛さがわかり，共感できる仲間と会えることでまたがんばろうという気持ちになる．
・家族として障害を治すことばかり考えていたが，そのままの状態を認めてそれなりにやっていけるのだと思えた．
・メンバーと一緒だとレストランなどにも入る勇気が出るようだ．
・先輩家族からいろいろ生活上の知恵など教えてもらったり，励まされたりしてここまで来られたと思う．
・メンバーが行っていたので，地域のセンターや友の会へ自分も行ってみようという気持ちになれたようだ．
・自分たちより状態が大変な家族を見ると，自分たちもがんばらなくてはと思える．もっと良い人を見ると，自分たちも早くあのようになりたいと目標が持てる．
・描いた絵をみんなに見てもらうと励みになる．
・初めはなんだかわからなくて混乱していた．みんなとやっていくうちに私もがんばらなくちゃと思えてきた．他の人にもがんばってほしいと思う．
・他の人の経験を聞いて共通な所を見たり，違うところを比べてこういうふうにしよう，ああいうふうにしようと励みになる．
・打ち解けて話せる安心感がある．
・（親睦会）こんなにたくさんの人ががんばっているんだと感じて，人はすごいなと感じる．10年と聞いてうちはまだまだだな，がんばろうと思う．
・家族にとっても他の方の様子を見ることは勉強になる．

　ご本人やご家族の気持ちをうかがっていくと，人生半ばで失語症になり，お互いの意思を伝えられないもどかしさと生活の変化にとまどい，自信を失っていることも少なくありません．立ち直りのきっかけとして，「先生方や看護師さんが親身になってやってくれたから，自分もがんばろうと思った」と語る方がおられるように，個別のきめ細かい対応が必要ですが，一方で上記の感想のように，同じような境遇にある方々との交流が，ご本人やご家族の自信回復，立ち直りに大きな効果を上げることも多いようです．心理的側面の回復を支えるために，グループの果たす役割は大きいといえます．また，言語訓練の応用という面でも，個別訓練で練習した内容を同じような問題を抱えたグループでは気兼ねなく，メンバーからの応援を得ながら練習することができます．他のメンバーのやり方を見ながら，話し言葉以外のコミュニケーション方法を使ってみることもできます．コミュニケーションの問題を扱う言語訓練では長期にわたる言語機能の改善を図るためにも，個別の訓練と連携したグループ訓練は重要な側面を持っています．
　グループ訓練を勧めると，「一人ひとり違うから，他の人に会っても参考にならない」と言う方や，「他の方に合わせなければと思うと負担になる」と言う方もいます．患者さんの性格や時期によっては，必ずしもグループが適さないこともあります．しかし，病前は1人での行動を好

み，家族から「人と一緒にやるのは嫌いだと思います」と言われた方が，参加してみるとグループでの活動を楽しみにされることもよくあります．

　発病初期には家族やスタッフ以外の人と会うことを避けていた人が，ある程度落ち着いてくると，他の患者さんのことが気になって，スタッフに「他の方はどうなんでしょう」と聞いてくるようになることがあります．積極的に訓練や生活の再建に向けて取り組んでいけるように，時期や性格などを配慮しながら導入の時期を考え，グループによる効果を生かしていきたいと思います．

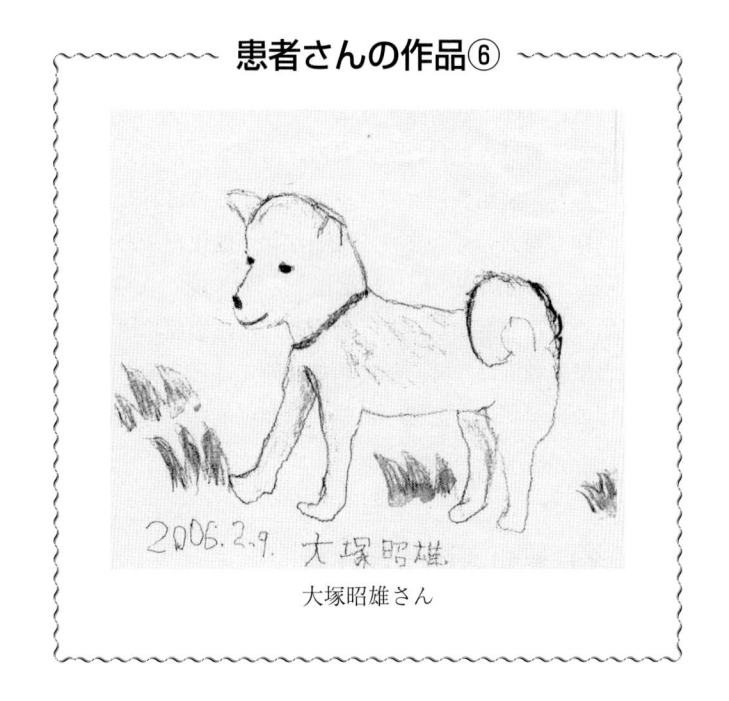

（鈴木和子）

患者さんの作品⑥

2006.2.9. 大塚昭雄

大塚昭雄さん

6. 原発性進行性失語に対する言語訓練

1 はじめに　進行性失語とは

　進行性失語はMesulam（1982）[1]による緩徐進行性失語（Slowly Progressive Aphasia）以降さまざまに報告され，近年は原発性進行性失語（Primary Progressive Aphasia：PPA）[2]という概念が提唱されています．最近は認知症（前頭側頭葉変性症）の下位分類とみなす立場が多く，目立つ認知症がなく言語機能が低下していく時期を中心に，失語症へのリハビリテーションが試みられています[3,4]．

　本章は進行性失語例へのSTの対応を整理することが目的であり，細かな定義や症状の妥当性を論じるものではありません．原発性進行性失語の臨床診断基準に沿えば，少なくとも2年間の進行する言語障害の既往があり，言語機能が際立って低下するのに対し，他の知的機能は正常か比較的保たれ，日常生活動作も自立しています．失語症状が悪化をきたすにつれ，経過中に他の高次脳機能障害（失行，失認）や認知症の症状（記憶，行動，知能，人格），身体制限（嚥下障害，歩行障害）なども重なり始めて自立度が低下し，最終的には認知症の様相が濃くなり終末期を迎えます．急性の脳血管障害や脳腫瘍はなく，脳の画像診断では言語野を中心に萎縮や脳血流量の減少がみられます．失語症のタイプは非流暢・流暢に分類可能なケースもありますが，非典型例も多くみられるようです．

2 「臨床の難しさ」を対応につなげる

　進行性失語の臨床は難しいものです．それは「後遺症である失語症」よりも，①遭遇することがまれで確定診断が容易ではない，②障害像に幅がある，③進行は個人差が大きく変化の予測が困難である，④医療・福祉においてもあまり知られていない，⑤障害を受容しにくい，などによると考えられます．

　STはできるだけ早く，失語症状の進行という苛酷な事態に困惑する方々に寄り添い，ご本人と周囲が対応を試みながら日々を送れるよう，何らかの実効性のある支援を始めたいものです．それにはこうした難しさから逃げることなく，順に対応していくことが鍵となると思われます．

---

1) Mesulam MM：Slowly progressive aphasia without generalized dementia. Ann Neurol　11：592-598, 1982
2) Mesulam MM：Primary progressive aphasia. Ann Neurol　49：425-432, 2001
3) 小森憲治郎，他：原発性進行性失語．笹沼澄子（編）：言語コミュニケーション障害の新しい視点と介入理論．医学書院，pp 221-238, 2005
4) 金子真人：緩徐進行性失語例の意味システム崩壊による理解障害に対する訓練．竹内愛子（編）：失語症臨床ガイド−症状別理論と42症例による訓練・治療の実際．協同医書出版社，pp 115-117, 2003

以下，問題（難しさ）とその対応という形で述べていきます．

問題1：遭遇することがまれで確定診断が容易ではない

⇒進行性失語の可能性を考えながらコミュニケーション障害像を把握し，「進行性・失語」の要件を満たすかを検討する．

1）初回面接の前に（心構え）

STと患者さんをつなぐのはまず「医師の処方箋」ですが，処方箋には進行性失語の記載がないこともあり，高次脳機能障害，言語障害，認知症，失語症などと書かれている場合もあります．処方箋の記載を心に留め，さまざまな可能性に開かれた態度で初回面接（スクリーニング検査）を行い，情報を収集します．さらにご本人ご家族の心理や疲労にも気を配ります．障害像を正しく捉える能力と，困難な状況を真摯に受け止め，最良の策をともに考える態度が求められます．

2）初回面接（スクリーニング検査）

早期であれば「後遺症としての失語症」と共通する特徴が多くみられます．礼節や記憶は保たれ，単独行動が可能ですが，話す，書く，聴理解，読解などの言語面に困難が生じ，多くは自覚があります．失行など他の高次脳機能障害や構音障害，嚥下障害が合併する場合もあります．異なるのは，言語障害の明確な発症である急性の脳血管障害や脳損傷などの情報がなく，症状の悪化が疑われる点です．

短時間のスクリーニング検査では障害像の把握は難しいため，現時点でわかる内容を医師に伝えて精密検査に移行します．

問題2：障害像に幅がある

⇒評価バッテリーを組み，全体像と詳細な症状を把握する

1）精査（詳しい検査）の選択と実施

下記A〜Eの各側面について症状や優先順位，心理的抵抗も考えて必要な検査を選択，実施します．障害像把握には総合的で詳細な検査（SLTA，WAIS-Ⅲなど）の実施が望ましいのですが，症状の進行具合によっては実施困難や拒否が生じる可能性も高いため，状態がわかる比較的簡便な検査を実施し，難易度が高く負担の大きな検査は部分実施にとどめるといった柔軟な対応も必要になります．

- A. 言語：総合的失語症検査（SLTA，WABなど），実用コミュニケーション検査CADL，重度失語症検査，各種掘り下げ検査（Token Testなど）
- B. 発声発語機能：ASMT-R，口腔顔面失行検査，嚥下機能検査，構音検査など
- C. 高次脳機能／非言語性知能：WAIS-Ⅲ（動作性知能），RCPM，Kohs-test，各種記憶・注意力検査など
- D. 認知症：観察法… CDR（臨床的認知症尺度），NMスケール（N式老年者用精神症状尺度），NPI（Neuropsychiatric Inventory）

質問法…MMSE，HDS-R
E．日常生活自立度：FIM，Barthel Index，N-ADL（N式老年式日常生活動作能力評価尺度）など

2）負担への配慮：会話も大事にする
「できない事実」に直面する検査は辛いものですが，適切な診断と対応につなげるためにさまざまな側面の情報を得ようとすれば検査時間は長くなります．この間のお気持ちを和らげ信頼関係を築き始めるためにも，会話の時間を確保することを大切にしたいものです．会話はその方の生活やコミュニケーションの状態を知るだけでなく，日常の良い習慣を肯定して継続を促すなどの支援も始めることができます．会話の中で笑顔がみられ，ご自身とその周辺について伝えてくださるようになれば嬉しいことです．

3）確定診断に必要な評価結果を医師へ伝え，診断を待つ
脳の画像検査結果と併せての診断を待ちます．形態画像（MRI，CT）では脳血管障害，脳腫瘍などを除外し，言語野の変性を確認します．機能画像（SPECT，PET）で血流や代謝の低下が描出される場合もあります．なおSPECTやPETはどの医療機関でも撮影できるわけではありません．今後の医療やサービスを受けるための必要性や，ご本人・ご家族の意向なども考慮して検討します．

4）ご本人・ご家族への説明
医師は通常，①診断，②予後，③診療方針（医療，リハビリテーション・ケアなど）を伝え，STはチームとして一貫性のある対応をします．STができる医師の説明前の配慮は，ご本人やご家族の知識や心理状態を医師に知らせることです．そして医師の説明後のフォローは，適切なリハビリテーションを実施することでしょう．「できることをしながらこれからの生を充実させたい」と思っていただけるような働きかけができるかが問われます．なお心理的問題，医療やリハビリテーションへの拒否が生じる可能性を考え，説明の時期と内容は慎重を期す必要があります．

進行性失語とかかわりの深い「認知症」に対しては，誰にも起こりうる病気であるとの認識が浸透し始めています．この動向は進行性失語を受け止める環境が整ってきたことを期待させますが，こうした認識には個人差があること，たとえ認識が変化しても精神的・物理的負担がなくなるわけではないという2点を忘れてはならないと思います．

問題3：進行は個人差が大きく変化の予測が困難である
⇒今がどの時期かを考え，障害像の変化を予測して適切な支援を行う

1）支援の基本
症状の変化に応じて，時機を逸すことなく，ニーズに合った支援を行います．ここでは様相の変化を以下の4期に分けて，支援の基本を示します．

第1期：発症初期（言語機能低下の自覚／他覚が始まる時期）
　　　ご家族・ご本人を孤立させないよう，状況を理解し，コミュニケーション能力を引き出し，定期的にST室に足を運んでいただくよう働きかけます．
第2期：失語症状進行期
　　　コミュニケーション能力を維持する課題を継続しながら，進行に即した代償／補完手段も試みます．生活と興味関心に寄り添い，努力を認め励まして，リハビリテーションの時間を共有できるようにします．定期的再評価を行い対応に生かします．
第3期：障害像変化期（認知症の要素増大期）
　　　ネットワーク作りを進めます．自立度の低下が始まるため，身体介護や家事援助などの介護サービスも必要になってきます．
第4期：認知症～終末期
　　　認知症状が主となります．STは必要と判断される限り支援を継続しますが，適切な専門家へのバトンタッチを進めます．

2) 具体的支援

　以下に挙げたⒶ～Ⓕの6つの支援のうちⒶⒸⒹⒺは常に重要で，Ⓑの言語課題は主に第1，2期（発症初期～失語症状進行期）で行い，Ⓕのネットワーク作りは第3期（障害像変化期）から重要課題に浮上します．

Ⓐ日常のコミュニケーションの検討と実践

　言語・非言語機能の保たれている側面／低下している側面を定期的かつ的確に評価し，日常のコミュニケーションの方法を検討し実践します．例えば口頭表出が困難でも書字で補完し，保たれた理解面で誘導することができれば意思を確認しやすくなります．能力以上を要求するコミュニケーションに陥らないように周囲に働きかけ，対応は進行とともに適宜修正していきます．

Ⓑコミュニケーション課題

　機能・能力維持のための課題を試みる際は，ご本人が意欲を示す内容を選び，努力を認めて喜びあうことが継続の鍵となります．日々のニュースや出来事を題材にした課題は，興味の対象や生活の様子がわかり，支援のヒントも多いでしょう．

　例えば新聞記事の選択と書写，音読，要約，会話課題はさまざまな言語機能を用いる点でも関心を保つ点でも適していると思われます．症状が進み負担が重くなれば，量を減らす，ご家族の援助を増やすなど，可能な方法で継続を試みます．日記も同様に，文章での記述が困難になってくれば，量を減らす，選択肢を挙げてメモ書きを促す，会話／やり取りで情報を得て家族が代書するなどで継続を試みます．

　通常の失語症訓練で用いる理解表出課題も活用できますが，可能だった課題が困難になっていくことは残念ながら避けられません．短期間で難易度を下げる・中止するなどが続くと心理的負担は大きくなるので，課題の選択と切り換えには配慮が必要です．

Ⓒ補助手段

　人，外出先，趣味・関心，要求，生活スケジュールなどのリスト（コミュニケーションノート）

の導入や，表出や理解を助ける道具（地図やカレンダーなど）の活用を促します．
Ⓓご本人の心理面への配慮

関心の減退や抑うつ，苛立ちや無力感，食欲不振などに注意し，接し方などの環境調整や投薬治療の検討につなげます（問題5参照）．
Ⓔご家族とのかかわり

お気持ちや悩みを伺うとともに，コミュニケーションのアドバイスを具体的に行います（問題5参照）．
Ⓕネットワーク作り

日頃の状態・変化の情報を集め，専門家・相談機関と連携します（問題4参照）．

問題4：医療・福祉においても知られていない

⇒ネットワーク作りへ動く．

STはコミュニケーションを支えながら，状態に適した医療や介護を提供する連携体制（ネットワーク）を作ります．前述の第2期（失語症状進行期）には構想を立て，第3期（障害像変化期）には具体的に進めていければと思います．

医療保険，介護保険の枠組みで適切に対応できるよう，ソーシャルワーカー・ケアマネジャーを軸に連携します．医師，リハスタッフ（PT，OT，STなど），ケアマネジャー，ケアスタッフ，ご親戚，ご近所，知人などが支援の輪に入ることで，生活パターンや社会参加が維持され，失語症状や認知症状の進行にも対応しやすくなると思われます．ご家族の介護負担の軽減も重要です．キーパーソン不在の単身者では，早めにネットワーク内に理解者，支援者を増やすようにします．

なお言語聴覚リハビリテーションも外来通院に固執せず，ご本人ご家族にとって最も良い形態は何かを考え，デイサービス併用，デイケアへの切り換え，訪問リハなども検討します．

問題5：障害を受容しにくい

⇒心情を理解しながらも新しい視点を伝え，双方向的な働きかけで，ゆっくりと主体性を促す．

進行性疾患であり，しかも症状が認知症に傾く可能性があるとわかれば，落胆や不安などのネガティブな感情は避けがたいでしょう．私たちは認知症や進行性疾患への世間一般の先入観や怖れの感情を知り，同時に認知症の尊厳，失語症との質的差異を真に理解することの両方が問われます．なぜなら怖れや不安に耳を傾け受け止めながら，しかし別の視点も存在することを少しずつ伝えて支援を提案する，といった臨床態度が必要になるからです．

STはコミュニケーション環境を整えながら，諦めや悲嘆に向きがちなお気持ちを支えていきますが，働きかけの際は双方向的に提案し合えるゆとりをもち，ご本人とご家族の主体性をゆっくりと促す姿勢が欠かせないでしょう．ご家族ご本人が日々の困難や工夫を伝えながら「今やれることをやる」というお気持ちになっていかれることが，この病気とともにあることになるのか

もしれません．その姿に，私たち支援者はこの困難な病とかかわり続ける励ましを見出すでしょうし，同時にさまざまな臨床のヒントを見つけて支援を続けることになるでしょう．

③ まとめ

進行性失語は報告が増えているものの，未解明な部分も多く，症例の経過もさまざまで，現在の医療や介護保険制度下でどのような対応が望ましいかについては，出会った一人ひとりにベストを尽くし，対応を集積する段階と思われます．

ここではSTとしての基本的姿勢を，進行性失語の抱える難しさと対応を軸に述べました．STの専門性を生かして支援できる部分と，ネットワーク構築や情報収集などSTだけでは対応が難しい側面とを冷静に判断し，時期を逸することのない支援を行えればと思います．

（髙橋雅子）

④ 症例　家族への心理面の援助

1．はじめに

次第にことばが出にくくなり，人の話がわからなくなっていく…，原発性進行性失語症が脳血管障害による失語症と異なる点は，「進行する」という点です．ご本人にとってはもちろん，ご家族にとっても，その苦痛は計り知れないものがあります．少しでも長くコミュニケーション能力を保てるよう，訓練やコミュニケーション手段を工夫することはとても大切なことです．また，ご本人ができるだけ快適に生活できるよう，ご家族の気持ちを支えながら，症状の進行にともなって生じるさまざまな問題への対応を共に考えていくことが必要でしょう．以下，70代で発症した原発性進行性失語症の女性の経過を，訓練内容や症状の変化ではなく，家族へのかかわりに焦点を当てて述べたいと思います．筆者がかかわることのできた3年間の経過を，①訓練開始当初（原発性進行性失語症との診断がついた時期），②失語症状進行期，③障害像変化期Ⅰ（認知症の要素増大期），④障害像変化期Ⅱ（認知症進行期），⑤重度認知症～終末期の5期に分け，その時期に家族が抱えた問題とそれに対するSTのかかわりをまとめました．そして，その経過から，原発性進行性失語症のご家族への対応の方法を考えてみたいと思います．

2．症例

1）患者

70代女性．女学校卒業．右利き．詩吟の趣味があり，長年，近所の教室に通っていた．家では，寝たり起きたりの夫の介護と孫の世話，買い物，炊事などの家事も自立して行っていた．几帳面で穏やかな性格であり，近所の人や趣味で通っていた詩吟教室の仲間との付き合いも多かった．

2）現病歴

発話量の減少が目立つようになり，A 病院受診．脳梗塞による失語症を疑われ，地域センターの ST を紹介される．半年ほど通院するも症状が改善しないため，発症から約 3 年経過後に T 病院を受診．MRI では中等度の脳萎縮と側脳室の拡大を認めたが，その他は明らかな異常所見なく，原発性進行性失語症の疑いと診断され，言語訓練（担当：筆者）を開始した．その後のポジトロン CT にて Pick 病または CBD（cortico-basal degeneration）と診断された．重篤な認知障害，全身状態不良のため通院困難となるまでの 3 年間，言語訓練を継続した．

3）家族歴

夫との 2 人暮らしだったが，夫は経過中に病死．同じ敷地内に長男夫婦と小学生と中学生の孫が暮らしていた．嫁が仕事を持っているため，買い物，食事の支度，孫の世話などは本人が行っており，毎日行き来があった．認知障害が顕著となってからは，介護のために嫁が退職し，主たる介護者となった．通院は常に嫁が付き添った．

4）言語症状

筆者が最初にお会いした時点での失語症検査（発症より 3 年目）では，流暢タイプ失語非典型の中等度であった．失語は表出，理解ともに徐々に悪化し 2 年後にはほぼ全失語となった．症状が進行してからは，拒否のため失語症検査は実施できなかったが，漢字の書字・読解は音声言語

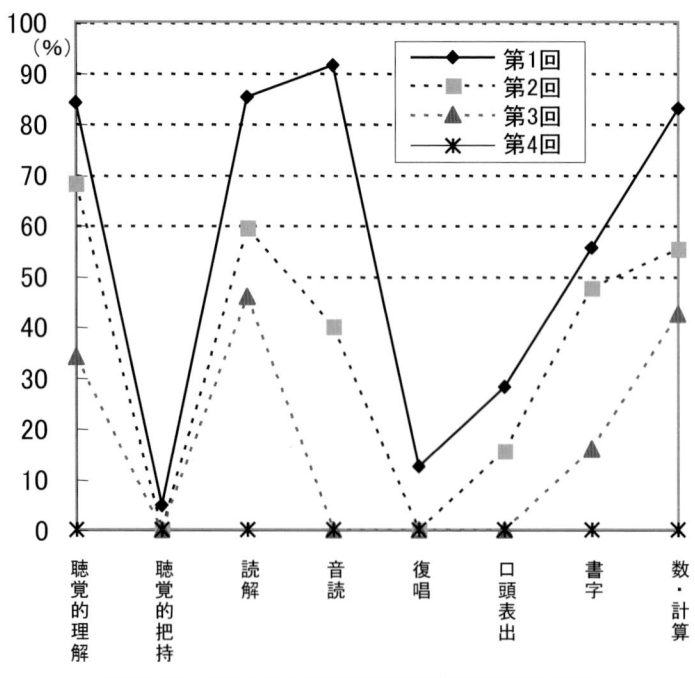

■図 23　2 年間の失語症鑑別診断検査結果の推移
3 年目は拒否のため実施できず，データなし．

に比し長く保持された（**図23**）．開始当初の知的機能はレーブン色彩マトリシスにて 23/36 点と若干の低下を認めたが，日常生活上は特に問題をきたさない程度であった．全般的精神活動低下も進行，2年後のレーブン色彩マトリシス検査では 10 点と著しい低下を認めた．

3. 家族指導の経過

　以下に各時期における家族の心理的問題とそれに対する ST のかかわりを述べます．なお，経過の全体的な流れは**表11**に示しました．ご参照ください．

1）ST 開始当初
　① 家族の心理的問題
・言語障害についての理解不足・混乱：意思疎通がうまくいかないことへの混乱があり，なぜ言っていることが理解できないのか，なぜきちんと話せないのかと，患者さんご本人を責める言動が聞かれた．
・予後への不安：進行性であることは医師から説明を受け理解していたが，この先どうなっていくのか，どうすれば良いのかという不安が強かった．
　② ST のかかわり
・MRI の結果と診断についての主治医からの説明の後，長男夫婦に ST から，言語症状について説明した．ご本人の責任でもご家族の責任でもないことを繰り返しお話しし，理解を促した．
・今後への不安に関しては，問題が生じた時点で一緒に考えましょう，と助言するにとどめた．

2）失語症進行期
　① 家族の心理的問題
・周囲からの中傷に動揺：親戚や近所の人に「ほったらかしにしているから」などと中傷され，仕事を持っている嫁は自分に原因があるのかと悩んでいた．
・本人との意思疎通もさらに難しくなっており，コミュニケーションの取り方に悩む．
　② ST のかかわり
・言語障害は脳の病気であり，家族の対応によって生じたり，悪化したりするものではないことを説明した．他者の中傷はある程度仕方のないこととし，家族内では共通の認識を持てるように話し合ってもらうよう勧めた．
・理解しやすい話し方や質問の仕方，答えの誘導の仕方など，具体的コミュニケーション方法について指導し，訓練場面でご本人を交えて練習してもらった．

3）障害像変化期Ⅰ（認知症の要素増大期）
　① 家族の心理的問題
・ガスコンロの消し忘れや鍵を閉めずに外出するなど，深刻な問題行動に当惑し，対応法に悩む．
・介護負担が増大することが具体的に予想されるようになり，嫁が仕事を辞めるか続けられるか

表11 本例の経過

		初診時	6カ月後	1年後	1年半後	2年後	2年半後	3年後
言語能力	理解面	聞き返しが多いが，日常会話の理解は可能	聴理解低下が顕著となる	検査上は短文レベルまで可能．会話は一部のみ	実用的な理解力なし．漢字の読解が理解の一助となる	実用的な理解力なし	inputまったく入らず．声かけに反応なし	inputまったく入らず．声かけに反応なし
	表出面	発話量少ないが，短文レベルの発話可能	発話量減少．挨拶，相づちは可能	自発話はほとんどなし．促すと単語で答えるも新造語頻出	有意味な発話はないが，漢字単語の書字がわずかに可能	発話意欲なく，発声することもなくなる	発声なし．Yes-No反応なし	表出なし
生活面		家事，趣味活動は病前と同様に行う．生活がパターン化している印象	夫が病死．本人は普段と変わらない生活を続けている	ガスコンロの消し忘れ，夕食に同じメニューばかり作るなど家事が困難となる	迷子になる，買い物でお金を払えない等の問題行動が増え，目が離せなくなる	ショートステイを試すも適応できず．注意・集中力低下顕著で，家の中でじっとしていられない	昼夜逆転，動作緩慢，体重低下が目立つ．家族が知らないうちに外出し，遠方で行き倒れ警察に数回保護される	窒息→肺炎にて入院．体重低下も顕著
家族の反応		行動や失語症状が理解できず，イライラすることが多い	親戚や近所の人からの中傷を受け悩む	本人とのコミュニケーション方法が分からず，もめることが多い	介護者（嫁）の精神的，肉体的な疲労感強い	ショートステイの失敗に落胆する	精神科のデイサービス通所を試す．行き倒れ防止に発信器を縫いつける	
家族へのSTのかかわり		失語症状および原因について説明	活用可能なコミュニケーション方法について指導	低下した能力に合わせたコミュニケーション方法を提案．家事の失敗に対する対応等を話し合う	ヘルパーの導入やショートステイの利用など負担軽減を勧める	訓練時間を長めにとり訴えを聞く時間をとる	体重低下に対し補助栄養を紹介するなど，顕在化する問題に対し一つひとつ対応策を一緒に考える	訓練時間を介護者の休む時間とする

筆者がかかわることのできた，発症から3年目（初診時）時点から3年間の経過

を悩む．
② ST のかかわり
・家族の訴える問題行動一つひとつについて，その対処法を一緒に検討した．
・ご本人にできること，できないことを言語面，認知面から具体的に情報提供し，どこまで家事や身辺の管理をやってもらうかを提案した．
・ショートステイやヘルパーなど公的資源を紹介し検討するよう勧めた．

4) 障害像変化期Ⅱ（認知症進行期）
① 家族の心理的問題
・徘徊や外出先でのトラブル（スーパーでお金を払わず帰ってきてしまうなど）への対応による精神的・身体的疲労増大．
② ST のかかわり
・ケースワーカーに紹介し活用可能な公的資源の情報提供をしてもらう．
・訓練時間を長めに設定し，家族の訴えを聞く時間をとり介護者（嫁）のストレスのはけ口となるよう務めた．

5) 重度認知症～終末期
① 家族の心理的問題
・昼夜逆転，体重減少，徘徊，行き倒れなど，問題行動を ST に報告してくれるが，比較的落ち着いて対応できている様子．しかし，毎日のことであり，疲労が蓄積しているようであった．
・意思疎通ができないためか，乱暴な行動が出現しており，対応に苦慮する．
② ST のかかわり
・問題行動に対しては ST のわかる範囲で情報提供をし，対応策を家族と一緒に考えた．多くは家族自身で工夫をされていた．
・乱暴な行動に対しては，何か原因があってのことと思われるが，病気の症状の一つでもあることを説明，理解を求めた．対応策も共に考えたが，見つからないままであった．
・介護負担が増大しており，疲れている様子のときは訓練時間に席を外して休んでもらうよう促した．

4. 考察

1) 原発性進行性失語患者の家族が抱える問題

原発性進行性失語症患者および家族への働きかけとして，松本は「患者・家族とともに疾患に向き合い患者家族の理解の促進を図り，進行性疾患から生じるさまざまな心理的問題に配慮することが必要」と述べています．今回の症例を通じて，筆者自身もその重要性を強く感じました．家族が抱えていた問題点をまとめると，①原発性進行性失語症になってしまったことへの動揺と進行に対する不安，②意思疎通できないことへの悲しみ，③生じてくる種々の高次脳機能障害や

認知症状に対する困惑とその対応への不安，④介護負担の増大と生活形態の変更に関する不安と疲労，という4点になるでしょう．特に本例では，経過中に人格変化が現れ，乱暴な行動が見られるようになったため，介護負担と精神的負担は大きかったと予想されます．

2) STのかかわりについて

本例とご家族が良好な関係を保てたのは，何よりもご家族が本例のコミュニケーションと生活上の問題を熱心に考え，取り組んだことが最大の要因でした．それがなければ，STとしても介入することはできません．STは，症状の進行に併せて，「家族とともに疾患に向き合い，患者家族の理解を促進」[5]することを心がけてきました．ふり返ると，訓練場面を見てもらうことでコミュニケーション方法を具体的に理解していただけたこと，主たる介護者のお嫁さんだけではなく，適宜，長男にも来院してもらい，家族内で共通の認識をもってもらうよう務めたこと，コミュニケーション以外の問題行動に対しても具体的な方策を一緒に考えたことが問題解決の一助となれたのではないかと思います．一方，反省すべき点は，①説明や方針を決める際に主治医に介入してもらわなかったこと，②患者自身の心理的側面に十分な配慮ができなかったことです．そして，失語症の訓練はST主導で行われますが，こうした進行性の場合は特に積極的に医師や臨床心理士，PT，OTなど必要に応じて他のスタッフに働きかけ，共に知恵を出し合うことが大切だったと思います．そうすることでもっと時間を有効に使うことができたかもしれません．ご本人の残存能力を見つける努力が十分であったかどうかは今も考えるところです．

3) 家族が抱える問題への対応法

今回の対応を振り返り，どのような対応が望まれるかを前述した問題点ごとに考えてみます．

① 原発性進行性失語症になってしまったことへの動揺と進行に対する不安

この時期には，症状を理解すること，原因を理解すること，ある程度の見通しを知ることが必要と考えます．失語症の症状は，家族にとって非常に理解しがたいものです．訓練場面に同席してもらい，時間をかけて症状の理解を促すことが必要です．今回のケースでも，症状を理解するに従って，ゆとりをもって本人に向き合うことができ，家族関係も落ち着いたものになったと感じます．また，それと同期して，言語症状が本人のわがままや生活習慣，家族のかかわり方で生じるような問題ではなく，脳の病変によって生じることが納得できていくようです．

一方，今後の見通しについては，どこまでを説明するか，どのように説明するか，というのは非常に難しい問題です．今回は医師からの説明を待つという形で時間を過ごしてしまいました．しかし，家族が不安に感じている場合，STとしては医師と密に連絡を取り合い，説明する時期を検討すべきでしょう．悪化していくことは避けられない事実ですが，不安や疑問が生じたときに聞きやすい人が身近にいる，ということが精神的支持に有用であると思います．進行してもそのつど対策を一緒に考えましょう，という支持的な姿勢が不安を和らげる助けになるようです．

---

5) 松本秀次，他：ケースにみるリハ患者の心理的問題へのアプローチ，不安を抱えた緩徐進行性失語症例．臨床リハ　13：678-679, 2004

② 意思疎通できないことへの焦燥

言語症状が徐々に進行し，意思疎通が困難になる時期は，話せなくなって悲しいという気持ちと，通じなくてイライラするという気持ちが交錯する時期です．STとしては，現時点で活用可能なコミュニケーション手段を提供すること，訓練場面で練習しているところを見てもらい覚えてもらうことを心がけます．

③ 生じてくる種々の高次脳機能障害や認知症状に対する動揺

徘徊や昼夜逆転，失禁など，家族にとって予想もしない事態を迎える時期になると，より近い関係であるほど困惑や腹立たしさを感じ，また介護力の問題に頭を悩まされることになります．まず，問題行動の一つひとつに対し，家庭状況に合わせて具体的な対応方法を一緒に考えます．答えが見つからないことも多く，話を聞くだけになってしまったことが筆者自身の反省点です．できるだけ情報を収集し，STだけの知識ではなく，他のリハスタッフやナースに相談することで，もっと良い対応ができたかもしれません．

認知症が進行し，日常生活に介護が必要となった時点で，早めに社会資源を活用することが大切です．本症例の場合，ある程度進行してからデイサービスやショートステイの活用を試みましたが，場面に適応できず活用できなかったことが介護負担を増大させてしまいました．「使える資源がありますよ」だけでは，家族はなかなか動けないものです．ケースワーカーや役所の福祉課などによる適切な社会的資源の具体的な情報提供が必要であったと思います．

④ 介護負担への不安と疲労

症状が進行してからのSTのかかわりは，時間をとって家族の訴えを聞くことしかできませんでした．しかし，家族としては覚悟が決まり，日常の様子を話すことで比較的落ち着いていたと思います．この時期STとしてできることはごく限られていると言えるでしょう．訓練らしいものがほとんどできなくなった時期にどうかかわるかというのは難しい問題です．話を聞く以外にもっと方法があるかもしれません．それぞれのご自分のケースで，何を求められているかを考えつつ対応していただきたいと思います．

5 おわりに

原発性進行性失語の家族とのかかわりについて筆者自身の経験から述べました．本症例を通じて学んだことは，失語症，特に進行性の失語症では，ご本人だけでなくご家族もさまざまな問題を抱えていること，それに対してSTがなすべきことがあることです．家族が障害を持つということは，経済的側面，環境的側面，心理的側面のそれぞれに問題が生じ，患者さん，ご家族が障害を受け入れていくためには，リハビリスタッフのサポートが大切であるといわれています[6]．特に，進行性の疾患では，心理的側面への配慮の重要性は高いでしょう．今回，ご家族のニーズもありご家族のサポートに力を注ぎました．顧みると反省すべき点が多々ありますが，ご家族との対話を通じて，変化していく失語症状や認知障害に対するご家族の葛藤と解決（あきらめも含

---

6) 渡辺ゆかり：障害者の家族の心理．才藤栄一，他（編）：リハビリテーション医療心理学キーワード．n&nパブリッシング，pp 138-142, 1995

め)の過程,STの役割など非常に多くのことを学び,考えることができました.この経験は,その後の原発性進行性失語のご家族と向き合う際に,大変役立っています.個々のケースによって,心理的受け入れ体制,病前の関係など,ご家族の状況は非常に多様であり,当然対応も変化させる必要があるでしょう.しかし,共通する部分も多いことと思います.皆さんの臨床の何らかのヒントになれば幸いです.

(岡田澄子)

参考文献
■総括
1) 河村　満:緩徐進行性失語―最近の概念.神経内科　51:209-214, 1999
2) 河村　満:原発性進行性発語失行.音声言語医学　45:315-320, 2004
3) 川畑信也:物忘れ外来―21のケースから見る臨床医のための痴呆性疾患の診断と治療.メディカルチャー,pp 80-84, 2005
4) 小森憲治郎,他:進行性非流暢失語.平井俊策(監):失語老年期認知症ナビゲーター.メディカルレビュー社,pp 116-117, 2006

■症例報告
5) 蕨　陽子,他:急速進行性失語で発症した痴呆の1例―急速進行性失語の病像と病因の検討.神経心理　19:200-207, 2003
6) 目黒　文:アフェミアで発症した緩徐進行性失語の1例.竹内愛子,他(編):失語症周辺領域のコミュニケーション障害.学苑社,pp 195-213, 2002

■認知症関連
7) 福井次矢,他(編):あなたの家族が病気になったときに読む本　認知症.講談社,2006
8) 小澤　勲,他:認知症と診断されたあなたへ.医学書院,2006

第Ⅳ章
地域との連携

1. 地域で行う失語症のリハビリテーション

1 「地域」について

1. 地域とはなんでしょう

　地域リハビリテーションとは，2001年に出された日本リハビリテーション病院・施設協会の定義[1]では，「障害のある人々や高齢者およびその家族が住み慣れたところで，そこに住む人々とともに，一生安全に，いきいきとした生活が送れるよう，医療や保健，福祉及び生活にかかわるあらゆる人々や機関・組織がリハビリテーションの立場から協力し合って行う活動のすべてを言う」とあります．

　つまり地域とは，失語症者のリハビリテーションの場合，その人が住んでいる場所を指します．住んでいる場所は，自宅であることが多いでしょうが，入所の施設であることも考えられます．さらに世帯の構成は，夫婦2人，子ども世帯との同居，単身と生活の状態はさまざまです．このように，一言で地域といっても，その人の生活の状態はそれぞれ違いますから，そこで起こってくる問題は多種多様であることが予測されます．

　また，先に挙げた日本リハビリテーション病院・施設協会の定義の中では，活動指針として次の4項目が挙げられています．①予防的リハビリテーション，②サービス提供の流れ，③当事者の社会参加，④取り巻く社会の心構えの4つの柱です．これらは，失語症のリハビリテーションを考えるうえでも参考にすべき方針でしょう．

2. なぜ，地域でのリハビリテーションを考えないといけないのか

　失語症者がコミュニケーションを障害されるということは，言葉の障害だけにとどまりません．現代社会は高度な情報社会なので，ことばによる情報の受け取りや受け渡しができなくなると，社会全体の動きについていくことが難しくなり，疎外感を感じるだろうということは容易に想像できます．家族や親しい友人との会話が難しくなれば，その人の人間関係に影響が出ることも否めません．また，このような情緒的な意味だけでなく，今まで就いていた職業を持続できなくなり，経済的，社会的な意味でも大きな損失をこうむることになります．このような生活全般の障害は，失語症の人が病院にいるだけでは明らかになりにくいことです．

　失語症者のリハビリテーションは，入院病棟の中だけで終了することはないので，病院の中の

---

1) 日本リハビリテーション病院・施設協会編：これからのリハビリテーションのあり方．青海社，2004

1. 地域で行う失語症のリハビリテーション

限られた生活でその人の生活の全体像を見ることは難しいでしょう．そういった意味でも，地域での生活を常に視野に置かないといけないことになります．ですから，実は病院でのリハビリテーション中でも地域のリハビリテーションは始まっていると言えるのです．

3.「地域に出る」とは

　近年，地域リハビリテーションという語をいろいろなところで見かけるようになります．また，比較的若い臨床家の間から，「地域の仕事をしたいけれど　どうやったらいいかわからない」という言葉も多く聞かれます．いったい「地域との連携」，「地域に出る」ことは，それほどわかりにくいことなのでしょうか．また，「地域に出る」ということは　そもそもどういうことなのでしょうか．

　失語症のリハビリテーションが，失語症者が最初に受診した病院で終わることはほとんどありません．多くの人が，急性期のリハビリテーションの後，回復期・慢性期のリハビリテーションを受けることになりますが，通常これらのリハビリテーションを同じ施設で，同じ臨床家が担当するということはなく，いくつかの病院や施設，複数の臨床家とめぐりあうことになります．ですから，どの時期の臨床家も，自分の担当する患者の後先を考えながら常に地域での生活を意識しておく必要があるのです．

1）まず，失語症者が暮らす場所を知りましょう

　PTやOTが，家屋改造のために居宅を訪問することは通常の業務の中に含まれていると思われます．STも担当の失語症者の居住環境を知ることは大切です．これは，家を実際に訪問しなければならないということではなく，物理的な環境にとどまらず，人的支援も含めて，その人のコミュニケーションにとって適切な環境であるかについての評価をしなければならないということです．

2）そのうえで家庭環境の設定を考えましょう

　失語症を発症した本人のみの取り組みでは，うまくいかないことが多いです．当たり前のことですが，コミュニケーションは，1人で行うものではないからです．相手がどのくらい上手にことばのやり取りを行えるかどうかによって，伝わる情報量は変わります．失語症の人が一緒に生活する時間の長い家族，会社などの環境を整えることは，とても大切なことです．先述のようにPTやOTが家庭訪問をして家屋改造をすることと同じように，失語症者の周りの人に対して，その人とうまくコミュニケーションをとるための方策を指導することは，実はとても大切なことです．家屋改造は例えば，ボードがなければ浴槽に入れない麻痺患者に対して，高さや大きさの適当なボードを処方することで，その人の行動を支援することになります．同じように，ことばを使うことが難しい失語症者に対して，短い漢字の単語を併用するとよいとか，Yes-Noで答えられる質問を考えるなどの方法を家族に指導することが，その方のコミュニケーションにおける家庭環境設定につながることになるのです．

3）地域の資源を知りましょう

地域リハビリテーションは，その内容が地域によってかなり異なるという特徴があります．その地域に住んでいる人たちの文化が異なるということは容易に想像できますから，このことも当然のことです．ですから，地域の受け皿は，その地域によって種類も数も違います．患者が居住する地域の資源の内容や使い方をきちんと知っていなければ，その人に適切なサービスを提供，あるいは紹介できません．資源は公的なものから私的なものまで多種多様なので，日ごろから，いろいろな方面にアンテナを張って常に最新の情報をキャッチしておくことが必要です．

4）地域の人的ネットワークを作りましょう

資源を知ることに加えて，その資源を動かす人たちとのネットワークを日頃から作っておくことも必要です．ネットワーク作りは，勉強会や資料報告会などから始めるのも一策です．日常の臨床を行うなかで適切な「サービス提供の流れ」を作るように準備をしておかなければなりません．

身体の麻痺や欠損の場合は，見るだけでそれとわかるということが多いのですが，失語症は外見ではわかりにくい障害です．失語症者が居住する地域で豊な生活を送るためには，これらを支える人的環境を整えることが大切です．STがいくら訓練室で言語の能力を改善させても，それを使うところが整わないと失語症者の生活を本当の意味で支えることにはならないことを知りましょう．

5）会話の大切さを知りましょう

われわれが毎日周囲の人と交わしている何気ない会話，これは，実は人間が豊かな生活を送るためには大変重要なことです．失語症になると，この普通の何気ない会話でさえ難しくなります．しかし失語症者は，地域に帰って長い人生を送ることになるのですから，その人生の中で，「普通の何気ない会話」ができる能力と環境を整えることが，地域での失語症のリハビリテーションの最終的な目標と言っても差し支えないほどだと筆者は考えています．

2 地域での実践

実際に地域での実践報告を3症例，紹介します．報告の中には地域とうまく連携の取れた例，うまく取れなかった例が含まれています．急性期の医療施設，回復期の医療施設で残念ながらよい対応ができていなくてもその後に適切なかかわりができる場合や，逆のこともありえます．回復期でコミュニケーション能力の向上があっても地域との連携がうまくいかなければ，残念ながら失語症者の生活はその人の満足が得られるものにはなっていない可能性もあります．

1. 退院後のリハビリテーションの意欲を引き出すために段階的な対応が必要だったケース

1）Aさん（44歳，男性）の発症からの経過（図1）

原因疾患：脳出血
現症：ブローカ失語（重度）右片麻痺，失行・失認などの神経心理症状はなし
職業：美容院自営（夫婦ともに美容師）
家族：妻，学齢期の子ども2人
経過：朝，なかなか起きてこないので心配になった妻が寝室をのぞいたところ，立ち上がろうとして転んでしまった本人を発見した．救急車で近医に搬送され，外科的加療を受けたあと，リハビリテーション専門病院に転院し，理学療法・作業療法・言語療法を受けた．3カ月後自宅へ戻るが，その時点では，T字杖歩行で，屋外でも監視なく移動可能だった．右上肢は補助手として使える程度で，日常生活動作は，左手で行っていた．コミュニケーション能力は，日常会話程度の理解も困難であり，発話はほとんどが単語レベルで，聞き手の推測を必要とする状態だった．退院後，特に家族がリハビリテーション継続を希望し，地域の福祉センターの機能訓練事業に申し込んだ．

2）急性期の病院のSTが考えたこと

Aさんは入院中，訓練に対する積極的な拒否はなかったが，訓練以外に意思を表出しようという行為は見られず，同室の失語症者ともコミュニケーションをとっていなかった．退院後は頻度が少なくなってしまう病院での外来訓練より，居住地近くの社会資源を使って高い頻度の訓練の継続が適当であると判断し，地域の福祉センターにつなげることとした．

3）福祉センターのSTの対応

Aさんは，年齢も若く，まだ子どもも小さいことから経済的な意味でも積極的な自立へのかかわりが必要である．しかし，センター申し込み時は，右手が使えないこと，うまく言葉で思いを伝えられないことにいらいらしている様子で，また，気持ちが沈むことが多く，散歩でも家の外には出ようとはしなかった．入院時にやっていた課題を本人の目の前に持ってくれば手をつけるが続かず，こちらから誘わないとなにもやらないという状態で，積極的に拒否はしないがやる気は薄い様子だった．センターの申し込みも，本人の意思というよりは妻の希望で行ったものだった．

まず，定期的な外出の機会を持つことを目標とした計画を考えた．個別訓練では，拒否感が強かったため，はじめは美容院の定休日の午前中に行っている．重い症状のグループに週一度来所することを勧め，通うことを目標とした．同時に家族もできるだけ一緒に来所してもらい，患者とのコミュニケーションのとり方についての教育を行うこととした．

通所開始5カ月後，自分から通所する用意をする，休むことなく通所する，グループ訓練中，他の利用者とコミュニケーションをとろうとするなどの行動の変化が見られたため，個別訓練を

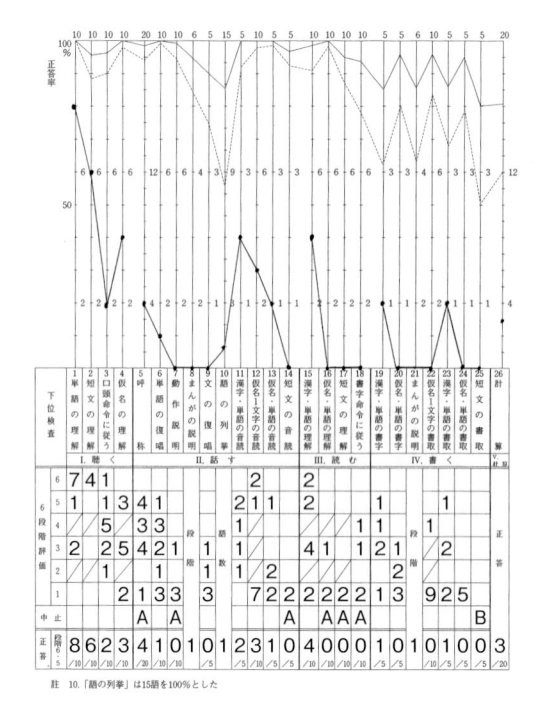

図1　AさんのSLTAプロフィール（発症4カ月後）

加えることを本人に打診した．本人の受け入れはよく，家業の美容院で補助的な仕事ができることを目標に週1回の個別訓練と週1回のグループ訓練を行うこととした．

4）ポイントとなる点

この症例のリハビリテーションに関しては以下のポイントが考えられます．

①コミュニケーション能力の改善が望める時期

自宅に戻った時期は，発症後4カ月であり，まだ集中的なリハビリテーションによる能力の改善が見込める時期でした．福祉センターのSTも維持的なリハビリテーションではなく，頻度の高いリハビリテーションを組む必要がある症例だろうと考えました．しかし，Aさんは訓練に対して積極的な意欲を持てず，むしろ拒否的傾向にあったため，最初から無理に頻度を高めることは避けました．いくら発症初期の訓練は高頻度に行うほうが効果が高いといっても，それぞれのペースがあります．それを無視して，機械的に計画を立てるのは訓練拒否につながったりして，かえって回復を妨げる要因になってしまうことは知っておくべきです．

②本人のリハビリテーションに対する意欲が低い場合に気をつけることはなにか

回復期リハビリテーションの入院生活は，専門家によって時間割が組まれていて，失語症者は多少消極的でも，それに乗ってリハビリテーションを進めていくことは可能です．さらに，入院患者が一人という状況ではないので，周りの人となんとなく一緒に行っているという安心感もあるでしょう．しかし，自宅へ戻れば，当然自分で生活を組み立てることになります．そうなると自宅での訓練の継続に突然意欲的でなくなるように見える人もいます．これはなぜなのでしょう

か.

「意欲的でない」ことにはいろいろな理由が考えられます．訓練をすることへの理由づけが自分でできない人もいるでしょう．軽度の方や病識が薄い人にとって言語の訓練の必要性が持てない場合もあります．また，言語の訓練に限らず，生活全体に活気がない人もいます．これは抑うつ的な症状ともいえ，左半球を損傷した人に時々見られる症状です．入院中に訓練に対して積極的な拒否のない場合は，このような症状が入院時には目立たないこともあるので注意が必要です．

また，多くの場合，失語症者は家族内で唯一の「障害を持った人」になるわけですから，多少抑うつ的になるのも当たり前のことです．当事者を「がんばりなさい」と叱咤激励するのではなく，今の症状をそのまま受け入れるような接し方を家族にしてもらえるように指導することも必要でしょう．

③家族を支える

この症例のように本人が意欲を積極的に持てない場合，家族はさらに負担がかかります．当然ながら，家族は本人にリハビリテーションに励んで一日も早くよくなってほしいと願っています．しかし，家族も，突然「障害を持った人を抱える家族」になるのです．将来がどうなるのか不安を抱えて，どうしたらよいのか途方に暮れているといった余裕のない状態でしょう．ですから，家族に本人の症状を説明し，理解してもらう時間を持つことは大切です．そして私たち臨床家がこのような家族の心の動きを理解する存在であることは非常に重要です．

さらに，本症例のようないわゆる"働き盛り"の年齢だった場合は，家族，特に配偶者にさらに大きな負担がかかってしまいます．本症例の配偶者は妻ですから，今まで行っていた役割に加えて，生活のための経済的な役割をも一手に引き受けることになります．逆に配偶者が夫であれば，育児，家事を引き受けることになり，それもまた家族の生活を変えることになるでしょう．訓練の計画を立てるときに，家族の支援が得やすい状況を考慮することは，必ず気をつけなくてはなりません．

2. 麻痺はないが，失語症と失行があり，本人の病識が希薄で，さらに，家族の理解が当初不足であったケース

1）Bさん（67歳，男性）の発症からの経過（図2）

原因疾患：脳梗塞

現症：ウエルニッケ失語症（中等度），右不全麻痺，観念運動失行，右側の同名半盲

職業：和菓子屋自営

家族：妻と2人暮し

経過：自治会の旅行中，宴会のとき，発症する．救急車で旅館の近くの病院に搬送され，保存的治療を受けた．その病院のリハビリテーション科で，理学療法・作業療法を受け，6カ月後退院となる．病院が遠方であったことと自営の仕事があったため，妻は病院に通うことはできず，リハビリテーションのスタッフに会うことは少なかった．退院時の指導では，上下肢の麻痺は軽度で，歩行や日常生活動作には大きな問題はないとのことだった．自宅の近くには通院

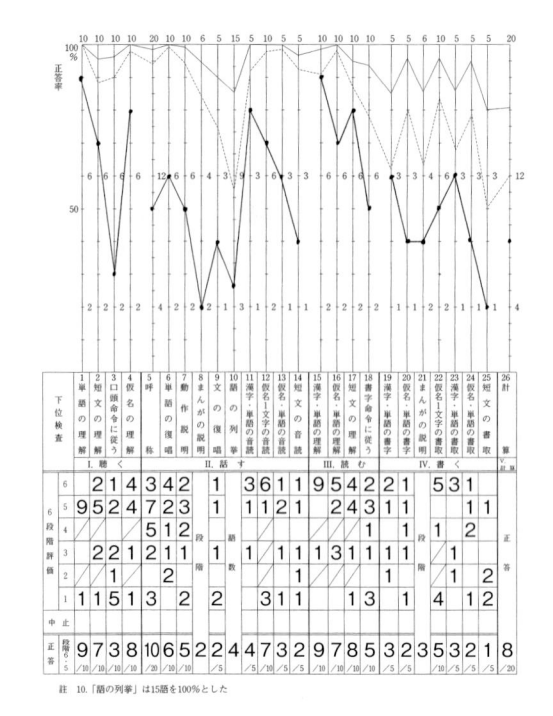

図2　BさんのSLTAプロフィール（発症9カ月後）

できる病院がなく，リハビリテーションの継続はできなかったが，歩行に問題がなかったので，家族も継続の必要性をそれほど感じず，退院後すぐ店に戻ることにした．しかし，和菓子を作るための機械が操作できず怪我をしてしまう，和菓子を作る手順を間違う，店に出すとお金の計算ができない，何より話が通じないといったことを妻は「ぼけてしまったようだ」と判断し，退院2カ月後保健センターに相談した．その地区の担当の保健師が対応し，週4回来ている非常勤のSTに相談．STの訪問につながる．

2）訪問事業のSTの対応

最初に入院した病院が旅行先で，居住地から離れていたことから，家族は障害についての説明を担当者からあまり受けていなかった．身体の重い運動障害がないのに複雑な動作ができないこと，また，失語症から来るさまざまな症状についても妻が理解できていないため，対応に困っていることが第一に問題であると担当STは判断した．そこで，まず，Bさんの症状についての原因と説明を妻に行うことが必須であると考え，さらに，どのようにすれば本人とのコミュニケーションがうまくとれるかを説明することも必要だと感じた．

多くの場合，一度の説明で失語症を家族に理解してもらうことは困難である．折に触れて何度も行うこと，本人に了解をとったあと訓練場面に同席してもらい，STがどのようにコミュニケーションをとっているかを見せて手本にしてもらうことなどが必要であると考えた．

さらに，失語症友の会が居宅からあまり遠くないところで開催されていたため，会への参加を勧めた．当事者はもとより，混乱していた妻は同じ思いを抱えている他の家族に会うことで，次

1. 地域で行う失語症のリハビリテーション

第に心理的にも落ち着いてきた．

3）ポイントとなる点
①主な障害が体の麻痺ではなく言語を中心とする高次脳の障害にある場合，家族の理解はさらに難しくなる

近年STの数は増えましたが，初めて受診した病院に必ずしもSTがいるとは限らず，地域に帰って初めて会うこともそれほど珍しいことではありません．言語の症状は，入院中はそれほど目立たなくても，この症例のように自宅へ帰ってから生活の中で明らかになることもしばしば起こります．そのとき家族が戸惑うことは容易に想像ができます．病院で説明されたと思っても，家族への説明を細かく行い，生活の中で失語症者にどのようにかかわればよいのか的確にアドバイスすることが，地域での援助ではとても重要となることを示す症例です．

②他の医療・保健の専門家に失語症に関する情報を提供し理解を広める

失語症は，リハビリテーションの臨床家にとってもわかりにくい症状です．この症例の場合，保健師が失語症であると判断し，STに相談することで対応が可能になったわけですが，そのためには，日ごろから，STが関連領域に対して失語症に関する知識の普及に努めるべきです．私たちSTは失語症者のコミュニケーション力の改善だけを対象にしていては不足です．こういった社会への知識の伝達も，私たちの仕事なのです．

また，STが失語症者と最もコミュニケーションが上手に取れる専門職であることは当然で，そこにSTの存在意義がありますが，それだけでは不十分です．STがいなければ失語症者は意思の疎通ができないというのでは，社会に対するバリアが高いままであり，どのスタッフとも，ある程度の情報の交換ができるべきです．そのためにも周囲のスタッフに失語症に関する情報を提供し，よいコミュニケーションの相手となるための教育をすることが必要です．これもまた，STの重要な仕事の一つだと筆者は考えています．

③同じ障害を持つ仲間を持つ

この症例の場合，家族は病院に行くことができなかったため，失語症や失行を持つ患者を実際に見ていません．もともと失語症や失行は外見だけでは判断しにくく，わかりにくい障害です．そのため，本人も家族も心理的に孤立しやすい傾向にあるといえます．失語症者の友の会を紹介することで，当事者だけでなく，家族も同じ障害を持つ家族同士の話し合いに参加することができるようになり，気持ちが落ち着いたという結果を得ました．

ただ，友の会はどこにでもあるわけではなく，最も会の数が多い東京都でも，各区に複数あるところはそれほど多くはありません．居宅から歩いて行けるようなところにあることは少ないので，参加の際には，家族の理解と支援がかなり必要になるでしょう．また，集まりに出ることがどの人にもいいというわけではありませんから，その人や家族を知って対応することが大切ですし，会の雰囲気や内容がその会によって若干違うことも考慮に入れなければなりません．

3. 地域との接点を持つことで，家庭での役割を継続できたケース

1）Cさん（38歳，女性）の発症からの経過（図3）
原因疾患：脳出血
現症：非流暢型失語症（中等度）右片麻痺，失行・失認はなし
職業：専業主婦
家族：夫と乳児の3人家族．両方の両親は健在だが，遠方に住んでおり継続的な支援を望める環境にはない典型的な核家族であった．
経過：友人と子どもたちを公園で遊ばせているときに突然気持ちが悪くなり，意識を失う．友人が救急車を呼んで，近医に搬送，そこで保存的療法を受ける．意識障害が3週間続いた後，リハビリテーション専門病院に転院した．そこでは，理学療法・作業療法・言語聴覚療法を受けるが，本人が早期の退院を望んだ．2カ月の入院治療のあと，退院後すぐに地域の保健センターの機能訓練事業へ退院後すぐに通所となる．

2）リハビリテーション専門病院のSTの対応
Cさんは，幼い子どもがおり，また，家族の中で家事を担うという役割を継続希望している．入院中，週末は外泊を行った．

退院後のリハビリテーションの継続は病院の外来でも可能であったが，通院には車でも自宅から30分以上かかることから，居宅地域にある福祉保健センターの機能訓練を紹介した．

3）保健センターのSTの対応
Cさんは，発症からまだ間もなく回復期のリハビリテーションが必要な段階で，本人も訓練意欲は高かった．通所するために子どもを預けなくてはならなかったので，今後のことも考えて，近所に住む本人の友人たちを協力者として依頼することとした．保育所の利用は，当初は送り迎えが困難で現実的でなく，また，育児や家事の遂行で友人たちの介助がさらに必要になると考えた．

友人たちには，本人の失語症の理解のために，STが本人の同意を得て数回の講習を行った．失語症者全般というよりは，本人に限ってのコミュニケーションの取り方を講義のポイントとした．訓練の間の子どもの預かりだけではなく，子どもを交えた集まりのときに本人との会話をどんどん行ってもらうことにした．

理解のある人を周囲に持つことで，Cさんは3年後，子どもが幼稚園に入園したあと，クラス役員を引き受けるほどに積極的に社会参加するようになった．友人たちの援助も得て，役員を楽しむことができた．

4）ポイントとなる点
①病院のSTがリハビリテーションの継続のために地域の資源を紹介する
この症例の場合も，病院の訓練室の中だけでは，コミュニケーション能力の改善は望めなかっ

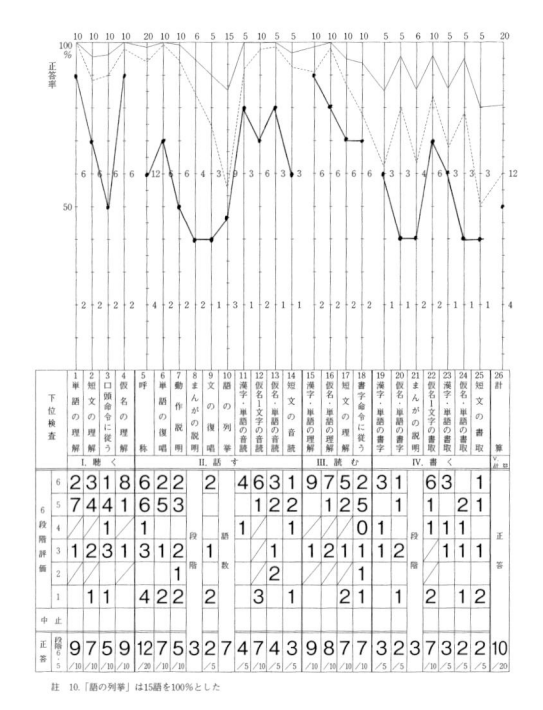

図3 CさんのSLTAプロフィール（発症3カ月後）

たと思われます．リハビリテーション専門病院や回復期病棟での集中的な治療が最初に必要であることはもちろん，地域でのリハビリテーションの継続が適切にバトンタッチされたことで症例の社会生活が豊かになることができたといえます．筆者の周囲でも患者や家族が，退院後のリハビリテーション継続に関する情報を医療機関から提供されなかったということがよく聞かれます．医療機関のSTは患者と最初に出会う臨床家ですし，リハビリテーションの専門家なのですから，本人と家族の状況を正しく評価し，退院後継続して行えるリハビリテーションの計画を立案し提案するべきであると考えます．退院したあとは，家族がその先を考えるなどという状況は，何か間違っていると思います．

②居住地域で役割を持つ

失語症者は，社会の中で孤立しがちです．コミュニケーションがうまく取れないことから，周囲がなんとなく距離を置くようになったり，失語症者自身が失敗体験を重ねていくうちに自信を失うことがよくあります．この症例のように，家族以外にも周囲に失語症のことを良く理解している他人がいることは，安心して社会生活を営むことができる大きな要因になっています．

また社会で一定の役割を持つということは，失語症者の生活を豊かにします．コミュニケーションの障害を持っても，周囲の協力さえあればできないことはないのかもしれません．こんな当たり前のことが，実際はとても難しいのですから，コミュニケーションを障害されるということはどんなに大変なことであるかが想像できます．

③インフォーマルなサービスを利用する

この症例では，本人の承諾を得て友人関係を使いました．年齢的には介護保険が使えず，公的

なサービスだけでは成り立っていかないことがきっかけでしたが，地域にはNPO法人や生協などの団体で行っているインフォーマルなサービスが増えています．有償のものだったり無償のものであったり種類はさまざまですが，その地域で行われているサービスを探して使うのも一手です．さらに，この症例のように今まで本人が所属していた社会の中からサービスを新しく作ることに目を向けるのもいいでしょう．

3 まとめ

　ここで紹介した3症例はいずれも医療・保健・福祉の分野の連携がなされたケースです．繰り返しになりますが，連携とは，一朝一夕には成り立たないもので日頃からのネットワーク作り，そして何よりもST自身の他職種や他の機関との高いコミュニケーション力が必要となり，これは，病院に勤務するSTにとっても地域の保健福祉機関で働くSTにとっても双方に不可欠です．連携は一方通行では成り立たないもので，情報が双方向で伝わる必要があります．「わからないから動けない」と言わず，まず，今担当している症例から考えてみませんか．

（西脇恵子）

2. 失語症の訪問リハビリの意義と展望

1 訪問リハビリとは？

「在宅」「訪問リハビリ」という言葉を聞いたとき，どのような情景が浮かぶでしょうか？近年，STによる訪問リハビリが増加してきましたが，ST全体数から比較すると訪問に携わるSTの数はまだまだ少ないのが現状です．この章では，STによる訪問リハビリが実際にはどのように行われ，何に留意しなければならないのかを，筆者の経験も踏まえ，具体的に提示していきます．

2 訪問リハビリの歴史

STの訪問リハビリは医療保険対象者に限り2004年の診療報酬改定において，初めて制度化されました．以前より，在宅領域にはSTがかかわるべき対象者（脳血管疾患によるコミュニケーション障害，嚥下障害のある方）が多くいるのにもかかわらず，制度化されていないことが問題視されていました．制度が整備されていなかった2004年以前は，各市町村が運営する訪問指導事業の非常勤としてSTが訪問するか，自主的に無償での訪問リハビリを提供するという選択しかありませんでした．そのような状況でも，「訪問STの重要性」を国・行政に訴えるべく，活動してきた訪問STの先駆者の意見，活動，成果が今日の制度化を導きました．その後，2006年の診療報酬改定で「介護保険対象者」への訪問が可能となり，現在は医療保険，介護保険共に訪問可能となっております．

3 訪問までの流れ

訪問リハビリを開始するためにはさまざまな段取りが必要です．介護保険対象者の場合は，介護度認定が必要です．要介護度により点数が決められているため，その点数内で利用できるサービスをケアマネジャーが計画し（ケアプランの作成），それを基に，そのサービスの提供可能な事業所（病院，訪問看護ステーション，クリニック）に依頼をします．この依頼だけではまだ訪問はできません．ここで必要になるものが医師の指示書です．これまでかかってきた医療機関の主治医，または往診医からの指示書がなければ訪問リハビリは成立しません．指示書にも期限が有り，クリニック・診療所の場合は1カ月，訪問看護ステーションの場合は最大6カ月が有効期間です．この指示書がなく訪問した場合，指示書の期限が切れている場合，保険請求が無効となりますので，無償での訪問となります．

医療保険の場合は，ケアマネジャーを通す必要はありません．行政の保健師，担当者らからの依頼が多く，各事業所が医療保険下のサービス提供の時間割を作成し，他の事業所利用時間と重ならないようにプランを立てます．医師の指示書は介護保険同様，必要となります．訪問に必要な書類，手続きが整い，訪問頻度・時間が決定したら訪問開始です．

訪問先までの交通手段はさまざまです．自転車（現在は電動自転車利用の事業所が増えてきました），電車，バイク・原動機付自転車，車等です．都内でも山間部は移動だけで往復3時間以上要する場合もあるようです．1日複数件訪問する際は，効率の良い移動ルートを探し，なるべく移動時間を短縮するように工夫します．

訪問リハビリの時間は40分〜1時間程度です．訪問時間は介護保険の場合はケアプラン，医療保険の場合は各事業所の契約内容によります．

訪問リハビリへの依頼内容は「コミュニケーション」「嚥下」「構音」と多様ですが，そのなかでも嚥下訓練の依頼は少なくありません．嚥下訓練の際は失語症訓練以上に安全性に留意しなければなりません．本項では嚥下訓練は取り上げず，失語症に焦点を絞り，具体例も合わせ提示していきます．

4 訪問開始に際して

1．情報収集

準備が整ったら，訪問開始です．病院・施設とは異なり，サマリーや診療情報提供書といった詳細な情報は基本的にありません．ケアマネジャー，もしくは他の医療機関からの「リハビリ申込書」に記入された内容が情報のすべてとなることがほとんどです．

情報申込書の内容は一般的には以下の内容です．

①「患者氏名・住所・電話番号」，②「キーパーソン」，③「主疾患」，④「現病歴」，⑤「既往歴」，⑥「内服薬」，⑦「要介護度」，⑧「訓練内容」，⑨「注意事項」，⑩「担当事業所・担当ケアマネジャー」，⑪「主治医」等です．

既往歴には疾患名と，これまでかかった機関名が記入されていますが，どのような治療・訓練が行われたか等の詳しい内容の記述はほとんどありません．そのため，「脳梗塞」と記入されていても，損傷部位は明記されておらず，運動性なのか，感覚性なのかも不明なことが少なくありません．そのような少ない情報のもと，訪問開始となります．近年，病院外来打ち切りの影響から，回復期の方が在宅や地域に戻るという事態が増加傾向にあります．そのために，訪問リハビリではさまざまな状況下の人に対応することになります．

2．リスク管理

多種多様な背景をもった方々のニーズに応えるべく，より安全な，より充実した訪問リハビリの実現のために確認すべき点がいくつかあります．それは，①同居者の有無（独居か同居か）②

キーパーソン，緊急時の連絡先（医療機関，ご家族の2種類），③身体状況（安定しているかどうか，抗けいれん剤やインスリンなどを服用している方は急変することが考えられます），④感染症の有無，などです．

　感染症は，訪問するわれわれ自身も気をつけなければならない項目でもあります．流行性のウイルスに感染した場合，拡大を最小限にするため，医療機関同様，出勤停止（訪問中止）となります．常に自分が感染源になる危険性があるということを念頭に行動しなければなりません．これも「リスク管理」の一つです．

　この「リスク管理」は訪問の分野だけに言えるものではありませんが，訪問スタッフがかかわる患者の多くは何らかの疾患により，家中心での生活を送っています．その方のリハビリを1人で担うという責任は非常に大きいものであり，身体を動かさない失語症の訓練での介入においても，常に「安全性」は確保しなければなりません．リスク管理の徹底は患者を守るだけではなく，われわれ訪問スタッフ自身も守ることになるのです．

　リスク管理を行うためには，いくつか訪問時に持参すべき物品があります．以下に例示します．
①血圧計：一見安定しているようであっても，測定することが必要．
②体温計：必要な際に使用．
③可能であればパルスオキシメーター：主に嚥下訓練の際に使用．
④緊急時対応マニュアル：緊急時の連絡先，緊急搬送先などが記述されている．
⑤消毒液：訪問前後に必ず使用．
⑥携帯電話：緊急時の連絡手段など．

　訪問時に何が起こるかわかりません．どのようなときにでも速やかに，冷静に正確に対処できるよう，関連職種と連携を図り，緊急時の対応について常に話し合っておく必要があります．

　また，時折独居の男性宅に若い女性スタッフが1人で訪問することがあります．身に危険を感じたという事例があったことから，そのような事態が起こらないよう，「露出の多い服装を避ける」，「他のスタッフと同伴する」，「同性のスタッフに担当を替わってもらう」などの対処が必要となります．このような事態はきわめて少ないのですが，こういった事態を招かないためのリスク管理も必要ということを念頭に入れておいてください．

3. STとしての介入・線引き

　開始の際には「私は言語に関する訓練のために介入しています」という明確な線引きが時に必要な場合があります．家庭に入るということは，その家庭の環境・生活状況（金銭面にも及ぶ）を知り，一個人として，本人や家族とある程度深くかかわることになります．全人間的に患者をみる，家族の意見を細かく聞くことは大変重要ですが，家庭に入り込み過ぎることはかえって危険です．STにまったく関係のない相談事が訪問時間外にも及ぶ，「なんでも屋」という事態は避けなくてはいけません．そのためにも，明確な「立場」をしっかり介入時に提示することが重要です．

4. ゴールの設定

　訪問リハビリにおいて課題の一つに挙げられるのが,「ゴールの設定」です.福祉事業でよく言われている,「ゆりかごから墓場まで」という言葉がありますが,この墓場までという事態が実際に少なくありません.近年,訪問に携わるSTが増加傾向にあるとはいえ,訪問リハビリの資源には限りがあります.満遍なく,必要としている方にサポートをするためには,ある程度の期限の設定が必要です.一方的な訓練終了では本来の訪問リハビリの目的は果たせないため,ある程度の訓練効果を本人・家族・関連職種に提示し,納得したうえでの終了が望ましいです.すでに効果が得られにくい時期の方への訪問依頼もあり,今後の訪問リハビリの方針を事業所ごと,訪問にかかわるスタッフ間で検討していく必要があります.

5 失語症評価

　訪問前の情報収集を終え,リスク管理も万全な体制が整えば,訪問リハビリ開始です.介入時より行うことは病院・施設同様,ラポート形成と評価です.
　この「評価」ですが,訪問リハビリの場合,より多面的に行う必要があります.それは,言語に関する情報がきわめて少ないこと,訪問リハビリを依頼するまでの経緯がそれぞれ異なること,訓練場所が家庭であるという特徴からです.この条件を踏まえた評価を行うためには,「機能面」「環境面」「活動面」からの評価が必要となります.

1. 機能面の評価

　言語機能評価に関しては,病院・施設などで行う一般的な検査バッテリーを使用できないことが少なくありません.それは,なかなか検査を集中して行う環境にならないからです.なるべく刺激の少ない場所を探し,座席を移動したり,ベッド上での評価を強いられる際は刺激となり得る物を一時的に片付けるという環境設定が必要な場合があります.
　評価方法は,病院・施設で行う検査バッテリーを使用しない内容と同様です.フリートークでの聴取,氏名・住所等の書字,物品を使用しながらの呼称評価などを行います.SLTAの一部であれば使用可能と判断された際は後日持参し,評価することもあります.また,家族・周囲への対応や礼節等が保たれているかどうか,といった行動からも評価をします.
　SLTAやその他の検査が行えるようであれば,使用することをお勧めします.検査結果をもとに訓練効果を分析する,家族や関連職種に数値で提示することも効果的な場合があります.
　一般的な形式では評価できない場合,「環境面」「活動面」からの評価が必要です.

2. 環境面の評価

　環境面の評価というのは在宅特有の評価方法です.その人がおかれている環境を知る・理解す

る作業です．見る項目としては，以下が挙げられます．
　①人的環境：本人または家族，関連職種（ケアマネジャーや介護士，等）の障害に対する理解度やかかわり
　②居住環境：本人の生活しやすい環境であるかどうか，またどのような工夫がされているか
　③物品：文字盤や筆記用具など，本人の表出・理解を補足するような手段が用意されているか
　このように生活場面や介護環境に焦点を当てることも，全人間的にかかわるためには重要な項目です．

3. 活動面の評価

　活動面の評価とは，その人が今までどのように生活してきたか，社会とどのようなかかわりを持ってきたのか，趣味は何かといった，その人の生活の基盤や性質を知る作業です．
　機能評価と重複する点はありますが，STとしての評価を裏づける材料にもなり得るため，できるだけ細やかに評価することが重要です．
　見るべき項目としては，以下のようなものがあります．
　①伝達：排泄，身体症状，外出時にはどのような伝達が可能か
　②受信：日常会話はどの程度可能か
　③整容：どこまで自立して可能か
　④更衣：衣服の選択や更衣自体は可能か
　⑤通信手段：携帯電話，メール，手紙等，可能なものはあるのか
　⑥管理：家庭生活においてどの程度の管理が可能なのか
　⑦食事：買い出しや調理，食器のセッティング等はどこまで可能か
　⑧移動：屋内・屋外での移動手段・レベルはどうか
　⑨入浴：自力か介助を要するのかどうか
　といったADLやIADLなどの要素を，どのレベル（自立，部分介助，全介助）で可能なのかを評価していくことも大変重要です．

4. 評価をまとめる

　以上のような「機能面」「環境面」「活動面」といった多方面からの項目を評価した際，家庭だから見えてくる問題点・課題点がおのずと浮き彫りになってくると思います．その問題点こそが，改善すべき点なのです．それは目標設定や訓練内容を決める際の柱となります．
　この点が正確に捉えられなければ，STの勝手な思い込みによる，誤った訓練内容・目標設定になりかねません．この総合的な評価ができるかどうかが，訪問リハビリの質に大きくかかわってきます．
　また，介護者の耐久度（介護疲れ，負担感）といったものも評価しておく必要があります．STが介入することで負担が増加するといった事態を避けるためにも重要です．

6 目標設定

　機能面，環境面，活動面の評価が終わったら次は目標設定です．ここで最も重要な点は「よりその人らしい生活を獲得するための目標」を設定することです．

　人が変われば目標も変わります．目標には「その人らしさ」「生活に密接した内容」が反映していなければ意味がありません．STの独りよがりな目標設定では，言語機能も，生活の質も向上しません．患者の意思を最大限に尊重するためには，繰り返しになりますが，その人の置かれている環境，その人が今まで大切にしてきたことや物を知る必要があります．活動面・環境面の評価がここで生かされるのです．生活を基盤とした評価にSTとしての専門的な機能評価を加え，長期・短期目標を設定していきます．

> ＜事例＞
> 　脳卒中を起こす前は主婦．仕事の経験は無く，家庭生活がほとんど．外出は買い物と時折友人と会うのみ．
> 　失語症の重症度は運動性の中等度．計算機能は2桁までの加・減算は可能なレベル．ADLは車いす移動．日常会話は何とか可能．夫が主介護者であり，家事全般，衣類の選択まで夫が行う．
> 　さてこのような症例を担当することになりました．この方の目標設定はどうしますか？

長期の目標

　家庭生活の中での役割を担う．元主婦であったため，介護される側，決定権がほぼないという状況は本人にとって不満．食事のメニューの選択や衣類の選択等，自己決定が行える場面を増やす．本人の主導で行われる家事を増やす．

短期の目標

　自己決定を尊重できるような環境作り．夫の理解を得るためにも，今の残存能力で可能な活動を夫に提示する（回覧板のサインは妻の役目など）．今すぐ可能な生活の場面を探す．

　といったことも目標となり得ます．

　家庭での役割，年齢，発症時期，症状により臨機応変に目標設定を行うことが大切です．また，その人がどのような生活を望んでいるのか，どのような場面に不安や不満を抱いているかに着目し，可能な範囲での目標とすることが望まれます．自宅に閉じこもりがちな方には，社会的なかかわり（デイサービスやデイケアに参加，趣味を生かした地域の人との交流，失語症友の会の参加，等）を少しずつ取り入れていくような提案も目標設定の幅を広げることになります．

　訪問リハビリは基本的に自宅で行いますが，生活の質を高めるためには，上記のように家庭外における行動・かかわりにも着目することが重要です．

　訓練場所が自宅ということ，生活そのものをテーマにした目標設定が行えることは，より質の高いサービスの提供につながります．

7 訓練

　目標設定の次に行うべき事柄は，それを達成するための訓練の立案です．

　在宅での訓練に，「病院・施設で実施していた内容をそのまま取り入れ失敗した」というケースは少なくありません．漢字の書き取り課題，文章完成課題，絵カードを使用した呼称訓練等がその方の状況改善には結びつかない内容であったからなのです．ではその方に合った訓練を立案するためにはどうすればよいのでしょうか？　それは，繰り返しになりますが，生活・環境の評価が重要なのです．生活のどの場面が言語障害により困難が生じているのかを常に念頭において，問題解決に結びつくための訓練プランを立てることが重要なのです．

> ＜例＞
> 「料理を自分で最初から最後まで行えるようにする」といった目標を立てました．
> 訓練内容はどのように立案していけばよいでしょうか．

1. まず，調理に至る工程を整理します．
   大まかな工程としては，①メニュー選び，②食材の選択，③買出し，④調理の4工程でしょう．
2. われわれSTがかかわれる工程としては，①・②でしょう．③・④は外に連れ出す，実際に調理をするといった調理訓練や生活介助となるため，専門職（OTやヘルパー等）に協力を仰ぐようにします．
   ＊この「協力」こそが，連携です（後述）．STが独自に動ける範囲の目標設定だけではなく，「生活」という視点から考えられるあらゆる事柄を想定し，その方に合った目標設定を行うことが望まれます．
3. ①・②が可能となるよう，言語訓練を組み入れます．「メニューの選択」，「食材選択」，「選択した項目を表出」といった内容が可能となるように訓練を組み立てていきます．
4. ③・④は家族の協力なしには行えないため，現在までに進んでいる訓練内容，進行状況等を訓練後に家族に提示します．

　といったように，STが独自に動ける範囲の訓練目標・内容だけではなく，「生活」という視点から考えられるあらゆる事柄を想定し，その方に合った訓練を作り上げていきます．

　また，訓練効果を最大限に生かすためには，どうしても家族・関連職種の協力が必要です．まずはその方々に訓練意図，方法を正確に，丁寧に伝える必要があります．そのうえで協力が得られるのであれば，ご本人の負担にならない程度の課題を提示することが望まれます．

8 訓練教材

　持参する訓練教材は，白紙，鉛筆・消しゴム，必要であれば絵カード，ホワイトボード程度です．少なく思われた方もいらっしゃると思いますが，家庭そのものが訓練教材の宝庫なのです．

表1　家庭の中での訓練教材例

・家庭にある物品
　　→呼称訓練や PACE 等に使用
・アルバムの写真や旅行先で購入したお土産等
　　→文章作成・完成，表出（口頭＋書字）訓練に使用
・ご家族・周囲のスタッフ
　　→会話訓練
　その他，精神的賦活や認知機能向上訓練には，自宅にある，手芸・ビーズ用品（趣味のもの）や昔集めたコレクションや思い出のもの・テープ，ビデオ等を利用することもあります．

そのため，あえて教材をこちらから持参しなくても，創造力と工夫により無限に訓練が行えます（表1）．

ただし，人によっては病院・施設と同様の訓練内容を望む方もいるため，ドリル形式のプリントを持参し，行うこともあります．

⑨　今後の課題

在宅という特徴を取り入れた多面的・包括的な標準化された評価がなく，事業所ごと，ST 個人レベルでの評価用紙を作成しているというのが現状です．また，この評価方法や評価結果に関しての正当性を判断する機関や人材はなく，日々迷いながらの訪問活動も少なくありません．このような状況では訪問 ST 人口が増加したとしても，ある一定の質を保ちながらの訪問事業は困難です．この事態を改善すべく，近年，都内で働く訪問 ST の有志が集まり「訪問 ST 会」という会が立ち上がりました．そのような活動が広がり，多くの ST が在宅や地域の事業に賛同し，実務研修や新人育成等の研修会の開催等，活発な意見交換が行われることが今後の訪問事業の支えとなっていくことでしょう．

また，在宅介護者同士，患者同士の情報交換・ピアカウンセリングの機関の設置も今後検討すべき課題です．

そして，在宅医療での課題，それは「連携」でしょう．訪問リハビリを成功に導くためには，関連職種・地域との連携が重要です．連携を図るためには，まずは「相手を知ること」です．こちらからの一方的な意見はかえって相手を遠ざけます．失語症者の評価と同じように，多方面からのかかわりを持ち，理解しあうということが重要です．そのような良い関係性ができてこその連携です．将来的には，在宅医療には ST は欠かせない存在という体制ができることが望まれます．

ケアマネジャー主催の，サービス担当者会議というものがあります．1人の患者にかかわるさまざまな職種が集まり，意見を交わします．そういった会議への参加や，地域の勉強会等で「顔の見える間柄」を作っていくことも必要です．また，互いに時間が取れない際は，訪問先に1冊のノートを置き，サービス提供終了後に内容や変化等を記載することも一つの連携の形でしょう．

こういった積極的な行動が個々人に求められます．

10 まとめ（展望）

　自宅で行うからこそ可能なかかわりが訪問リハビリにはあります．自宅で見えてくるもの，それはその人自身の生き方です．病院や施設では「外向きの顔」をしている人でも，自宅では隠しきれません．その人の「生の生活」が見えることは，われわれの介入がどれほどの効果を生んでいるかという結果を見ることでもあります．われわれの介入に対する評価が即座に見えてきます．それこそが，自宅でのリハビリの最大の特徴ではないでしょうか．

　医療機関に勤務しているSTの中には，訪問は難しそうだから足が遠のいてしまうという人がいます．評価する項目や介入方法は異なりますが，失語症者への基本的なかかわりは変わりません．必要なのは，全人間的な視点と対応力です．どのような場面・状況においても，この2つが備わっていれば，質の高いサポートが可能であると思います．われわれと共に質の高い在宅医療を作り上げていきませんか？

（橋本　愛）

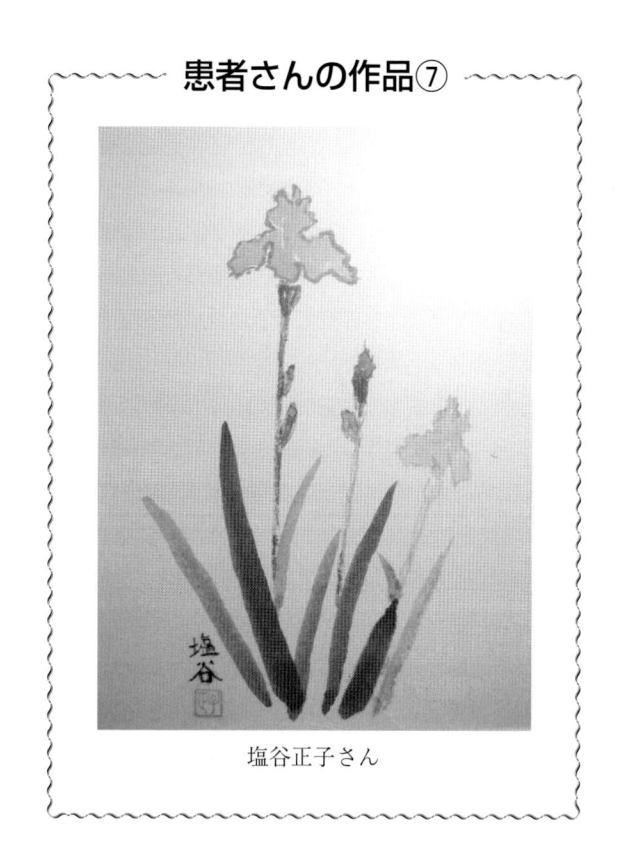

患者さんの作品⑦

塩谷正子さん

患者さんの作品⑧

山の空　矜を返し　梅雨明ける
早梅の　含みそめたる　野の光
あきしぐれ　癖になりたる　独り言
身の程を　知って寄り添う　老いの春
潮切りの　水走るなり　夏の川
夕霞　人生の五苦　人ごとに
鰯買う　妻したたかな　女の目
初夢も　病の夢と　苦笑せり
樟脳の　母の思い出　衣替え
夜話や　少年の夢　よみがえる

（星野　匡さん）

第Ⅴ章
社会資源

失語症者を支援するための社会資源

　失語症者のリハビリテーションの究極的な目標が，その人の状態に応じた社会復帰であることは本書でこれまで何度も述べたことです．支援にあたって必要なときには適当な社会資源を選びますが，これについては，担当の臨床家が資源についての十分な知識を持つことが望まれます．具体的な社会資源の種類や使い方は，変更になったり新しいものができたりするので，常に社会に向けて情報を受信しようとする姿勢が重要になります．

　社会資源は，大きく分けて公的なものとインフォーマルなものがあります．公的なサービスでは，身体障害者福祉法に基づくもの，介護保険法に基づくものがあります[1]．居住地の市役所，区役所などによってそれぞれの取り扱う部署が違うこともあり，失語症者本人や家族に情報提供をするときは問い合せ先まできちんと伝えるほうがよいでしょう．インフォーマルなものは公的なものよりももっと地域特性があり種類もさまざまです．

　一方，サービスの使用に関して気をつけたいことは，このサービスが適当だと思ったときにそれを当事者や家族にどのように提供するかです．当たり前のことですが，われわれ臨床家には失語症者や家族の人生を決定する権限はありません．客観的な目でどんなに必要だと思ってもそれを強制することがあってはなりません．この点は臨床を始めたばかりの熱心な臨床家が陥りやすいところだと思います．もちろん，詳細な説明は必要ですが，最後に決めるのは本人や家族であることを忘れてはいけません．

1. 障害者手帳の交付（表1）

　失語症者が言語の障害で交付される障害者手帳は，「音声言語障害」の分類になります．障害者手帳は，各種の支援や相談を受けるとき必要ですので申請・登録しておいたほうが得であることが多いように思います．音声言語障害の場合は3級と4級の等級のみですが，重複して障害があると，例えば，上肢の障害があるとその重症度によっては障害等級の加算が可能になることもあります．

---

1) 社会保険庁ホームページ
　http://www.sia.go.jp/index.htm

表1　障害者手帳の等級

級別	音声機能・言語機能またはそしゃく機能の障害
1級	
2級	
3級	音声機能・言語機能またはそしゃく機能の喪失
4級	音声機能・言語機能またはそしゃく機能の著しい障害
5級	
6級	
7級	

備考（抜粋）
1. 同一の等級について2つの重複する障害がある場合は，1級上の級とする．ただし，2つの重複する障害が特に本表中に指定されているものは，該当等級とする．
2. 肢体不自由においては，7級に該当する障害が2以上重複する場合は，6級とする．
3. 異なる等級について2以上の重複する障害がある場合については，障害の程度を勘案して当該等級より上の級とすることができる．

2．日常生活援助のためのサービス

1）日常生活用具の給付

　障害者手帳の種類や等級によってさまざまな日常生活用具の給付が行われます．音声言語の3級4級のみでこれに相当するのは現在のところ「携帯用会話補助装置」で，普通は構音障害を対象としていますが，近年，失語症者におけるAACの適応も論議されています．失語症者への利用が，これから多くなることが期待されます．

2）各種控除・割引制度

　表2に示すようなさまざまな控除，割引制度があります．割引制度については，民間企業のものや，最新のものも出てきていますから，担当する失語症者にはそのつど紹介したいものです．

3．年金・助成の知識

　経済的負担の軽減のために，障害基礎年金，障害厚生年金，障害手当金，特別障害給付金などがあります．

　障害基礎年金は，国民年金加入中に初診日のある病気や怪我が原因で障害者となったときに支給される年金のことです．60歳以上65歳未満で日本在住であれば，加入をやめた後の病気や怪我でも受給は可能です．障害の程度によって1級と2級があります．

　共済に加入している人が受けられるのが障害共済年金，厚生年金に加入している人が受けられるのが障害厚生年金です．1級と2級の場合は，障害基礎年金と障害共済年金，障害厚生年金が

表2　音声言語機能障害の等級別該当制度

制度・サービス		3級	4級
保健医療	機能訓練	△	△
	家庭訪問	△	△
	訪問看護	△	△
	歯科往診	△	△
	重度心身障害者医療	○	○
	更正医療	○	○
	育成医療	○	○
手当・年金	特別児童扶養手当	△	△
	障害児福祉手当	△	△
	特別障害手当	△	△
	心身障害児福祉年金	△	△
	障害年金	△	△
	重度心身障害者特別給付金	△	△
公共料金等の割引	JR旅客運賃	○	○
	航空運賃割引	○	○
	バス・船運賃割引	○	○
	タクシー割引	○	○
	タクシー券	○	○
	有料道路通行料金割引	○	○
	NHK放送受信料減免	○	○
	NTT無料番号案内	○	○
	NTT福祉施策	○	○
	携帯電話割引	○	○
	公共施設入場料等割引	○	○
貸付制度	高齢者住宅資金融資制度	○	○
	障害者住宅整備資金	○	○
	障害者更正資金	○	○
	福祉資金	○	○
	住宅資金	○	○

支援費制度	居宅介護	○	○
	デイサービス	○	○
	短期入所	○	○
	グループホーム	○	○
	更正施設	○	○
	援護施設	○	○
	授産施設	○	○
	通勤寮	○	○
補装具	人工喉頭	○	○
日常生活	重度障害者用意思伝達装置	△	△
	携帯用会話補助装置		
社会参加	訪問入浴サービス	△	△
	配食サービス	△	△
	寝具乾燥サービス	△	△
	手話通訳等の派遣	○	○
	心身障害扶養共済制度	○	○
	扶養共済掛金助成制度	○	○
	自動車運転免許取得助成	△	△
	音声言語機能障害者発声訓練事業	○	○
	障害者芸術文化祭開催事業	○	○
	障害者創作活動支援事業	○	○
	メール119番	○	○
	障害者スポーツセンター	○	○

○はおおむねすべてが対象,△は一部のみ対象
(サービスの一部は市区町村によって異なるので詳細は居住地の福祉事務所に問い合わせることが必要です)

受けられますが,程度が軽い障害の場合は3級の障害共済年金,障害厚生年金のみが受けられます.これらを受給するためには障害基礎年金の保険料納付用件を満たしている必要があります.

障害手当金とは,厚生年金加入中に起きた病気や怪我が初診日より5年以内によくなり,3級よりやや軽い程度の障害が残ったときに支給される一時金のことです.

そのほかに在宅生活を送る障害者のための制度には,国の制度としての特別障害者手当,障害児福祉手当,また地方自治体の制度として心身障害者等福祉手当があります.どちらもおおむね障害者手帳2級以上の重度の障害を対象としていますから,残念ながら音声言語だけの等級では交付されません.

特別障害給付金とは，国民年金に任意加入していなかったことによって障害基礎年金等を受給していない人について福祉的措置として創設された制度です．支給の対象となるのは，1991（平成3）年3月以前に国民年金任意加入の対象であった学生，1986（昭和61）年3月以前に国民年金任意加入対象であった被用者の配偶者で当時任意加入していなかった期間内に初診日があり，障害基礎年金の1級・2級に相当するなどの条件に該当する人です．

福祉定期預貯金とは，障害者基礎年金・障害厚生年金の受給者，さらに特定の介護状態（介護度4・5）にある人が郵便局や一部の金融機関で受けられる，一般の金融商品より金利の高いサービスです．

4. 介護保険と障害者自立支援法での公的なサービス

1）介護保険のサービス

介護保険のサービスは，平成15年の改定で介護予防給付と介護保険給付の2段階の給付でまかなわれることになりました．介護保険給付は日常生活の介護を要する人を対象にしたサービスですが，残念ながらコミュニケーションの障害は「介護」の概念に含まれてはいません．日常生活を送れる身体機能があれば，コミュニケーションの障害が重くても介護レベルが重く判定されることは難しいのが現在の状況です．

介護保険のサービスには，訪問介護，訪問入浴介護，訪問看護，訪問リハビリテーション，居宅療養管理指導，通所介護（デイサービス）があります．訪問リハビリテーションはSTの参加も認められています．入院，外来とも医療保険でのリハビリテーションが短縮化傾向にある現在，介護保険での居宅に訪問するサービスは今後充実が望まれるところでしょう．

デイサービスのような集団で行うサービスでは，コミュニケーション障害のある失語症者はとけこめないことがあります．言葉だけで説明されるゲームのルールや，隣の人との会話などが失語症者にとっては難しいのです．そこで最近少しずつ増えてきているのが失語症者を対象としたデイサービスです．本来コミュニケーションは1人で行うものでも，1対1といった限られた状況で行うものでもありません．失語症者を集めたデイサービスは個別の訓練では提供できない本来のコミュニケーションの形式を経験できる集団訓練としても注目されます．

2）障害者自立支援法に基づくサービス

介護保険の利用は，保険料を支払っている40歳以上の人に限られますし，40歳以上でも脳血管障害や神経疾患などの特定疾患でなければ，例えば，交通事故の後遺症で失語症を発症した場合などは60歳に満たないと介護保険のサービスは利用できません．こういった場合や39歳以下の障害者では，障害者自立支援法に基づくサービスが考えられます．

障害者自立支援法は，2006（平成18）年に，身体障害者法，知的障害者福祉法，精神福祉保健法，児童福祉法の4法が統合されて整備されました．訪問，居住，日中活動における介護給付には応益負担があります．介護保険と同じく申請後障害認定区分がされ，それに基づいて個別支援計画の下に給付がされます．このほか，地域生活支援事業は市町村にある程度の裁量を任され

ている事業ですから，これらに関しては所属する自治体の情報を得る必要があります．

5. インフォーマルなサービス

公的なものに頼るのでは，今の日本の状況ではサービスには量も質もかなり限りがあります．また新しいサービスを期待しても公的なものは設置と開始に時間がかかり，すぐ使えないこともしばしばです．

1）失語症者が通所できる作業所

作業所は知的障害者や精神障害者を対象として考えているところが多く，職場復帰が難しく毎日通う場所として作業所を考えても，通所が難しいことがしばしば見られます．作業の工程の説明や他の通所者とのコミュニケーションの内容などを考えると，失語症者が他の障害を持つ集団にそのまま入っても通所が難しくなるかもしれません．

あしたば作業所[2]は，筆者の知る限り，日本で最初にできた失語症を含めた脳血管障害の後遺症を持つ人のための作業所です．創立は1983（昭和58）年で，1991年に社会福祉法人化した後は障害種類に特化しないという方針に変更されましたが，活動にSTの関与があり，失語症であることが重いハンディキャップにならない作業所であることは変わりありません．その後，2003（平成15）年に開所したパソコン工房ゆずりは[3]も失語症者を受け入れる作業所で，今後全国的にこのようなSTのかかわりがある団体が増えていくことが望まれます．

2）ボランティアの導入

失語症者の在宅生活を支援するために，有償無償を問わずボランティアの力が必要になることもあります．ボランティアは以下のところで探すことができます．全国社会福祉協議会[4]，各県に設置されているボランティア・市民活動センター，生協などの自助グループが一般的でしょう．最近ではボランティア団体のNPO法人も多く設立しています．

ボランティアに何を期待するかはその状況に応じて違うと思いますが，地域で機動力が期待できる人的な力を日ごろから養成しておく必要はあるでしょう．コミュニケーション障害のある人への対応は学習が必要で，必要なときに必要な人材が集まるとはいえません．「失語症のことを理解している」ボランティアを養成し，そういった人たちとネットワークを作っておくことはとても大切です．

---

[2] あしたば作業所ホームページ
　http://ashitaba-sagyosho.web.infoseek.co.jp/ashitaba/index.html
[3] パソコン工房ゆずりはホームページ
　http://www.p-yuzu.com/
[4] 全国社会福祉協議会ホームページ
　http://www.shakyo.or.jp/

3）自治会の集まりや老人クラブなどもともとある団体の利用

地域には自治会の集まりや老人クラブといった昔からその土地に存在する団体があります．失語症者が出かける先として，そういった集まりを利用するのもよいでしょう．

6．当事者を支援する団体

1）失語症友の会

失語症者の当事者団体には，失語症友の会があります．多くは病院や福祉センターなどのSTが中心となってできた会で，全国組織として全国失語症友の会連合会[5]があります．失語症友の会は，当事者同士の情報交換や心理的支持，さらに家族同士の支えあいの場としても大きな意味があると考えられます．会の活動は，地域によって，またその会によって内容が多少異なります．親睦が第一目的の会もありますし，訓練要素を強めている会，または社会的に啓発することを目指している会等，さまざまです．失語症者本人や家族の気持ちをよく理解したうえで適切な会に紹介することがよいでしょう．

また，失語症者の居住地の近くに適当な会が見つからない場合，自分たちで作ることも考えてみてください．こういった当事者の会を支援することはSTの仕事の一つです．所属する病院や施設の訓練終了者を数人集め，近隣のSTに協力を求めれば会を始めることができます．こうやって既存のサービスがなければ新しく整備するのも大切だと思います．

2）失語症会話パートナー

失語症者のコミュニケーションを支援するために失語症会話パートナーを養成している団体があります．会話パートナーとは，失語症者が持っているコミュニケーション上での一般社会とのバリアを，障害をよく理解したうえで取り除く支援をする人たちのことです[6]．失語症者は，ある程度の障害を持って社会生活をすることになりますから，社会の中にこのような「失語症者と普通の会話ができて社会との橋渡しをする」存在が大勢いることは，力強いものです．2000（平成12）年に東京都内の地域で働くSTたちから始まったこの活動[7]は，多くのSTの賛同を得て，日本各地へ広がりつつあります．

7．民間の企業の参入

介護保険事業には民間の企業が参入できるようになり，多くの企業がサービスを提供しています．失語症者に特化したものでなくても，今後利用できるものが増えるかもしれません．常時，アンテナを張って新しい情報を得るようにしましょう．

（西脇恵子）

---

5) NPO法人全国失語症友の会連合会ホームページ
   http://www2u.biglobe.ne.jp/~japc/
6) 地域ST連絡会失語症会話パートナー養成部会編集：失語症の人と話そう．中央法規出版，2004．
7) NPO法人「言語障害者の社会参加を支援するパートナーの会—和音」ホームページ
   http://www.wa-on.jp/

第Ⅵ章
よりよい訓練のために

よりよい訓練のために

本章では，患者さんや家族に接するうえで，日頃心がけていることを述べます．

1）患者さんの体調の把握

血圧の異常や発熱のような明らかな問題ではなくても，患者さんにはなんとなく体調が優れない時があります．例えば，体がだるい・気分が沈みがち・手足が痛い・頭が重い・眠い・おなかの具合が悪い，などです．これらはたとえ訓練を休むほどではなくても，意欲的に訓練に向かうことを妨げます．患者さんの中には，体調が良くなくても，遠慮して言い出さず，無理をする人もいますから，日頃から患者さんの様子を観察し，元気がないようであれば訓練内容を変えたり，訓練時間を短くしたり，訓練を中止するなど，臨機応変に対応します．

脳卒中の再発のような重大な問題が生じたとき，その兆候が言語症状に敏感に現れることがあります．突然誤りが増加したり，精神活動が低下したりしたときには，遅滞なく医師に報告する必要があります．

2）訓練拒否

患者さんや家族との関係がうまくいかなくなったり，あるいは患者さんが訓練に来るのを拒んだりするときには，どこに問題があるのかを考えなければなりません．

まずそれが，STの訓練だけで起きているのかどうかを他の職種に聞いてみます．STの訓練だけに起きているのであれば，STとして誠実さを欠いた振る舞いがなかったか，また患者さんや家族の気持ちを傷つける発言をしなかったかどうか振り返ります．

特に心当たりがない場合には，訓練の内容に問題があるかもしれません．課題が難しすぎたり，宿題の量が多すぎたりして，患者さんに心理的負担をかけていなかったか，あるいは患者さんが興味を持てない課題ではなかったかなど，訓練内容を振り返ります．

時には患者さんの側に原因があることもあります．例えば体が疲れやすく，訓練に十分に耐えられなかったり，気持ちが落ち込んでいて訓練をする気分になれないときに，それをうまく言葉で伝えられないために，「訓練拒否」という行動になって現れることもあります．STと患者さんとの間の相性の善し悪しがあると聞くこともありますが，そのせいだと簡単に片づけずに，理由を慎重に考えなければなりません．どうしてもうまくいかない場合には，担当者を変える場合もあります．

3）訓練での雰囲気

人は一般に緊張すると言葉が出にくくなるものです．失語症者は健常者よりもその傾向が一層

明らかですから，患者さんがリラックスして訓練に取り組めるように，STは明るい雰囲気で患者さんに接し，時々息抜きにくつろいだ自由会話をはさんで，緊張を解くことも必要です．訓練室が落ち着いた雰囲気になるように，部屋の装飾にも気を配ります．患者さんが描いた絵や書などの作品を訓練室の壁に貼っておくのもよいと思います．以前，筆者が英国のクリニックを見学したとき，どこの施設でも，まずSTがマグカップに入ったコーヒーや紅茶を準備し，それをテーブルに置き訓練をしていました．飲み物が緊張を和らげ，間を取る役割を果たしていたようです．

言うまでもありませんが，不快な印象を与えることは，避けなければなりません．例えば仕事着は清潔でなければなりませんし，強すぎる香水の香りも迷惑です．

4）患者さんおよび家族への説明

最近では言語訓練に来る前に，疾患名や失語症についてインターネットなどで調べている人も見受けられますが，その知識は一般的な情報なので，患者さん個人についての障害の性質や，予後についてまでは知らない場合が多いようです．医師から一通り説明は受けていても，十分記憶に残っていなかったり，理解が不十分な場合もありますから，STから改めてわかりやすい説明をすることが必要です．

筆者は，最初の検査がすんだ頃にまず説明し，さらに訓練が進み，経過をある程度把握できる，開始後2～3カ月に再度説明するというようにしています．患者さんと家族を一緒にして説明する場合もありますが，家族だけ別に呼んで話すこともあります．

およそ以下のようなことを含めて話します．
- 検査結果
- 失語症の症状の特徴
- 認知症や記憶障害との違い
- 社会生活の中で患者さんが困難を感じること
- 失語症があっても可能なこと
- コミュニケーション上の注意事項
- 家族から患者さんにしてあげてほしいこと
- 障害の予後
- 失語症の訓練ではどのようなことをするのか．どのくらいの期間行うのか．
- 友の会の紹介

しかし話しただけでは失語症は理解しにくいようです．筆者は録画しておいたテレビ番組や市販されているビデオを，患者さんや家族に見てもらうことがあります．言語訓練の場面や普段の暮らしぶり，趣味を楽しむところなどが紹介されるので，失語症のリハビリテーションの全体像を理解するうえで役立ちます．

5）精神面への配慮

患者さんと家族の精神面に対する配慮は大変重要です．患者さんが気落ちしていることは当然ですが，家族もゆとりがないものです．初めは患者さんと家族とに同程度の目配りをするくらい

でちょうどよいかもしれません.

　たとえ失語症が軽くても，家族や本人は病前との違いにひどく落胆していて，強い不安に捕らえられていることもありますので，注意が必要です．家族が付き添ってくる場合には，折に触れて，話をする時間を設けます．付き添ってこないときには，時々来てもらうといいと思います．患者さんや家族は，STに相談するのを遠慮していることもありますから，STの側から場をつくるとよいと思います．

6）予後についての説明

　予後については注意深い説明が必要です．リハビリをすれば元通りに回復すると思い込んでいる場合があります．逆に，実際以上に暗い見通しを抱いている場合もあります．言語訓練は，多くの場合入院訓練・外来訓練を数年間かけてじっくり行うものであること，ことばは元通りには戻らないが，徐々に良くなっていくこと，たとえことばの障害はあってもできることはたくさんあること，人によって回復のしかたが異なること，などを話します．そのような説明を受け入れられない時期もありますし，一度話しても十分理解していないこともあります．時間が経つと新しい疑問が生まれていることもありますから，時々話す機会を設けるとよいと思います．

　初期には予後について断定的な言い方は避け，ある程度幅を持たせて説明すべきです．なぜなら，初期に予後を確実に推測することは難しく，訓練の経過の中で徐々に先が見えてくるからです．訓練が進んで，先が見通せるようになったら，その時点で改めて説明すればいいと思います．

7）家族による訓練場面の見学

　家族に訓練室に入ってもらって訓練を見学してもらうと，患者さんの症状を理解してもらううえで役立ちます．また訓練の内容を知ると，家族は安心します．中には訓練室には入れないと思いこんでいる家族もいますので，STから声をかけてあげると良いと思います．ただし，家族に訓練を見てもらってもよいかどうかをあらかじめ患者さんにたずね，同意を得ておくことは必要です．失語症者の中には，家族が訓練を見ることを気にしない人もいますし，それを喜ぶ人もいますが，中には見られたくないという人もいるからです．

8）自習
①病棟での自習

　訓練が進んでくると，宿題を出すようになります．宿題を出すときには，患者さんの状態や病室の環境などに配慮することが必要です．発症から間がないときには，訓練をこなすだけで精一杯で，自習をする余裕がないことがあります．身体に麻痺がある場合には，ベッド上で行うにしても車いすに座って行うにしても，準備に手間取りますし，やりにくいものです．STはこのような点を考え合わせて，自習が可能と判断できれば，無理のない範囲で宿題を出し，様子をみて内容や量を修正します．自習の様子を看護師や家族から聞いたり，あるいは自習しているところをST自身で見に行くことも必要です．

　患者さんによっては自習の内容を他の患者さんに見られるのがいやで，自習を拒む場合もあります．また声を出す自習は病室ではやりにくいものです．部屋に余裕があれば自習室を用意する

といいと思います．

②家庭での自習

　小さい子ども（あるいは孫）に，やさしい文字の書字練習や簡単な計算などをしているところを見られることに，抵抗を感じる患者さんがいます（中には，子どもと一緒に宿題をするのを楽しみにする人もいますが）．時には，事情を理解できない子どもの言葉に，密かに心が傷つくこともあります．また宿題を手助けしようとする家族の対応が好ましいものではないと，家族に干渉されることをいやがることもあります．

　熱心な家族は，宿題を手伝って全部正解に仕上げてくることもあります．どこまで自力で行っているのか，また宿題の量が多すぎたり難しすぎたりして，患者さんの負担になっていないかどうか気をつける必要があります．

9）入院訓練と外来訓練

　患者さんや家族の中には，入院して訓練を受けたほうが，通院での訓練よりも効果が上がると考えて，強く入院を希望したり，あるいは退院を拒んだりする人がいます．しかし必ずしもそうとはいえません．

　入院の場合には集中的な訓練が可能です．しかし一方で，入院生活は概して刺激が少なく，単調です．自習も思うようにできない場合もあります．話し相手を見つけることができず，話す機会が少ない人もいます．患者さんによっては，入院生活にストレスを感じている人もいます．

　これに対して外来の場合は，一般に訓練回数が入院よりも少なくなります．しかし外出や趣味を楽しむことができますし，友の会や通所訓練にも参加できます．自習も思うようにできます．このような点を患者さんや家族に十分理解してもらうことが必要です．

10）いつまで病院で訓練を続けるか

　SLTAなどの検査や日々の訓練で明らかな改善が認められなくなると，訓練の終了が検討されるかもしれません．確かに検査結果は重要な意味を持っていますが，しかしそれだけで訓練の終了を決めることは難しいかもしれません．

　その理由として，例えばSLTAのような包括的な検査は，細かい改善を見るには精度が高いとはいえません．適当な掘り下げ検査を実施すれば（あるいは開発すれば），改善しているかもしれません．また言語機能の改善を目指した訓練は頭打ちだとしても，日常のコミュニケーション能力は改善しているかもしれません．

　訓練の継続と終了は，能力の改善とは少し違った次元の考えも取り入れてはどうでしょうか．筆者は，病院は基礎的訓練の場，地域は応用訓練の場と考え，基礎的訓練が一通り済んで，応用訓練に入れる状態になったら，病院での訓練はそろそろ終了していいのではないかと考えています．応用訓練に入れる時期とは，それまで使った教材や，市販の教材，身近な材料で自習ができるようになること，友の会やデイサービスなどで，言語使用の機会が得られること，地域でSTに接する機会があり，必要な時には相談できること，趣味を楽しんだり，お出かけの機会が増えるなど，生活範囲の拡大が見られること，などです．普段からそのようなことを勧めて，次第に

病院の外での言語活動に重点を移してもらうように働きかけます．そして時期を見て病院での訓練終了を提案します．活発な生活を続けていれば，生活の中での言語使用は改善していくようです．友の会で患者さんと5年，10年と長い期間お付き合いしていると，そのことを実感します．

　地域で働くSTから聞いたことですが，病院で訓練を長く引っ張りすぎると，いつになっても病院に依存する気持ちが抜けず，自立が遅れることがあるそうです．必ずしも病院で訓練を続けることが良いとは限らず，適切な時期を見て，病院離れを促すことも大切だと思います．

　それにはST自身が普段から地域の情報を収集するよう心がけておくことが必要です．

（鈴木　勉）

失語症訓練の考え方と実際
―新人STへのヒント

発　行	2010年 5月30日　第1版第1刷
	2019年12月 5日　第1版第4刷Ⓒ

編　者　鈴木　勉

発行者　青山　智

発行所　株式会社 三輪書店
　　　　〒113-0033 東京都文京区本郷6-17-9
　　　　☎03-3816-7796　FAX 03-3816-7756
　　　　http://www.miwapubl.com

印刷所　三報社印刷株式会社

本書の内容の無断複写・複製・転載は，著作権・出版権の侵害となることがありますのでご注意ください．

ISBN978-4-89590-361-5　C 3047

JCOPY ＜出版者著作権管理機構 委託出版物＞

本書の無断複製は著作権法上での例外を除き禁じられています．複製される場合は，そのつど事前に，出版者著作権管理機構（電話 03-5244-5088，FAX 03-5244-5089，e-mail: info@jcopy.or.jp）の許諾を得てください．

■ 対象者一人ひとりの状態に合わせた失語症訓練のためのアイデア満載の教材集

失語症の訓練教材【第2版】
140の教材と活用法

編集　鈴木 勉・綿森 淑子

　失語症の言語訓練で実際にセラピストが作成し使用している教材から、代表的な140の教材を厳選して収録。教材を「名詞」「文」「文章」「書字・音読」「発語失行」「非言語的機能」「コミュニケーション」の7つの分野に分類し、付録としては教材作成に役立つ情報をまとめた。各教材の使用法や留意点、訓練目的と教材作成上のポイントをわかりやすく解説しているため、改良しやすく、対象者の状態に合った個別性の高い教材として活用できる。

　初版発行（1999年）から17年が経過し、第2版では時代に合わせてイラストや語句を一部新しくアップデート、columnではデジタル機器を使った新たな訓練方法を紹介した。また教材作成のための素材の入手方法を、IT時代に対応して変更を加えている。失語症訓練のアイデアが詰まった一冊。

　なお、姉妹編として「失語症のグループ訓練―基礎と122の課題」がある。

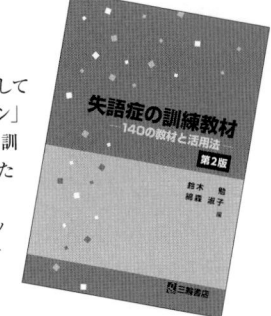

■ 主な内容

第1章　名詞
■ 理解
1. 物品名を聞いて絵カードを指さす
2. 名詞の文字カードと絵カードの対応
3. 漢字に対応する絵の選択
4. 絵に対応する漢字の選択（1）
5. 絵に対応する漢字の選択（2）
6. 絵に対応する漢字と平仮名の選択（模写）
7. 関連語の選択
8. 上位概念（カテゴリー）に含まれる単語の選択

■ 表出
9. 絵カードの呼称
10. 同一語頭音の絵の呼称
11. しりとり式呼称
12. 対になった2つの絵の呼称
13. 3つのヒントに関連する名詞の想起
14. 語頭音別語想起
15. カテゴリー別語想起
16. 特定の目的に必要な物品の想起
17. 3つの名詞からのカテゴリー名の想起
18. 語連想による語想起
19. 反対語・対語の想起
20. 環境音のヒントによる名詞の想起
21. 身体部位の呼称
22. 地名の呼称

■ 手がかりによる表出
23. 修飾する語や句を手がかりとする呼称
24. 後に続く動詞を手がかりとする呼称
25. 文脈に適した名詞の想起
26. ことわざの中の名詞の想起
27. 動作絵に含まれる名詞の選択
28. 動詞に合う名詞の選択
29. 対になった2語からの選択
30. 時に関する名詞の想起
31. 説明文に対応する名詞の選択
32. クロスワードパズル

第2章　文
■ 理解
33. 動作絵と短い文の対応
34. 短い文の正誤判断（絵付き）
35. 短い文の正誤判断（文のみ）
36. 5文節程度の文の読解
37. 短い文の理解とWH疑問文への応答
38. 長い文の理解とWH疑問文への応答
39. 短い指示に従う

■ 選択
40. 動作絵に対応する動詞の選択
41. 動作絵に対応する名詞・動詞の選択
42. 1の名詞句に続く動詞の選択
43. 2の名詞句に続く動詞の選択
44. 文脈に適した動詞の選択
45. 名詞句に対応する形容詞の選択

■ 表出
46. 動作絵に対応する動詞の想起
47. 名詞句に続く動詞の想起
48. 類推による喚語
49. 文中の述部を別の表現で表す
50. 反対の意味の形容詞の想起
51. 動作絵の説明
52. 文の構成
53. 文の要素の配列
54. 提示された動詞で文を作る
55. 身体症状の表現
56. 1コマの絵の台詞を言う

■ 文法
57. 動詞・形容詞の語尾を変化させる
58. 「たい」を使った希望・願望表現
59. 格助詞の選択
60. 格助詞の想起
61. 格助詞の用法の理解
62. パラグラフでの動詞の想起
63. 副助詞の選択・記入
64. 「と」の理解と文の表出
65. 接続助詞の選択・記入
66. 態変換に合わせた助詞の記入
67. 態変換に合わせた文の書き換え
68. 助詞の記入
69. 文の書き換え

第3章　文章
■ 理解
70. 文章の内容についての短文の正誤判断
71. 文章の内容についての正答の選択
72. 文章の内容についての質問に答える
73. 道順を表す文章の読解
74. 文章の内容についての質問に答える
75. 新聞記事の内容についての質問に答える
76. 物語の内容についての質問に答える

■ 表出
77. 2つのものの共通点や相違点を述べる
78. 短い質問に答える
79. 情景画の説明
80. パラグラフの説明
81. 日記を書く
82. 手順の説明
83. ことわざの説明
84. 4コマ漫画の説明
85. 失語症の体験記を書く
86. 写真などを見ながら思い出を話す
87. ニュースを題材に話し合う

第4章　書字・音読
88. 図形の模写
89. 単純な形態の文字の模写
90. 身近な物品名の漢字の模写
91. 季節の挨拶状用例文の模写
92. 新聞の見出しの模写
93. 「日記カード」による日記
94. 絵カードによる漢字の自発書字
95. 文脈を手がかりにした漢字の自発書字
96. 読みの類似した漢字の書字
97. キーワードによる仮名1文字の書字訓練
98. 語音の抽出と仮名書字
99. 仮名の配列
100. 漢字単語の仮名振り
101. 清音以外の仮名表記
102. 仮名単語の音読と漢字の対応
103. 漢字や仮名の書字・音読
104. いろいろな長さの文の音読

第5章　発語失行
105. 構音器官の運動
106. 口型模倣による構音
107. 視覚的サインを使った構音
108. 特定の音で始まる物品の絵の構音・呼称
109. 音韻抽出と構音
110. 紛らわしい音の出し分け
111. 言いづらい音・音連続の構音
112. 拗音をみる
113. 歌を使った練習
114. 詩の朗読

第6章　非言語的機能
■ 認知
115. 図形と図形の対応（抽象図形）
116. 絵合わせ
117. 絵とシルエットの対応
118. 時計を読む
119. 時計に針を書き入れる
120. 地図上での地名の位置の認知

■ 数と計算
121. 数字の模写
122. 数を数える
123. 数系列の完成
124. 数字の大きさの比較
125. 数を答える
126. 電話番号の聞き取り
127. 加減乗除
128. マトリックスを使った加算・九九
129. そろばんの問題集を使った電卓計算
130. 時間の計算
131. 異質な絵の発見
132. 塗り絵
133. 歌

第7章　コミュニケーション
134. 絵の模写
135. 絵の完成
136. 略画
137. コミュニケーションノート
138. 実用コミュニケーション訓練
139. コミュニケーション場面の設定
140. 「思い出ノート」の作成と利用

■ 付録
Ⅰ. 失語症訓練に役立つ資料
Ⅱ. 語・文リスト

■ Column
日常物品絵カード
身の回りの注文書や申込書類を教材に
「生きた」フリートーキング
コミュニケーションを楽しむ
会話パートナーの活動
失語症の会でのアプリケーションの活用
時事ニュースで社会の動きへの関心を
調理訓練で作業療法士と連携
パラグラフと短文の入手先
伝える気持ちを引き出した宿題ノート
失語症のある復職者へのサポート
失語症の人が考えた教材
機器を活用した自主訓練
デイケアで使用できる教材
ベッドサイドでの訓練で好評な教材
手抜き教材づくりのススメ
PACEの絵カードのこと
一冊のノートの可能性
思い出の写真・思い出の品

● 定価（本体 3,800円+税）　B5　260頁　2016年　ISBN 978-4-89590-543-5

お求めの三輪書店の出版物が小売書店にない場合は、その書店にご注文ください。お急ぎの場合は直接小社に。

三輪書店　〒113-0033 東京都文京区本郷6-17-9 本郷綱ビル
編集 ☎03-3816-7796　FAX 03-3816-7756　販売 ☎03-6801-8357　FAX 03-6801-8352
ホームページ：https://www.miwapubl.com

■ 好評・リハ必修神経学シリーズが、新たにDVDで発売

定評あるシリーズが価格ダウンでお求めやすく！

やさしい神経学シリーズ

第1巻
やさしい神経学シリーズ①
脊髄・末梢神経の検査
【監修・指導】小山素麿・秋口一郎
日常よく遭遇する手足のしびれ、麻痺、痛みなど
神経学系統診断法の手順とコツを解説。
● DVD 26分　定価（本体10,000円＋税）

第2巻
やさしい神経学シリーズ②
脳神経 ― 診察法と異常所見
【監修・指導】服部孝道
脳神経の主な構造と機能および診察と異常所見を解説。
● DVD 27分　定価（本体10,000円＋税）

第3巻
やさしい神経学シリーズ③
失語症 ― ブローカ失語とウェルニッケ失語
【監修・指導】綿森淑子・原 寛美
2つの対照的な失語症の症状を分析的にみる視点を紹介。
ST、OT、PTはもちろん、失語症の詳しい捉え方に関心を持つ医師、看護師や
ベテランSTにも必見のDVD。
● DVD 25分　定価（本体10,000円＋税）

第4巻
やさしい神経学シリーズ④
失語症 ― さまざまな臨床像
【監修・指導】綿森淑子・原 寛美
古典的分類に当てはまらない失語症とその他の障害との違いを浮き彫りにする。
失語症のさまざまな症状を一度に見ることによって、その違いが明確に理解できる。
ST、OT、PTはもちろん、失語症の詳しい捉え方に関心を持つ医師、看護師や
ベテランSTにも必見のDVD。
● DVD 28分　定価（本体10,000円＋税）

第5巻
やさしい神経学シリーズ⑤
めまい ― 診断法と異常所見
【監修・指導】加我君孝
めまいの基本的な問診の仕方、メカニズム、各種タイプの鑑別法、
検査・診断法と異常所見を、さまざまな症例を提示しながら解説する。
研修医、内科医、脳外科医、耳鼻咽喉科医必見のDVD。
● DVD 21分　定価（本体10,000円＋税）

お求めの三輪書店の出版物が小売書店にない場合は、その書店にご注文ください。お急ぎの場合は直接小社に。

〒113-0033
東京都文京区本郷6-17-9 本郷綱ビル

三輪書店

編集 ☎03-3816-7796　FAX 03-3816-7756
販売 ☎03-6801-8357　FAX 03-6801-8352
ホームページ：http://www.miwapubl.com

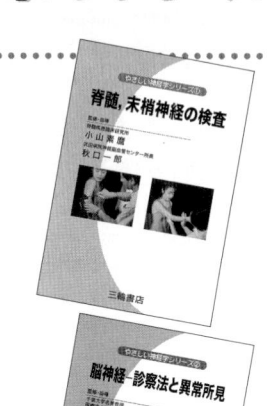

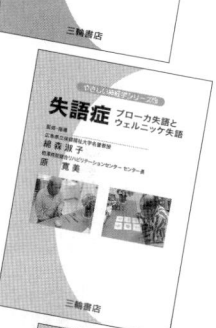

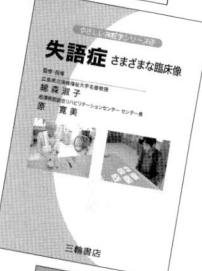

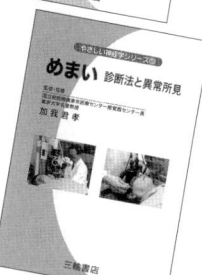

■ しっかり理解し、現場で役立つ「高次脳機能障害」の本

● わかりにくい高次脳機能障害を誰にでもわかりやすく書いた本

理解できる高次脳機能障害

中島 恵子（帝京平成大学健康メディカル学部臨床心理学科 教授）

● 定価（本体1,800円+税）
B5 頁110 2009年 ISBN 978-4-89590-323-3

　高次脳機能障害は目に見えない"脳の機能"の障害なため、「脳機能」に関する医学的理解がなければ高次脳機能障害への本質的な理解は難しいといえます。医学的な本質的理解がなければ、効果のあるリハビリ（対応法）を病院外来や生活の場で行うこともできません。ところがこの医学的理解が非常に難しいのが高次脳機能障害の特徴といえます。その難しいところを、イラストや理解しやすい文章構成で、ひたすらにわかりやすく書いたのが本書です。
　高次脳機能障害の理解と対応には、
① なぜ、高次脳機能障害が起こるのかを理解する
　　（高次脳機能を司る"脳機能"に関する医学的知識の理解）
② 高次脳機能障害により起こる症状を理解する
　　（実際に日常で起きている症状を"脳機能"の関係から理解する）
③ 効果的な高次脳機能障害へのリハビリ法（対応法）を知る
　　（起きている症状に対する効果的なリハビリ法を脳機能から考え、リハや生活の場で実践する）
の3つが必要といえます。本書はこの3つについてわかりやすく解説しています。

■ 主な内容 ■
はじめに
第1章　あなたのまわりにこんな人はいませんか？
第2章　なぜ高次脳機能障害になるの？
第3章　高次脳機能障害にはどんな障害があるの？
第4章　脳の働きと、障害として現れる症状
第5章　脳の障害をもっとよく知るためのQ&A
「高次脳機能障害」関連機関の紹介

● 障害の評価から生活を支える高次脳機能リハビリテーションへ

生活を支える 高次脳機能リハビリテーション

橋本 圭司（東京慈恵会医科大学リハビリテーション医学講座）

● 定価（本体1,800円+税）
A5 頁100 2008年 ISBN 978-4-89590-307-3

　目に見えない障害といわれ，理解に誤解の多い高次脳機能障害。近年その病態・症状は知られつつあるが，対応としてのリハビリテーションは要素的機能ばかりに焦点を当てたものが多く，全人的存在としての患者を支えるものとはなっていないことも多い。あなたも障害の検査データや統計学の解析結果とにらめっこする医療をしていないだろうか？　周囲の対応が変われば，高次脳機能障害は必ず良くなる。
　本書では，高次脳機能障害の症状と対応法・患者指導などについて，現実感あふれるイラストを使って，具体的に提示している。豊富な事例は，著者が行っている集団認知行動プログラム『羅心盤』によって，患者がどう変わっていき，周囲や生活と向かい合っていくかを，詳細に教えてくれる。
　高次脳機能とは何か，高次脳機能障害とは何か，といった基礎知識，そして高次脳機能障害のリハビリテーションとはどうあるべきか，その診断，検査や患者・家族とのコミュニケーションから，私たちが今日から実践できる対応法までをコンパクトにまとめた，看護師，リハスタッフ，そして医師の方，必読の一冊。

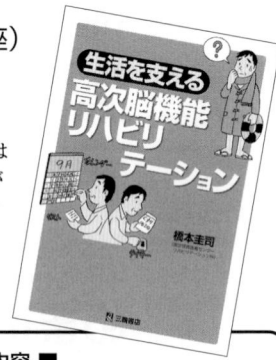

■ 主な内容 ■
第1章　高次脳機能と向き合う
第2章　高次脳機能障害の診断と対応法
第3章　高次脳機能の検査
第4章　高次脳機能のリハビリテーション
第5章　リハビリテーション外来

お求めの三輪書店の出版物が小売書店にない場合は，その書店にご注文ください．お急ぎの場合は直接小社に．

〒113-0033
東京都文京区本郷6-17-9 本郷綱ビル

三輪書店

編集 ☎03-3816-7796　FAX 03-3816-7756
販売 ☎03-6801-8357　FAX 03-6801-8352
ホームページ：http://www.miwapubl.com